金属非金属矿山
职业危害防控技术

王洪胜　徐国良　主　编
张　辉　徐晓虹　副主编

北　京
冶金工业出版社
2021

内 容 简 介

　　本书共分 7 章，主要内容包括金属非金属矿山概论、职业危害因素及职业病的分类、金属非金属矿山职业性危害因素、矿山职业性有害因素的测定、矿山职业性有害因素的控制、矿山职业性危害因素可能引起的职业病、矿山职业性有害因素引起职业病的预防和治疗。

　　本书可供金属非金属矿山职业卫生管理人员、安全科学与工程专业人员、公共卫生专业人员、职业医学临床医生以及相关领域专业技术人员阅读，也可作为相关领域的培训教材。

图书在版编目 (CIP) 数据

　　金属非金属矿山职业危害防控技术/王洪胜，徐国良主编 . —
北京：冶金工业出版社，2021.5
　　ISBN 978-7-5024-8871-0

　　Ⅰ . ①金⋯　Ⅱ . ①王⋯　②徐⋯　Ⅲ . ①矿业—职业危害—
防护　Ⅳ . ①R135

　　中国版本图书馆 CIP 数据核字（2021）第 140166 号

出 版 人　苏长永
地　　　址　北京市东城区嵩祝院北巷 39 号　邮编　100009　电话　(010)64027926
网　　　址　www.cnmip.com.cn　电子信箱　yjcbs@cnmip.com.cn
责任编辑　俞跃春　杜婷婷　美术编辑　吕欣童　版式设计　郑小利
责任校对　郑　娟　责任印制　李玉山
ISBN 978-7-5024-8871-0
冶金工业出版社出版发行；各地新华书店经销；三河市双峰印刷装订有限公司印刷
2021 年 5 月第 1 版，2021 年 5 月第 1 次印刷
710mm×1000mm　1/16；17.5 印张；337 千字；265 页
99.00 元

冶金工业出版社　投稿电话　(010)64027932　投稿信箱　tougao@cnmip.com.cn
冶金工业出版社营销中心　电话　(010)64044283　传真　(010)64027893
冶金工业出版社天猫旗舰店　yjgycbs.tmall.com
　　　　　　（本书如有印装质量问题，本社营销中心负责退换）

编辑委员会

前　　言

随着社会进步和人们健康意识的提高，矿山企业职业危害问题越来越引起人们的重视。但因矿山开采强度的增大以及机械化程度的提高，矿山涉及的职业危害问题日趋突出，主要表现为职业病种类多发，职业病人数居高不下，矿山企业职业危害因素治理难度加大，这已成为制约矿山企业健康持续发展的重大问题之一。它不仅给社会、企业带来极大的经济负担，也给个人及家庭带来极大的痛苦和精神压力。因此，掌握矿山企业职业危害因素的来源、基本物化特性、侵入人体的途径，对人体可能造成的危害；了解矿山职业危害因素可能引起的职业病、发病机理、病理改变及临床表现；熟悉各类职业病的基本预防知识，有利于加强矿山企业接触职业危害因素的作业人员的自我防范意识，提高矿山企业职业危害因素防治的管理水平，降低企业职业病的发生几率，具有重要的现实和长远意义。

本书以金属非金属矿山开采的一般工艺过程为切入点，对矿山常见的职业危害因素进行了全面介绍，并详细阐述了每一类职业危害因素的检测方法和防控措施。在此基础上综合分析了矿山系统常见的职业性有害因素可能引起的职业病，并对各类职业病的鉴别、预防与治疗进行了阐述。具体包括：金属非金属矿山开采的一般工艺过程；职业危害因素及职业病的分类；金属非金属矿山涉及的矿山粉尘、刺激性气体、窒息性气体、金属及其化合物、物理性有害因素、放射因素的测定和控制；矿山常见职业危害因素可能导致的尘肺病、职业中毒、中暑、冻伤、减压病、高原病、噪声聋、手臂振动病、外照射慢性放射病等职业病的发病机理、表现特征及其预防及治疗等相关内容。

本书由北京市化工职业防治院（北京市职业病防治研究院）王洪

胜、徐国良、张辉、徐晓虹、闫香果、曹磊、谢婷婷、宋志伟、李迎春、刘雪琴，五矿矿业控股有限公司芜湖和成矿业发展有限公司：孙二伟，辽宁能源煤电产业股份有限公司张巍，中国黄金集团夹皮沟矿业有限公司姜武剑、谭洪亮，吉林电子信息职业技术学院刘洪学，河北工程大学孙立辉，呼伦贝尔学院郭文斌，长春黄金研究院柳华丽，内蒙古煤炭设计研究院有限责任公司董辉等共同编写。编写分工为：王洪胜、刘洪学、董辉（第1章），谢婷婷、柳华丽（第2章），徐晓虹、谭洪亮、孙立辉（第3章），张辉、宋志伟、孙二伟（第4章），曹磊、郭文斌、张巍、姜武剑（第5章），闫香果、李迎春（第6章），徐国良、刘雪琴（第7章）。全书由王洪胜、徐国良担任主编，张辉、徐晓虹担任副主编。

　　本书在编写过程中参考了相关资料和文献，在此向相关作者致以真诚的感谢！

　　由于编者水平所限，书中不妥之处，恳请广大读者批评指正！

编　者

2021 年 2 月

目 录

1 金属非金属矿山概论

矿山是指有一定开采境界的采掘矿石的独立生产经营单位。矿山主要包括一个或多个采矿车间（或称坑口、矿井、露天采场等）和一些辅助车间、选矿场（洗煤厂）煤矿、金属矿、非金属矿、建材矿和化学矿等。采矿是自地壳内和地表开采矿产资源的技术和科学。广义的采矿还包括煤和石油的开采。采矿工业是一种重要的原料工业，金属矿石是冶炼工业的主要原料，非金属矿石是重要的化工原料和建筑材料。

1.1 金属矿山

金属矿山是指生产金属矿产的矿山，金属矿产一般指经冶炼可以从中提取金属元素的矿产。金属矿产按其物质成分、性质和用途可分为黑色金属矿产、有色金属矿产、贵金属矿产、轻金属矿产、稀有金属矿产5种。黑色金属矿产如铁、锰、铬、钒、钛等，黑金属矿产也是用作钢铁工业原料的矿产；有色金属矿产如铜、锡、锌、镍、钴、钨、钼、汞等；贵金属矿产如铂、铑、金、银等；轻金属矿产如铝、镁等；稀有金属矿产如锂、铍、稀土等。

我国金属矿遍布全国各地，开采规模不同，随着科学技术和开采装备的发展，金属矿采矿规模得到了突飞猛进的发展，已建成的县级以上国有金属矿山已达900余座，其中年生产矿石300万吨以上的金属露天矿18座，而德兴铜矿、齐大山铁矿、水厂铁矿等露天矿山生产能力达1000万吨/年。金属矿山开采方式分为露天开采和地下开采，但各类矿产开采方式又有所不同，黑色金属矿石如铁矿石露天开采占比约90%，有色金属矿石露天开采占比约50%，而有色金属矿石和贵金属矿石露天开采所占比例较少，特别是贵金属金矿的露天开采占比不足5%。

1.2 非金属矿山

非金属矿山是指生产化工原料和建筑材料的矿山，生产化工材料和建筑材料的矿山较多，如石膏矿、耐火原料矿、萤石矿、硅灰石矿、磷矿、硫矿、硅藻土矿、石棉矿、滑石矿、云母矿、硼矿、高岭土矿、膨润土矿、石墨矿、玻璃硅质矿、水泥灰岩矿、花岗石矿、宝玉石矿、金刚石矿等等，涉及矿石种类 90 多种。石膏矿，我国已探明的石膏矿达 169 处。其主要分布在山东省大汉口、内蒙古自治区鄂托克旗、湖北省应城、山西省太原、宁夏回族自治区中卫、甘肃省天祝、湖南省邵东、吉林省浑江、四川省峨边等地。耐火原料矿如菱镁矿、耐火黏土与石墨原料等。其中，菱镁矿主要分布在辽宁省海城、山东省披县、西藏自治区巴下等地；耐火黏土与硅石等主要分布在山西、河北、山东、河南、四川、黑龙江、内蒙古等地；石墨矿产主要分布在黑龙江省鸡西（柳毛）、勃利（佛岭）、穆棱（光义）、萝北，吉林省磐石，内蒙古自治区兴和，湖南省鲁塘，山东省南墅，四川攀枝花扎壁石墨矿，广东连平，新疆奇台苏吉泉矿，陕西省银洞沟、铜峪等石墨矿床。萤石矿，我国已探明萤石矿达 190 处。主要有浙江省武义、遂昌、龙泉，福建省建阳、将乐、邵武，安徽省郎溪，旌德，河南省信阳；内蒙古自治区四子王旗、额济纳旗，甘肃省高台、永昌等地。硅灰石矿，我国已探明硅灰石矿有 31 处，主要有吉林省磐石、梨树，辽宁省法库、建平，青海省大通，江西省新余，浙江省长兴等矿床。磷矿，我国已探明磷矿有 412 处，主要有云南省晋宁（昆阳）、昆明（海口）、会泽，湖北荆襄、宜昌、保康、大悟，贵州省开阳、瓮安，四川省什邡，湖南省浏阳，河北省矾山，江苏省新浦和锦屏等磷矿区（矿床）。硫矿，我国已探明硫矿有 760 多处。硫铁矿主要有辽宁省清原，内蒙古自治区东升庙、甲生盘、炭窑口，河南省焦作，山西省阳泉，安徽省庐江、马鞍山、铜陵，江苏省梅山，浙江省衢县，江西省城门山、武山、德兴、水平、宁都，广东省大宝山、凡口、红岩、大降坪、阳春，广西壮族自治区凤山、环江，四川省叙永兴文、古蔺，云南省富源等矿区。硅藻土矿，我国已探明硅藻土矿有 354 处，主要有吉林省长白，云南省寻甸、腾冲，浙江省嵊州等矿床。石棉矿，我国已探明石棉矿有 45 处，主要有四川省石棉，青海省芒崖，新疆维吾尔自治区若羌、且末等矿床。滑石矿，我国已探明滑石矿有 43 处，主要有辽宁省海城、本溪、恒仁，山东省栖霞、平度、掖县，江西省广丰、于都，广西壮族自治区龙胜等矿床。云母矿，我国已探明云母矿有 169 处，主要分布在新疆维吾尔自治区、内蒙古自治区和四川等省（区）。硼矿，我国已探明硼矿有 63 处。主要有吉林省集安，辽宁省营口五〇一、宽甸、二人沟，西藏自治区扎布耶茶卡、榜于茶卡、茶拉卡等矿床。高岭土矿，我国已探明高岭土矿有 208 处，主要分布在广东茂名、福建龙岩、江西贵溪、江苏吴县和湖南鸱醴陵等地。膨润土矿主要有河北宣化、浙江余杭、河北隆化、辽宁黑山、辽宁建平、浙江临安、甘肃金昌、新疆布克塞尔。玻璃硅质矿，我国已探明玻璃硅质矿有 189 处，主要分布在青海、海南、河北、内蒙古、辽宁、河南、福建、广西等省（区）。水泥灰岩矿，我国已探明水泥灰岩矿有 1124 处，主要分布在陕西、安徽、广西、四川、山东等省（区）。花岗石矿，我国已探明花岗岩矿有 180 余处，如大理岩、白云岩、石灰岩等。全国皆有产出。宝玉石矿，中国宝玉石矿品种繁多，如辽宁岫岩玉、新疆和田玉和海蓝宝石、广东的南方玉、河南南阳的独山玉、福建的寿山石、浙江的青田石和鸡血石、湖北的绿松石、抚顺的煤玉、琥珀和内蒙古的玛瑙等。

1.3 金属非金属矿山的开采工艺

矿山开采是指用人工或机械对有利用价值的天然矿物资源进行开采。根据矿床埋藏深度的不同和技术经济合理性的要求，矿山开采分为露天开采和地下开采两种方式。接近地表和埋藏较浅的部分采用露天开采，深部采用地下开采。

对于一个矿体，是用露天开采还是用地下开采取决于矿体的赋存状态。若用露天开采，则应该采用多深合理，这里存在一个深度界线问题，深度界线的确定主要取决于经济效益。一般来说，境界剥采少于或等于经济合理剥采比的，可采用露天开采；否则就采用地下开采方法。

1.3.1 露天矿开采工艺

露天开采为固体矿床开采的主要方法，在金属、化工、建材等矿产开采方面占导地位，我国近年来露天开采产量的比重：铁矿石占90%，有色金属矿石占52%，化工原料占70.7%，建筑材占100%，煤炭占4%。现已建成了多座 $1000 \times 10^4 t$ 级的大型露天矿，如江西德兴露天铜矿、辽宁鞍钢齐大山露天铁矿、辽宁本钢南芬露天铁矿、首钢水厂露天铁矿、内蒙古在包钢白云鄂博露天铁矿、陕西金堆城露天钼矿等等。这些矿山通过采用相应的大型设备、合理的开采工艺、提高生产管理水平和技术操作水平，可望使矿石的生产能力达到 $2000 \times 10^4 t$ 级的水平。中小型露天矿虽然规模小，但矿山数量多，它们对钢铁、有色金属、化工、建材、煤炭等工业的发展起着重要作用。

固体矿床露天开采是用一定的采掘运输设备，在敞露的空间里从地表开始进行开采作业。为了采出矿石，必须对矿体周围及其上覆岩土进行剥离，通过露天道路或地下井巷将矿石和岩土运至地表的卸载点。露天开采是松碎、搬移岩土及采出矿石的总称。松碎、搬移岩土的生产过程称为剥离，开采矿石的生产过程称为采矿。为此按一定工艺过程，把矿石从整体中开采出来的全部工作总称为露天矿山工程。从事露天采矿的企业称为露天矿。根据采矿作业情况，露天矿分为山坡露天矿和凹陷露天矿，封闭圈以上称为山坡露天矿，以下称为凹陷露天矿。

1.3.1.1 露天开采步骤

（1）矿岩松碎工作。用爆破或机械等方法将台阶上的矿岩松动破碎，以适于采掘设备的挖掘。对于采掘设备能直接从台阶上挖落的矿岩不需要这一生产环节。

（2）采装工作。用挖掘设备将台阶上松碎的矿岩装到运输设备中，这是露天开采的核心环节。

（3）运输工作。运用一定的运输设备，如汽车、机车、胶带运输机等，将采场的矿岩运送到指定地点，如矿石运送到选矿厂或储矿场，岩石运送到排土场。

（4）排卸工作。矿石的卸载工作和岩石的排弃工作。

1.3.1.2 矿岩松碎工作

露天采场内的矿岩，除个别松软的可直接用采掘设备挖掘外，大部分需在采装之前进行破碎，为采装做好准备，这步工作称为矿岩松碎。

矿岩松碎是露天开采的第一道工艺环节，对后续的各环节，如采装、运输、排卸都有重大影响。目前矿岩松碎的方法主有机械松碎法、水力松碎法和爆破松碎法。

机械松碎法使用一定的机械设备直接松碎矿岩。特点是设备与工艺过程简单、易于管理，但一次松碎矿岩量少，不适合中硬以上矿岩。通常用在较软的矿岩或冻结层中。常用的机械设备是松土犁。

水力松碎法多配合水采使用，靠注入钻孔中的高压水使土岩胀裂而降低坚固性，利于冲采。

爆破松碎法是应用最为广泛的方法。一次爆破量大，可达百万吨矿岩，能破碎十分坚硬的矿岩，但需穿凿大量炮孔和消耗大量爆破器材，工艺复杂，技术和管理组织要求较高。这里只介绍爆破松碎法，它主要包括穿孔、爆破两项工作。

A 穿孔工作

穿孔工作是在开采和剥离台阶上按一定的设计参数用穿孔设备钻凿一些垂直或倾斜的炮孔，以便装入炸药进行爆破。

穿孔方法分为机械穿孔、热力穿孔、化学穿孔和声波穿孔等，其中机械穿孔是最常用的方法。在机械穿孔中，常用的穿孔设备是牙轮钻机和潜孔钻机，此外还有钢绳冲击式钻机和凿岩台车。

B 爆破工作

爆破工作是指将矿用工业炸药按一定的要求装入炮孔中，利用炸药爆炸产生的化学能将矿岩破碎至一定的块度，并形成一定几何尺寸的爆堆。爆破质量的优劣直接影响到采装和运输工作的效率，它不仅与矿岩性质、地质条件（不连续面状况、地下水条件等）、炸药性能有关，而且与所采用的爆破方法、起爆方法及布孔方式和参数等有关。

（1）深孔爆破。深孔爆破通常是露天矿的正常生产爆破，用于正常剥离和采矿的台阶爆破以及临近边帮的控制爆破作业。孔深≥8m，孔径≥150mm。特点是穿孔的机械化程度高，爆破效果好；爆破量大，可为大型采装设备提供足够的爆破矿岩量，一次爆破量可达 $100 \times 10^4 t$ 以上，世界上最大的达到 $300 \times 10^4 t$。国内最大的达 $70 \times 10^4 t$，炸药消耗量达几十吨，甚至上百吨。

（2）浅眼爆破。主要用于大、中型露天矿的二次爆破，即用于爆破大块、处理根底，是一种常见的辅助生产爆破作业，是部分小型露天矿的生产爆破作业。孔深≤5m，孔径≤50mm。常用的设备为风动凿岩机。

（3）裸露药包爆破。药包直接放在大块或根底上爆破，简单、省力，但炸药消耗量大，石块飞得远，不宜多采用，只能用在浅眼爆破法无法钻孔的部位。

（4）硐室爆破（也称大爆破）。主要用于基建剥离或扩建时期，以及用于其他方法难以处理的孤立山头，生产中很少采用，硐室爆破方法是在需要爆破的山头里开掘硐室，在硐室内填装炸药。特点是一次爆破量大，但爆破效果一般，二次爆破量大。

1.3.1.3 采装作业

采装作业是指在露天采场中用一定的设备和方法将矿岩从爆堆或台阶中挖出，并装入运输或转载设备，通过运输或转载设备将矿岩运输或转载到指定地点的工作过程。采装工作是露天开采的中心环节，它的效率直接影响露天矿的生产能力、工作效率和经济效益。采装工作的效率取决于采装方式、采装设备与运输设备的匹配关系等。露天矿山采装作业涉及的设备类型很多，主要有挖掘机（包括单斗挖掘机、多斗铲、拉铲、吊斗铲）、前装机、轮斗挖掘机、铲运机、推土机和螺旋钻等。

1.3.1.4 露天矿运输

露天矿运输的任务是将采场采出的矿石运送到选矿厂、破碎站或储矿场，把剥离的岩土运送到排土场，将生产过程中所需的人员、机械设备和材料运送到作业地点。完成以上任务的运输网络便构成露天矿的运输系统。运输工作是露天矿的主要生产工序之一，目前露天矿运输常用的方式有自卸汽车运输、铁路运输、带式输送机运输、提升机运输、重力运输和联合运输（汽车与铁路联合、汽车与胶带输送机联合、汽车与提升机或溜井联合等）。物料连续运行的称为连续运输，如带式输送机运输、水力运输、重力运输等；否则称为间断运输。

A 矿用自卸汽车运输

20世纪60年代以来，自卸汽车运输在露天矿中得到越来越多的应用，尤其是新建的露天矿，基本上都采用汽车运输。它既可作为单一运输方式，又可与其他运输设备或设施组成联合运输方式。

自卸汽车运输的优点是机动灵活，调运方便，特别适于复杂的地形和地质条件；爬坡能力强，在高差相同的条件下，可缩短运距，基建工程量小，基建速度快；运输组织简单，可简化开采工艺，提高采掘效率；便于采用近距离分散排土场或高段排土场，减少排土用地和提高排土效率；道路修筑和养护简单。缺点是公里运费高，经济合理运距较短，一般为 2.5~3.0km，自卸汽的维修和保养工作量大；气候影响较大，在雨季、大雾和冰露条件下行车困难；深凹露天矿采用汽车运输会造成坑内的空气污染。

B　铁路运输

铁路运输是露天矿的主要运输方式之一，适用于储量大、面积广、运距长（超过 5~6km）的露天矿专用线。

铁路运输的优点是运输能力大，可达 $(5000~8000)×10^4 t/a$；设备和线路比较坚固耐用；运输成本低；对矿石性质和气候条件适应性强，缺点是基建工程量和投资大、建设速度慢，对地形及矿体赋存条件的适应性差，线路系统和运输组织工作复杂。

C　带式输送机

带式输送机是一种连续式运输设备，是实现露天矿连续生产的重要环节。这种运输方式的主要优点是运输能力大，带宽 1.8~2.0m 的带式输送机的运输能力与准轨铁路相当；爬坡能力强，运输倾角一般可达 18°~20°；易于实现自动控制，提高劳动生产率；经济效益好，运输成本一般仅为汽车运输的 50%~60%。缺点是投资较大，对物料运输的特性（硬度、磨蚀性等）和块度要求严格，受气候影响较大。

带式输送机在采掘松软矿石的露天矿可作为单一运输方式，并配合轮斗挖掘机进行采装作业，将矿岩直接运到排卸点，真正实现露天矿的连续开采。在采掘坚硬矿石时可与汽车、移动破碎站组成联合运输方式，实现露天矿的半连续开采。

D　联合运输

联合运输是指两种或两种以上的运输方式分别完成各区段的运输（串联式联合运输），如汽车铁路联合运输、汽车带式输送机联合运输、汽车—溜井—铁路联合运输等。联合运输还包括一些不能独立完成运输任务的运输方式，如溜井运输、斜坡提升机运输等。

联合运输的主要优点是可以根据矿床赋存特点、地形条件、开采深度等因素，采用不同的运输组合方式，充分发挥各种运输方式的优势，获得更大的经济效益；联合运输的缺点是增加了运输环节，使运输工艺复杂。由于露天矿开采深度的不断增加和开采条件的日趋复杂，联合运输方式的使用比重逐年上升。如有的露天矿同时采用几种互相独立的运输系统，它们可能全是单一运输方式，也可能含有联合运输方式，这就是并联式联合运输。

1.3.1.5 排岩作业

露天开采的一个重要特点就是要剥离覆盖在矿床上部及其周围的表土和岩石，并将其运至专设的场地排弃。这种接受排弃岩土的场地称作废石场，也称作排土场。将岩土运送到废石场以一定方式堆放的作业称作排岩工作（排土工作）。排岩工作也包含将贫矿和难选矿物暂时堆放到专设的废石场储存。

排岩工作是露天矿主要生产工艺过程之一。内容包括废石场位置与排岩工艺的选择，废石场的建立与发展，废石场的稳定性分析，废石场的灾害控制与复垦等工作。

按废石场与露天采场的相对位置，废石场可分为内部废石场和外部废石场。内部废石场设置在露天采场的采空区内，不另占用场地，且岩土运距短，节省排岩费用；但内部废石场的使用条件有限，仅适用于水平或倾角小于5°~10°的缓倾斜矿体一次采全厚的情况。倾斜和急倾斜矿床的开采深度较大，难以在开采时形成采空区排岩，故大多使用外部废石场排岩。在合理安排开采顺序或进行分区开采条件下，可能使部分岩土实现内部排弃。

露天矿的排岩工艺是按运输方式和排岩设备的不同划分的。常用的排岩工艺可分为：汽车运输—推土机排岩，铁路运输—挖掘机排岩（前装机排岩、排土犁排岩），胶带排土机排岩，倒堆吊斗铲排岩，水利排岩等。

1.3.1.6 矿床露天开拓

露天矿开拓就是建立地面到露天采场各工作水平以及各工作水平之间的矿岩运输通道，建立采矿场、受矿点、废石场、工业场地之间的运输联系，形成开发矿床的合理运输系统。

露天矿床开拓与运输方式和矿山工程的发展有着密切联系，而运输方式又与矿床地质地形条件、开采境界、生产规模、受矿点、废石场位置以及运输工业发展状况等因素有关。所以，露天矿床开拓问题的研究，实质上是研究整个矿床开发的程序，综合解决露天矿场的主要参数、工作线推进方式、矿山工程延深方向、剥采的合理顺序和新水平准备，以建立合理的矿床开发运输系统。

按运输方式不同，露天矿开拓可以分为公路运输开拓、铁路运输开拓、平硐溜井开拓、胶带运输开拓、斜坡提升开拓和联合开拓等。

A 公路运输开拓

公路运输开拓采用的主要设备是汽车。其坑线布置形式有直进式、回返式、螺旋式以及多种形式相结合的联合方式。

（1）直进式坑线开拓。当山坡露天矿高差不大、地形较缓、开采水平较少时，可采用直进式坑线开拓，运输干线一般布置在开采境界外山坡的一侧，工作面单侧进车。

（2）回返式坑线开拓。当露天矿开采相对高差较大、地形较陡，采用直进式坑线有困难时，常采用回返式坑线开拓，或采用直进—回返联合坑线开拓。

（3）螺旋坑线开拓。螺旋坑线开拓一般用于深凹露天矿。坑线从地表出入沟口开始，沿着采场四周最终边帮以螺旋线向深部延伸。由于没有回返曲线段，扩帮工程量较小，而且螺旋线的曲率半径大，汽车运行条件好，不必因经常急剧改变运行方向而不断变换运行速度，因而线路通过能力大。但回采工作面必须采用扇形工作线，其长度和推进方向要经常变化，且各开采水平相互影响，故生产组织工作复杂。

B　铁路运输开拓

铁路运输牵引机车爬坡能力小，每个水平的出入沟和折返站所需线路较长，转弯曲线半径很大，故不适用于采场面积小、高差较大的露天矿开拓，也不宜采用移动坑线和回返坑线。铁路运输开拓采用较多的坑线形式为直进式、折返式和直进-折返式。

大多数露天矿先是山坡开采，然后转为凹陷露天开采。故确定坑线位置时，既要考虑总平面布置的合理性，又要照顾以后向凹陷露天矿的过渡，力争使线路特别是站场的移设和拆除工程量最小。

C　公路—铁路联合开拓

公路—铁路联合开拓的基本形式有：地表用铁路运输开拓，采场内用公路运输开拓，转载站设在境界外不远的地方；采场内某一标高以上用铁路运输开拓，以下用公路运输开拓，在采场内设转载站；山坡露天部分用公路运输开拓，把矿岩转载到下部，再用铁路运输开拓。

D　平硐溜井开拓

平硐溜井开拓是借助于开凿的平硐和溜井（溜槽）建立露天矿工作台阶与地面的运输联系，故合理确定溜井位置和结构要素是其关键。

确定溜井位置时，应使溜井与采掘工作面间的矿岩量加权平均运距短，溜井和平硐的掘进工程量小，一般应保证溜井穿过的岩层稳固，避开含水层。平硐的位置与溜井位置关系密切，平硐应尽可能短，不受爆破作业的影响，平硐口应设在最高洪水位之上。

当溜井布置在采场内时，随着开采水平的下降，溜井口也要降低到相应水平，即溜井降段，一般每次降低一个台阶高度。

E　胶带运输开拓

胶带运输开拓是利用胶带运输系统建立矿岩运输通道的开拓方法。胶带运输开拓具有生产能力大、升坡能力强、运输距离短、运输成本低等优点，但也有基建投资大、胶带寿命短、生产系统受气候条件影响大、系统自适应调节能力差等缺点。近年来，新建的胶带运输系统均设置封闭或半封闭的胶带长廊内，以减少气候影响和对环境的粉尘污染。

F　斜坡提升开拓

斜坡提升开拓通过较陡的斜坡提升机道建立工作面与地面卸矿点或废石场的运输联系，是一种投资省、建设速度快、设备简单、生产成本低、提升坡度较大的开拓方案。但斜坡提升机不能直接到达工作面，必须与公路或铁路等配合才能构成完整的开拓运输系统。该开拓方式运输环节多，转载站和矿仓结构复杂，且移设困难。

常用的斜坡提升开拓方式有斜坡箕斗开拓和斜坡矿车开拓。

1.3.2　地下矿开采工艺

当矿床埋藏地表以下很深，采用露天开采会使剥离系数过高，经过技术经济比较认为采用地下开采合理时，则采用地下开采方式。

由于矿体埋藏较深，故要将矿石采出来必须开凿由地表通往矿体的巷道，如竖井、斜井、斜坡道、平巷等。地下矿山基本建设的重点就是开凿这些井巷工程。

地下开采主要包括开拓、采切（采准和切割工作）和回采三个步骤。开拓是为了由地表通达矿体而开凿竖井、斜井、斜坡道、平巷等井巷掘进工程。采准是在开拓工程的基础上，为回采矿石所做的准备工作，包括掘进阶段平巷、横巷和天井等采矿准备巷道；切割是在开拓与采准工程的基础上按采矿方法规定在回采作业前必须完成的井巷工程，如切割天井、切割平巷、拉底巷道、切割堑沟、放矿漏斗、凿岩硐室等。回采是在采场内进行采矿，包括凿岩和崩落矿石、运搬矿石和支护采场等作业。这三个步骤，开始是依次进行，当矿山投产以后，为能保持持续正常生产，仍需继续开凿各种井巷。如延伸开拓巷道，开凿各种探矿、采准、回采巷道等。在时间上必须遵循"开拓超前于采准、采准超前于回采、确保各级生产准备矿量达到合理保有期"的生产规律。地下矿床开采时，一般是先采上阶段，后采下阶段。在阶段中，沿矿床走向划分为矿块，一般以矿块为基本单位或将矿块再划分为矿房和矿柱进行回采。

地下开采，不论是开拓、采准还是回采，一般都要经过凿岩、爆破、通风、装载、支护和运输提升等工序。

1.3.2.1　采矿方法

目前，采矿方法分类的方法很多，各有其取用的根据。一般以回采过程中采区的地压管理方法作为依据。采区的地压管理方法实质上是基于矿石和围岩的物理力学性质，而矿石和围岩的物理力学性质又往往是导致各类采矿方法在适用条件、结构参数、采切布置、回采方法以及主要技术经济指标上有所差别的主要因素。根据采区地压管理方法，可将现有的采矿方法分为三大类。

A　空场法

空场法通常是将矿块划分为矿房与矿柱，作两步骤回采。该类采矿方法随着回采工作面的推进，采空场中无任何填充物而处于空场状态，采空场的地压控制与支撑借助临时矿柱或永久矿柱，或依靠围岩自身稳固性。显然这类采矿方法一般只适用于开采矿石稳固的矿体。即使矿房采用留矿采矿，因留矿不能作为支撑空场的主要手段，仍需依靠矿岩自身的稳固性来支持，所以，用这类方法矿石与围岩均要稳固是其基本条件。

B　崩落法

此类方法不同于其他方法的是矿块按一个步骤回采。随回采工作面自上向下推进，用崩落围岩的方法处理采空区。围岩崩落以后，势必引起一定范围内的地表塌陷。因此，围岩能够崩落，地表允许塌陷，乃是使用本类方法的基本条件。

C　充填法

此类方法矿块一般也分矿房与矿柱，作两步骤回采；也可不分房柱，连续回采矿块。矿石性质稳固时可作上向回采，稳固性差的可作下向回采。回采过程中空区及时用充填料充填，以它来作为地压管理的主要手段（当用两步骤回采时，采第二步骤矿柱需用矿房的充填体来支撑）。因此，矿岩稳固或不稳固均可作为采用本类方法的基本条件。

随着对采矿方法的深入研究，现实生产中已陆续应用跨越类别之间的组合式采矿方法。如空场法与崩落法相结合的分段矿房崩落组合式采矿法、阶段矿房崩落组合式采矿法、空场法与充填法相结合的分段空场充填组合式采矿法等。这些组合式采矿法在分类中还体现得不够完善。采用这些组合方法，能够汲取各自方法的优点，摒弃各自方法的缺点，起到扬长避短的作用，并且在适用条件方面得以扩大。

此外，采用两个步骤回采的采矿方法时，第二步骤的矿柱回采方法应该与第一步骤矿房的回采方法作通盘考虑。第二步骤回采矿柱，受矿柱自身条件的限制，以及相邻矿房采出后的空区状态、回采间隔时间等影响，使采柱工作变得更为复杂，但其回采的基本方法仍不外乎上述三类。

1.3.2.2　回采的主要生产工艺

回采的主要生产工艺有落矿、矿石运搬和地压管理。落矿又称为崩矿，是将矿石从矿体上分离下来，并破碎成适于运搬的块度；运搬是将矿石从落矿地点（工作面）运到阶段运输水平，这一工艺包括放矿、二次破碎和装载；地压管理是为了采矿而控制或利用地压所采取的相应措施。

通常，各种采矿方法均包含这三项工艺。但因矿石性质、矿体和围岩条件、所用设备及采矿方法结构等不同，这些工艺的特点并非完全相同。

A　落矿

目前广泛应用的落矿方法是凿岩爆破，在开采坚硬矿石时常用的落矿方法包括浅孔、中深孔、深孔及药室落矿。

（1）浅孔落矿。浅孔落矿在目前我国地下矿山仍占有近一半的比重。浅孔凿岩一般采用轻型风动凿岩机。

（2）中深孔落矿。金属矿山用于中深孔落矿（有的矿山称为接杆炮孔落矿）的凿岩机主要有风动的内回转的 YG-40、YG-80 型和外回转的 YGZ-70、YGZ-90、YGZ-120 型，国产液压凿岩机有 YYG-80、TYYG-20 等型号。炮孔布置形式常用的有上向及水平扇形布置，但上向扇形居多。装药合理时，扇形布孔可以基本达到平行布孔均匀装药的落矿效果。

（3）深孔落矿。深孔落矿主要用于阶段矿房法、有底柱分段崩落法和阶段强制崩落法，以及矿柱回采与采空区处理等。目前我国的深孔凿岩设备主要是潜孔凿岩机，常用的国产机型是 QZJ-80、YQ-100、QZJ-100A、QZJ-100B、KQD100 等。钻机台班效率一般为 10~18m，每米深孔崩矿量为 10~20t。

深孔凿岩在凿岩硐室内进行操作。水平深孔凿岩硐室最小尺寸为高 2m、宽 2.5m、长 3~3.5m。上向和下向深孔凿岩硐室尺寸为高 3~3.5m，宽大于 2.5m。

（4）药室落矿。药室落矿崩矿效率高，但是需要的巷道硐室工程量大，容易产生大块，因此很少用于正常的矿房或矿柱回采，多用于特殊情况下回采矿柱处理采空区。但在矿石极坚硬、深孔凿岩效率特别低，或者矿石非常松软破碎用炮孔落矿有困难，或缺乏深孔凿岩设备时，可考虑采用。

B　矿石运搬

运搬与运输的概念和任务不同，运输是指在阶段运输平巷中的矿石运送，而运搬则指将矿石从落矿地点运送到阶段运输巷道装载处。

矿石的运搬方法分为重力运搬、爆力运搬、机械运搬、水力运搬、人力运搬以及联合运搬等。

（1）重力运搬。这是一种效率高而成本低的运搬方式，是借助于矿石自重的运搬方法。重力运搬既可以通过采空场，也可以通过矿石溜井。它必须具备的条件是，矿体溜放的倾角大于矿石的自然安息角。安息角的大小取决于矿石块度组成、有无粉矿和胶结物质、矿石湿度、矿石溜放面的粗糙程度与起伏情况等。自重运搬一般要求溜放倾角大于 50°~55°，采用铁板溜槽时可降为 25°~30°。

重力运搬适用于倾角大于矿石自然安息角的薄矿体及各种倾角的厚大矿体。

（2）爆力运搬。采用房式采矿法开采倾角小于矿石自然安息角的矿体，矿石不能用重力运搬时，可借助于落矿时的爆力将矿石抛到放矿区。采用爆力运搬，可避免在矿体底板开大量漏斗，从而大幅度减少采切工程量；工人不必进入采空区，作业安全。但矿体倾角不宜太小，一般要求在 35°~40°；矿房也不能太长，否则后期清理采场残留矿石的工作量太大。清理采场残留矿石一般采用遥控推土机或水枪。

（3）机械运搬。机械运搬适用于各种倾角的矿体，在国内外地下矿山广泛应用。现在国内矿山常用的机械运搬方式有以下几种：

1）电耙运搬。这是我国目前使用最广的运搬方式，其投资少、操作简单、适用性强，由电耙绞车、耙斗和牵引钢绳组成。国产电耙绞车功率一般为 4~100kW，耙斗容积一般为 0.1~1.4m^3。

2）装岩机运搬。常用设备有轨轮式电动或风动单斗装岩机，其需要在钢轨上运行，机动性受限。

3）装运机运搬。常用轮胎式风动装运机，机动性好、运搬能力大。

4）铲运机运搬。常见的有内燃铲运机和电动铲运机，铲斗容积为 0.75~3m^3，机动性好、运搬能力大。

5）振动放矿机械及运输机运搬。这押运搬方式可实现连续运搬，能力大，但投资大、机动性差。

开采水平或缓倾斜矿体所用运搬机械与开采急倾斜矿体所用设备基本相同，但当矿体厚大和矿岩稳固时，设备规格更大，甚至接近露天型设备。

1.3.2.3　运输与提升

矿井运输与提升是矿石生产过程中必不可少的重要环节。矿石从回采工作面采出之后，就开始了它的运输过程：通过各种相互衔接的运输方式将矿石从工作面运至井底车场，再经提升设备或其他运输设备提升或运至地面。另外，人员和设备等也需要运送。

运输和提升方式的选择主要取决于矿床的埋藏特征、井田的开拓方式、采矿方法及运输工作量的大小。井下常用的运输方式有输送机运输和轨道运输。对于倾角较大（一般在 17°以上）、运输距离较短的倾斜巷道和回采工作面，也可采用溜槽或溜井运输。矿井的主、副提升通常采用绞车提升，而在倾角小于 17°，且运输量大的斜井也常采用输送机运输。

A　矿井运输

a　输送机运输

输送机有刮板输送机和胶带输送机两类。刮板输送机是用刮板链牵引，在槽内运送散料的输送机。其特点是结构简单、牢固、装载和卸载高度低；但运行阻力大、易碾碎物料、噪声和能耗大。它适用于岩矿井下采、掘工作面、采区平巷、上下山巷道运送矿石或矸石，但沿倾斜向上运输时，倾角不得大于 35°；沿倾斜向下运输时，倾角不得大于 25°。胶带输送机主要用于采区顺槽、倾角小于 17° 的倾斜巷道、地面生产系统和选岩厂中的矿石运输。在一些大型矿井的主要运输平巷和斜井中也可采用胶带输送机运输。

（1）刮板输送机按结构可分为刚性和可弯曲两种形式。刚性输送机多为早期出现的刮板输送机，输送能力小，结构简单、轻便；可弯曲刮板输送机多采用矿用圆环链牵引，主要用于移动场合，在岩矿井下采岩工作面中广泛使用，常配合大功率采岩机使用，是缓倾斜长壁式采岩工作面主要的矿石运输设备。按用途分类有工作面刮板输送机、拐角刮板输送机、桥式转载机和仓式刮板输送机。

可弯曲刮板输送机主要由机头部、机尾部、过渡槽、中部槽、刮板链以及辅助部件组成。

（2）胶带输送机分为刚性机架胶带输送机、挂式胶带输送机、可伸缩式胶带输送机、钢丝绳芯胶带输送机、钢丝绳胶带输送机、大倾角带式输送机、管状带式输送机。

可伸缩式胶带输送机的特点是机身可以很方便地伸缩，比普通胶带输送机多一个储带装置，可以随输送机缩短而储存 50~100m 一卷的胶带。当胶带储满时，利用收发胶带装置将胶带成卷取出。它是目前综合机械化采区的顺槽配套设备。

大倾角带式输送机是在倾角为 16°~25° 范围内使用的带式输送机。结构上采取了以下措施：输送带的装载断面为深槽形；物料装载到输送带上的瞬间两者间的相对速度接近于零；输送带的起动加速度和制动减速度是可控的；设置有防止物料自溜、滚落的安全设施。其他形式的大倾角带式输送机还有压带式、斗式、花纹、裙边挡板式和刮板-带式等多种形式。

管状带式输送机是物料在输送过程中完全处于封闭状态的带式输送机，其输送带在受料时展开，输送时卷成管状，管截面有圆形和矩形等形状，可实现倾角 35° 和水平弯曲的输送。

b　轨道运输

（1）轨道。井下巷道中铺设的轨道通常是窄轨。两条钢轨轨头内侧的距离叫轨距，应根据车辆运行速度、流量及载重量选用不同重量的钢轨和不同尺寸的轨距。我国小型矿井的主要运输巷道常用 600mm 轨距和 11~18kg/m 的钢轨，大中型矿井的主要运输巷道常用 900mm 轨距和 18~24kg/m 的钢轨。任何线路系统都是由直线和连接直线的连接部分组成，连接部分是曲线或曲线与道岔的组合。矿井轨道线路中采用的曲线都是圆曲线，其曲率半径的确定与车辆运行速度和车辆轴距有关，井下常用的曲率半径有 6m、9m、12m、15m、20m、25m 等几种。

（2）矿车。轨道运输的矿车分为固定车厢式矿车、V 形（或 U 形）翻斗车、前倾式矿车和底卸式矿车。

　　c　钢丝绳运输

　　钢丝绳运输是利用绞车通过钢丝绳牵引矿车在水平或倾斜的轨道上运行。一次牵引的矿车数既可以是单个的，也可以是几个矿车编成一组（串车）。

　　连续动作式也称为无极绳运输。这种运输方式是钢丝绳绕过无极绳绞车的主动轮和尾轮后将绳头连接在一起，电动机带动主动轮转动，通过摩擦力传递使钢丝绳绕主动轮和尾轮不停地运转。空车和重车在固定位置利用挂车装置分别挂在往返的两条钢丝绳上，即可进行运输。无极绳运输多用于水平巷道或坡度不大的倾斜巷道中。

　　d　电机车运输

　　电机车运输在岩矿中应用很广。矿井地面、平硐和井下主要平巷多数采用电机车运输。在一些矿井的采区巷道，条件合适时也可采用小型电机车运输。

　　我国目前采用的电机车均为直流电机车。根据供电方式不同，可分为架线式电机车和蓄电池式电机车。

　　电机车的牵引力取决于电机车的自重吨数，井下常用的架线式电机车有 7t、10t、14t 三种，蓄电池电机车有 8t、12t 两种。

　　e　矿井轨道运输的辅助设备

　　矿井轨道运输的辅助设备包括翻车机、推车机和阻车器、爬车机等。

　　爬车机是用来在短距离内将矿车沿轨道送到较高轨面上去的设备。它能单个连续地运送矿车。在矿车自溜运输线路上，可以用它来使矿车补偿因自溜运行而失去的高度。

　　B　矿井提升

　　矿井提升系统分为普通罐笼提升系统、立井箕斗提升系统、斜井箕斗提升系统、斜井串车提升系统、斜井钢丝绳胶带输送机提升系统等。提升设备包括矿井提升机与提升钢丝绳、罐笼、罐道、罐座与摇台、天轮与井架等。

　　a　矿井提升机

　　(1) 单绳缠绕式矿井提升机有单滚筒提升机和双滚筒提升机两类。双滚筒提升机是两根钢丝绳以不同的方向分别缠绕在提升机的两个滚筒上，绳的另一端均挂有提升容器。由于其中一个滚筒与轴固定，称为死滚筒，而另一个滚筒则通过离合器和轴相连接，称为活滚筒，因此，它可以调节两根钢丝绳的长度，适用于双钩提升。提升机运转时，滚筒上的钢丝绳一根缠绕一根放松，使两个容器一个上升一个下降，从而完成提升重容器，下放空容器的任务。

　　(2) 多绳摩擦式提升机是把钢丝绳搭在滚筒上，电动机带动滚筒旋转时，利用钢丝绳和固定在滚筒上的摩擦衬块之间的摩擦力进行传动，实现升降，提升容器。

　　b　提升钢丝绳

　　矿井提升钢丝绳是用于直接连接提升容器和提升机，进行传递动力，完成提升任务的重要部件。

　　钢丝绳一般是由若干钢丝捻成绳股，再由若干绳股中间加一绳芯捻制而成。绳芯是由芋麻、线麻等具有较大抗拉强度的有机质纤维捻成。其作用是储存绳油，以便减少钢丝绳工作时内部钢丝的磨损并防止钢丝生锈。此外，绳芯可以增加钢丝绳的柔软性，并起衬垫作用，以减少绳股变形。

　　常用钢丝绳有圆股、三角股或椭圆股。矿用圆股钢丝绳多用 6 股捻成，每股又由若干钢丝组成，通常有 6 股 7 丝、6 股 18 丝、6 股 37 丝等几种，其中钢丝数目越多，耐弯曲性能越好，但耐磨性随之降低。因此，6 股 7 丝的钢丝绳多用于斜井提升，而 6 股 18 丝、6 股 37 丝的钢丝绳多用于立井提升。

2 职业危害因素及职业病的分类

2.1 职业危害因素分类

根据国家卫生计生委、安全监管总局、人力资源社会保障部和全国总工会联合下发的《职业病危害因素分类目录》（国卫疾控发〔2015〕92号），职业病危害因素分为6类，包括粉尘、化学因素、物理因素、放射因素、生物因素和其他因素。

2.1.1 粉尘

粉尘包括矽尘（游离 SiO_2 含量>10%）、煤尘、石墨粉尘、炭黑粉尘、石棉粉尘、滑石粉尘、水泥粉尘、云母粉尘、陶土粉尘、铝尘、电焊烟尘、铸造粉尘、白炭黑粉尘、白云石粉尘、玻璃钢粉尘、玻璃棉粉尘、茶尘、大理石粉尘、二氧化钛粉尘、沸石粉尘、谷物粉尘（游离 $w(SiO_2)$<10%）、硅灰石粉尘、硅藻土粉尘（游离 $w(SiO_2)$<10%）、活性炭粉尘、聚丙烯粉尘、聚丙烯腈纤维粉尘、聚氯乙烯粉尘、聚乙烯粉尘、矿渣棉粉尘、麻尘（亚麻、黄麻和苎麻）（游离 $w(SiO_2)$<10%）、棉尘、木粉尘、膨润土粉尘、皮毛粉尘、桑蚕丝尘、砂轮磨尘、石膏粉尘（硫酸钙）、石灰石粉尘、碳化硅粉尘、碳纤维粉尘、稀土粉尘（游离 $w(SiO_2)$<10%）、烟草尘、岩棉粉尘、萤石混合性粉尘、珍珠岩粉尘、蛭石粉尘、重晶石粉尘（硫酸钡）、锡及其化合物粉尘、铁及其化合物粉尘、锑及其化合物粉尘、硬质合金粉尘等51种粉尘及以上未提及的可导致职业病的其他粉尘。

2.1.2 化学因素

化学危害因素较多，如铅及其化合物（不包括四乙基铅）、汞及其化合物、锰及其化合物、镉及其化合物、铍及其化合物、铊及其化合物、钡及其化合物、钒及其化合物、磷及其化合物（磷化氢、磷化锌、磷化铝、有机磷除外）、砷及其化合物、铀及其化合物、砷化氢、氯气、二氧化硫、光气（碳酰氯）、氨、氮氧化合物、一氧化碳、二硫化碳、硫化氢、磷化氢、磷化锌、磷化铝等，共计375种。

2.1.3 物理因素

物理因素包括噪声、高温、低气压、高气压、高原低氧、振动、激光、低温、微波、紫外线、红外线、工频电磁场、高频电磁场、超高频电磁场等 14 种物理因素及以上未提及的可导致职业病的其他物理因素。

2.1.4 放射因素

放射因素包括密封放射源产生的电离辐射主要产生 γ、中子等射线，非密封放射性物质可产生 α、β、γ 射线或中子、X 射线装置（含 CT 机）产生的电离辐射 X 射线，加速器产生的电离辐射可产生电子射线、X 射线、质子、重离子、中子以及感生放射性等，中子发生器产生的电离辐射主要是中子、γ 射线等，氡及其短寿命子体限于矿工高氡暴露、铀及其化合物等 7 种放射因素及以上未提及的可导致职业病的其他放射因素。

2.1.5 生物因素

生物因素包括艾滋病病毒（限于医疗卫生人员及人民警察）、布鲁氏菌、伯氏疏螺旋体、森林脑炎病毒、炭疽芽孢杆菌等 5 种生物因素及以上未提及的可导致职业病的其他生物因素。

2.1.6 其他因素

其他因素包括金属烟、井下不良作业条件（限于井下工人）、刮研作业（限于刮研作业人员）等。

2.2 职业病分类

根据国家卫生计生委、安全监管总局、人力资源社会保障部和全国总工会联合联合下发的《职业病的分类和目录》（国卫疾控发〔2013〕48 号），职业病分为 10 类、130 余种，具体如下。

2.2.1 职业性尘肺病及其他呼吸系统疾病

2.2.1.1 尘肺病

尘肺病包括矽肺（硅肺）、煤工尘肺、石墨尘肺、炭黑尘肺、石棉肺、滑石尘肺、水泥尘肺、云母尘肺、陶工尘肺、铝尘肺、电焊工尘肺、铸工尘肺等 122 尘肺病以及根据《尘肺病诊断标准》和《尘肺病理诊断标准》可以诊断的其他尘肺病。

2.2.1.2　其他呼吸系统疾病

其他呼吸系统疾病包括过敏性肺炎、棉尘病、哮喘、金属及其化合物粉尘肺沉着病（锡、铁、锑、钡及其化合物等）、刺激性化学物所致慢性阻塞性肺疾病、硬金属肺病等。

2.2.2　职业性皮肤病

职业性皮肤病包括接触性皮炎、光接触性皮炎、电光性皮炎、黑变病、痤疮、溃疡、化学性皮肤灼伤、白斑等8种职业性皮肤病以及根据《职业性皮肤病的诊断总则》可以诊断的其他职业性皮肤病。

2.2.3　职业性眼病

职业性眼疾包括化学性眼部灼伤、电光性眼炎、白内障（含放射性白内障、三硝基甲苯白内障）等。

2.2.4　职业性耳鼻喉口腔疾病

职业性耳鼻喉口腔疾病包括噪声聋、铬鼻病、牙酸蚀病、爆震聋等。

2.2.5　职业性化学中毒

职业性化学中毒包括铅及其化合物中毒（不包括四乙基铅）、汞及其化合物中毒、锰及其化合物中毒、镉及其化合物中毒、铍病、铊及其化合物中毒、钡及其化合物中毒、钒及其化合物中毒、磷及其化合物中毒、砷及其化合物中毒、铀及其化合物中毒、砷化氢中毒、氯气中毒、二氧化硫中毒、光气中毒、氨中毒、偏二甲基肼中毒、氮氧化合物中毒、一氧化碳中毒、二硫化碳中毒、硫化氢中毒、磷化氢、磷化锌、磷化铝中毒、氟及其无机化合物中毒、氰及腈类化合物中毒、四乙基铅中毒、有机锡中毒、羰基镍中毒、苯中毒、甲苯中毒、二甲苯中毒、正己烷中毒、汽油中毒、一甲胺中毒、有机氟聚合物单体及其热裂解物中毒、二氯乙烷中毒、四氯化碳中毒、氯乙烯中毒、三氯乙烯中毒、氯丙烯中毒、氯丁二烯中毒、苯的氨基及硝基化合物（不包括三硝基甲苯）中毒、三硝基甲苯中毒、甲醇中毒、酚中毒、五氯酚（钠）中毒、甲醛中毒、硫酸二甲酯中毒、丙烯酰胺中毒、二甲基甲酰胺中毒、有机磷中毒、氨基甲酸酯类中毒、杀虫脒中毒、溴甲烷中毒、拟除虫菊酯类中毒、铟及其化合物中毒、溴丙烷中毒、碘甲烷中毒、氯乙酸中毒、环氧乙烷中毒等61种职业性化学中毒及上述条目未提及的与职业有害因素接触之间存在直接因果联系的其他化学中毒。

2.2.6 物理因素所致职业病

物理因素所致职业病包括中暑、减压病、高原病、航空病、手臂振动病、激光所致眼（角膜、晶状体、视网膜）损伤、冻伤等7种物理因素所致职业病。

2.2.7 职业性放射性疾病

职业性放射性疾病包括外照射急性放射病、外照射亚急性放射病、外照射慢性放射病、内照射放射病、放射性皮肤疾病、放射性肿瘤（含矿工高氡暴露所致肺癌）、放射性骨损伤、放射性甲状腺疾病、放射性性腺疾病、放射复合伤等10种职业性放射性疾病及根据《职业性放射性疾病诊断标准（总则)》可以诊断的其他放射性损伤。

2.2.8 职业性传染病

职业性传染病包括炭疽、森林脑炎、布鲁氏菌病、艾滋病（限于医疗卫生人员及人民警察）、莱姆病等5种职业性传染病。

2.2.9 职业性肿瘤

职业性肿瘤包括石棉所致肺癌、间皮瘤、联苯胺所致膀胱癌、苯所致白血病、氯甲醚、双氯甲醚所致肺癌、砷及其化合物所致肺癌、皮肤癌、氯乙烯所致肝血管肉瘤、焦炉逸散物所致肺癌、六价铬化合物所致肺癌、毛沸石所致肺癌、胸膜间皮瘤、煤焦油、煤焦油沥青、石油沥青所致皮肤癌、β-萘胺所致膀胱癌等17种职业性肿瘤。

2.2.10 其他职业病

其他职业病包括金属烟热、滑囊炎（限于井下工人）、股静脉血栓综合征、股动脉闭塞症或淋巴管闭塞症（限于刮研作业人员），等等。

3 金属非金属矿山职业性危害因素

‹‹‹

3.1 金属非金属矿山涉及的职业性危害因素

金属非金属矿山在生产过程中涉及的职业危害因素有粉尘、化学因素、物理因素、放射因素和其他因素，矿山在开采过程中一般不会涉及生物因素。

矿山在开采过程中涉及面最广的危害因素为粉尘，根据矿山开采矿物的不同，金属非金属矿山涉及的粉尘包括矽尘（游离 $w(SiO_2)>10\%$）、石墨粉尘、炭黑粉尘、石棉粉尘、滑石粉尘、云母粉尘、陶土粉尘、白云石粉尘、大理石粉尘、沸石粉尘、硅灰石粉尘、硅藻土粉尘（游离 $w(SiO_2)<10\%$）、膨润土粉尘、石膏粉尘（硫酸钙）、石灰石粉尘、碳化硅粉尘、稀土粉尘（游离 $w(SiO_2)<10\%$）、岩棉粉尘、珍珠岩粉尘等等。涉及的化学因素包括铅及其化合物（不包括四乙基铅）、汞及其化合物、锰及其化合物、镉及其化合物、钡及其化合物、钒及其化合物、砷及其化合物、铀及其化合物、二氧化硫、氨、氮氧化物、一氧化碳、硫化氢、铬及其化合物、镍及其化合物、铜及其化合物、钨及其不溶性化合物等等。涉及的物理因素包括噪声、高温、低气压、高气压、高原低氧、振动、低温等等。涉及的放射因素包括氡及其短寿命子体、铀及其化合物等等。其他因素包括井下不良作业条件（限于井下工人）。

3.2 矿 山 粉 尘

3.2.1 粉尘的分类

3.2.1.1 按粉尘中游离二氧化硅的含量分类

按粉尘中游离二氧化硅的含量可分为矽尘和其他粉尘。根据我国《矽尘作业工人医疗预防措施实施办法》的规定，作业环境粉尘中游离二氧化硅含量在 10% 以上的称为矽尘，10% 以下者称为非矽尘。

3.2.1.2 按粉尘被人体吸入的情况分类

按被人体吸入的情况粉尘可分为呼吸性粉尘和非呼吸性粉尘。一般说来，大于 $10\mu m$ 的尘粒，由于重力沉降和冲击作用滞留于上呼吸道（鼻、咽喉、气管）

黏膜上，能随痰排出体外；$5\sim10\mu m$ 的尘粒进入呼吸道后，大部分沉积于气管和支气管中，只有很少部分能到达肺泡中；小于 $5\mu m$ 的尘粒能到达和沉积于肺泡中，故称呼吸性粉尘，是引起尘肺的主要尘粒，其中最危险的是 $2\sim5\mu m$ 尘粒；小于 $2\mu m$ 的尘粒大多能随呼气排出体外。

3.2.1.3 按粉尘的粒径分类

按粒径的大小粉尘可分为粗尘、细尘、微尘、超微粉尘。一般来说粒径大于 $40\mu m$，相当于一般筛分的最小粒径，在空气中极易沉降的称为粗尘；粒径为 $10\sim40\mu m$，在明亮的光线下肉眼可以看到，在静止空气中作加速沉降的称为细尘；粒径为 $0.25\sim10\mu m$，用光学显微镜可以观察到，在静止空气中呈等速沉降的称为微尘；粒径小于 $0.25\mu m$，用电子显微镜才能观察到，在空气中作布朗扩散运动的称为超微粉尘。

3.2.2 粉尘的来源

矿山粉尘是矿山生产过程中产生的微细粉尘的总称。按其存在状态分为浮尘和落尘，悬浮飞扬在空气中的叫浮尘，沉降于运输道路或巷道四周的叫落尘，浮尘与落尘两种状态相对存在，随温度、湿度和风速等条件的改变而相互转化。

生产性粉尘分布广泛，尤其在矿山行业。矿山在生产、储存、运输、巷道掘进、出入沟开拓、矿岩排弃等各个环节中都会向空气中排放大量的粉尘。

粉尘产生的影响因素主要有以下几种：

（1）生产工序。在露天和地下开采过程各环节中（如打眼、爆破、装载、运输、提升、排岩等）都能产生大量的粉尘。

（2）地质构造及赋存条件。矿区的地质构造、断层褶皱发育情况都会影响粉尘的产生。一般情况下，矿体和岩层未遭到强烈破坏的区域，开采时矿山粉尘产生量较小。

（3）通风状况。粉尘的悬浮能力与粒径、形态、比重、空气流动方向和速度有关，在矿内空气中，小于 $10\mu m$ 的粉尘易于悬浮，而大于 $10\mu m$ 的粉尘大多数在风流中先后沉降。合理的风速可以有效排除工作空间的细小粉尘，但又不会将较大颗粒的粉尘吹扬起来。

3.3 矿山常见的化学因素

3.3.1 矿山常见的刺激性气体

3.3.1.1 刺激性气体的分类

刺激性气体是指对眼、呼吸道黏膜和皮肤具有刺激作用，引起机体以急性炎症、肺水肿为主要病理改变的一类气态物质。包括在常态下气体以及在常态下虽非气体，但可以通过蒸发、升华或挥发后形成蒸气或气体的液体或固体物质。

刺激性气体一般可分为以下几类：

（1）酸。无机酸，如硫酸、盐酸、硝酸、铬酸、氯磺酸；有机酸，如甲酸、乙酸、丙酸、丁酸。

（2）氮氧化物。一氧化氮、二氧化氮、五氧化二氮等。

（3）氯及其他化合物。氯、氯化氢、二氧化氯、光气、双光气、氯化苦、二氯化砜、四氯化硅、三氯氢硅、四氯化钛、三氯化锑、三氯化砷、三氯化磷、三氯氧磷、五氯化磷、三氯化硼等。

（4）硫的化合物。二氧化硫、三氧化硫、硫化氢等。

（5）碱氢化物。氨。

（6）强氧化剂。臭氧。

（7）酯类。硫酸二甲酯、二异氨酸甲苯酯、甲酸甲酯、氯甲酸甲酯等，丙烯酸甲酯。

（8）金属化合物。氧化银、硒化氢、羰基镍、五氧化二钒等，氧化镉、羰基镍、硒化氢。

（9）醛类。甲醛、己醛、丙烯醛、三氯乙醛等。

（10）氟代烃类。八氟异丁烯、氟光气、六氟丙烯、氟聚合物的裂解残液气和热解气等。

（11）其他。二硼氢、氯甲甲醚、四氯化碳、一甲胺、二甲胺、环氧氯丙烷等。

（12）军用毒气。氮芥气、亚当氏气、路易氏气等。

3.3.1.2　矿山常见的刺激性气体

矿山常见的刺激性气体有氮氧化物、硫化物、氨等。

（1）氮氧化物。氮氧化物俗称硝烟，是氮和氧化合物的总称。主要有氧化亚氮（N_2O），俗称笑气、氧化氮（NO）、二氧化氮（NO_2）、三氧化二氮（N_2O_3）、四氧化二氮（N_2O_4）、五氧化二氮（N_2O_5）等。除 NO_2 外，其他氮氧化物均不稳定，遇光、湿、热变成 NO_2 及 NO，NO 又转化为 NO_2。作业环境中接触到的是几种氮氧化物气体的混合物，主要是 NO_2 和 NO，其中以 NO_2 为主，性质较稳定。

矿山在爆破过程中用到的硝铵炸药爆炸时产生的炮烟里含有大量的氮氧化物。矿山铲运过程中用到的油铲产生的尾气也含有大量的氮氧化物。

（2）二氧化硫。二氧化硫又称亚硫酸酐，是最常见的硫氧化物。由于煤和石油通常都含有硫化合物，因此燃烧时会生成二氧化硫。二氧化硫溶于水中会形成亚硫酸（酸雨的主要成分）。若在催化剂（如二氧化氮）存在的情况下，SO_2

进一步氧化，便会生成硫酸（H_2SO_4），碰到皮肤会腐蚀，使用时要小心。

在开采含硫的矿石时，受到爆破作用产生的炮烟中会含有少量的二氧化硫，同时受开采影响裸露的矿石经过自然氧化作用也可能产生部分二氧化硫并逸散于矿井的空气中，另外矿山铲运过程中用到的油铲产生的尾气也含有部分二氧化硫气体，矿山开采时遇到的断层、老窿等也积蓄有大量的二氧化硫气体。

（3）硫化氢。硫化氢（H_2S）是一种无色、易燃的酸性气体，浓度低时带恶臭，气味如臭蛋；浓度高时反而没有气味（因为高浓度的硫化氢可以麻痹嗅觉神经）。它能溶于水，硫化氢的水溶液叫氢硫酸，是一种弱酸，当它受热时，硫化氢又从水里逸出。硫化氢是一种急性剧毒，吸入少量高浓度硫化氢可于短时间内致命。低浓度的硫化氢对眼、呼吸系统及中枢神经都有影响。

（4）氨。氨（NH_3）为无色气体，有刺激性气味，密度小于空气，极易溶于水（且快）；低浓度氨对黏膜有刺激作用，高浓度可造成组织溶解坏死；能刺激皮肤和上呼吸道，并能严重损伤眼睛。

3.3.2 矿山常见的窒息性气体

3.3.2.1 窒息性气体的分类

窒息性气体是对被机体吸入后，可使氧的供给、摄取、运输和利用发生障碍，使全身组织细胞得不到或不能利用氧，而导致组织细胞缺氧窒息的一类有害气体的总称。

（1）按其作用机制不同分为两大类：

1）单纯窒息性气体。本身无毒，或毒性很低，或为惰性气体，但由于它们的高浓度存在对空气氧产生取代或排挤作用，致使空气氧的比例和含量减少，肺泡气氧分压降低，动脉血氧分压和血红蛋白氧饱和度下降，导致机体组织缺氧窒息的气体。如氮（N_2）、氢（H_2）、甲烷（CH_4）、乙烷（C_2H_6）、丙烷、丁烷、乙烯、乙炔、二氧化碳（CO_2）、水蒸气，以及氦气（He）、氖气（Ne）、氩气（Ar）等惰性气体等。

2）化学窒息性气体。是指不妨碍氧进入肺部，但吸入后可对血液或组织产生特殊化学作用，使血液对氧的运送、释放或组织利用氧的机制发生障碍，引起组织细胞缺氧窒息的气体。如一氧化碳、硫化氢、氰化氢、苯胺（$C_2H_5NH_2$）等。

（2）按中毒机制不同又分为两小类：

1）血液窒息性气体。阻止血红蛋白与氧结合，或妨碍血红蛋白向组织释放氧，影响血液对氧的运输功能，造成组织供氧障碍而窒息。如一氧化碳、一氧化氮，以及苯胺、硝基苯等苯的氨基、硝基化合物蒸气等。

2）细胞窒息性气体。主要抑制细胞内呼吸酶，使细胞对氧的摄取和利用机制产生障碍，生物氧化不能进行，发生细胞"内窒息"。如硫化氢、氰化氢等。

3.3.2.2　矿山常见的窒息性气体

矿山常见的窒息性气体主要有井下受到氧化作用产生的一氧化碳和二氧化碳等。

（1）一氧化碳。一氧化碳（CO）俗称"煤气"，为无色、无味、无臭、无刺激性的气体。CO 是最常见的窒息性气体，因其无色、无味、无臭、无刺激性，故无警示作用，易于忽略而致中毒。急性一氧化碳中毒，亦称煤气中毒，是我国最常见，发病和死亡人数最多的急性职业中毒，也是常见的生活性中毒之一。

采矿爆破作业、井下内燃机车的尾气及井下一些有机物的自然氧化等均能产生一氧化碳。

（2）二氧化碳。二氧化碳（CO_2）是一种无色、微毒、稍有酸味的气体，它不助燃，也不维持人的呼吸，它比空气重，常聚集在巷道的下方及通风不良的下山尽头；易溶于水，生成碳酸，对人的眼、鼻、喉的黏膜有刺激作用。

3.3.3　矿山常见的金属及其化合物

根据金属矿的特点，在开采不同类型的矿石时，金属矿山粉尘中会含有一定数量的金属及其化合物粉尘，如铅矿开采［方铅矿（硫化铅）、碳酸铅矿（白铅矿）及硫酸铅矿］会产生含铅及其化合物的粉尘；汞矿开采会产生含汞及其化合物的粉尘；开采黄铁矿、雄黄、雌黄等含砷矿石时会产生含砷及其化合物的粉尘；如果锌、铅及铜矿伴生有镉时，在开采中会产生含有锌、铜、镉及其化合物的粉尘；开采锰矿、铬矿、镍矿、钡矿、钒矿等矿石时会产生含有锰、铬、镍、钡、钒及其化合物的粉尘。这些都是金属矿山开采所特有的特点。

3.3.3.1　铅

铅为灰白色重金属。原子量 207.20，比重 11.3，熔点 32℃，沸点 1620℃。当加热至 400～500℃ 时，即有大量铅蒸气逸出，在空气中氧化成氧化亚铅（Pb_2O），并凝集为铅烟。随着熔铅温度升高，还可逐步生成氧化铅（PbO）、三氧化二铅（黄丹，Pb_2O_3）、四氧化三铅（红丹，Pb_3O_4）。除了铅的氧化物以外，常用的铅化合物还有碱式碳酸铅［$PbCO_3 \cdot 2Pb(OH)$］、铬酸铅（$PbCrO_4$）、醋酸铅［$Pb(CH_3COO)_2 \cdot 3H_2O$］、砷酸铅［$Pb_3(AsO_4)$］、硅酸铅（$PbSiO_3$）等。金属铅不溶于水，但溶于稀盐酸、碳酸和有机酸，铅尘遇湿和 CO_2 变为 $PbCO_3$。铅的化合物多为粉末状，大多不溶于水，但可溶于酸；但醋酸铅、硝酸铅则易溶于水。

铅矿开采及冶炼工业开采的铅矿主要为方铅矿（硫化铅）、碳酸铅矿（白铅矿）及硫酸铅矿。开矿时，呼吸和消化道接触均为重要途径。

3.3.3.2 汞

汞俗称水银，为银白色液态金属，原子量 200.59，比重 13.6，熔点 38.9℃，沸点 356.6℃。汞在常温下即能蒸发，气温愈高蒸发愈快，空气流动时蒸发更多；汞蒸气比重 6.9。汞表面张力大、黏度小、易流动，在生产和使用过程中流散或溅落后即形成很多小汞珠，且可被泥土、地面缝隙、衣物等吸附，增加蒸发表面积为作业场所的二次污染源。汞不溶于水和有机溶剂，可溶于热浓硫酸、硝酸和类脂质，汞可与金银等金属生成汞合金（汞齐）。

汞矿开采与冶炼，尤其是土法火式炼汞，除了职业接触外，还严重污染空气、土壤和水源。电工器材、仪器仪表制造和维修，如温度计、气压表、血压计、石英灯、荧光灯等。

3.3.3.3 锰

锰为浅灰色金属，原子量 54.94，比重 7.4，熔点 1244℃，沸点 1962℃，质脆，反应活泼，溶于稀酸。常见的锰化合物有二氧化锰、四氧化三锰、氯化锰、硫酸锰、铬酸锰、高锰酸钾等。

锰矿石的开采、粉碎、运输、加工和冶炼，制造锰合金。用锰焊条电焊时可产生锰烟尘。因锰的毒性很小，生理需要量与中毒量的比率约为 1∶200，故短期摄入锰引起的中毒报道较少，但若长期慢性接触可致中毒。

3.3.3.4 镉

镉是一种微带蓝色的银白色金属，质软、耐磨、延展性较好，原子量 112.41，熔点 320℃，沸点 765℃，固体密度 8.65，呈明显碱性，易溶于硝酸，但难溶于盐酸和硫酸。常见的镉化合物有氧化镉（CdO）、硫化镉（CdS）、硫酸镉（$CdSO_4$）和氯化镉（$CdCl_2$））等。

单纯镉矿少见，主要和锌、铅及铜矿共生。锌、铅及铜等金属开采可接触镉及其化合物。

3.3.3.5 钡

钡是银白色金属，熔点 725℃，沸点 1140℃。金属钡主要用作制造合金。钡能与卤素和氧直接反应；钡与水反应猛烈，生成氢氧化钡和氢；加热下能与氢、硫、氮、碳作用。

钡矿开采、冶炼、各种银化合物的生产和使用，即金属钡可作消气剂和制造各种合金。

3.3.3.6　钒

钒呈银白色，比重 6.1，熔点 1919±2℃，沸点 3000~3400℃。钒可加大钢的强度、韧性、抗腐蚀能力、耐磨能力、耐高温、抗极寒的能力等。

钒矿石开采、粉碎及包装，催化剂制造、钒合金、特种钢制造，石油及其分馏后的重油中均含有钒。钒钢在汽车、航空、铁路、电子技术、国防工业等多见。

3.3.3.7　砷

砷在地壳中的平均含量可达 2mg/kg，在自然界中主要伴生于各种黑色或有色金属矿中，已在 200 多种矿物中发现砷，其中最重要的是黄铁矿。砷有灰、黄、黑三种同素异构体，其中灰色结晶具有金属性，质脆而硬，比重 5.73，熔点 17℃（2.5MPa），613℃升华，不溶于水，溶于硝酸和王水，在潮湿空气中易氧化，生成三氧化二砷（As_2O_3），俗称砒霜。

砷的化合物种类很多，主要为砷的氧化物和盐类，常见有三氧化二砷、五氧化二砷、砷酸铅、砷酸钙、亚砷酸钠等。含砷矿石、炉渣遇酸或受潮及含砷金属用酸处理时可产生砷化氢。

开采雄黄、雌黄等含砷的矿石的工人可接触砷。砷化合物可经呼吸道、消化道或皮肤进入体内。职业暴露主要由呼吸道吸入所致。

3.3.3.8　铬

铬是一种银灰色、抗腐蚀性强、硬而脆的坚硬金属，比重 7.2，熔点 1890℃，沸点 2482℃。溶于稀盐酸及硫酸。主要以金属铬、三价铬和六价铬三种形式出现。工业上常用的是六价铬和三价铬化合物。如氧化铬、三氧化铬、铬酸、氯化铬、络酸钠、铬酸钾、重铬酸钾和重铬酸钠。

铬矿开采、冶炼可接触铬尘和铬酸雾；铬酸盐可经呼吸道、消化道和皮肤吸收。

3.3.3.9　镍

镍是一种银白色、坚韧并带磁性的金属，比重 8.9，熔点 1453℃，沸点 2732℃，可溶于硝酸。镍可形成液态基镍（nickelcarbonyl）。工业上常见的镍化合物有一氧化镍、三氧化二镍、氢氧化镍、硫酸镍、氧化镍和硝酸镍等。

镍矿开采、冶炼，不锈钢生产，铸币、电池、原子能工业应用各种镍合金。嵌基镍用于精炼、有机合成、橡胶工业等。

3.3.3.10 硒

硒具有金属光泽，不溶于水，溶于硝酸和碱。在开采、冶炼、制造光电管、半导体、玻璃、塑料、橡胶、涂料、医药等工业中可以接触到硒。

3.4 矿山常见的物理因素

3.4.1 物理因素的分类

物理因素分为噪声、高温、低气压、高气压、高原低氧、振动、激光、低温、微波、紫外线、红外线、工频电磁场、高频电磁场、超高频电磁场等 14 种及以上未提及的可导致职业病的其他物理因素。在矿山开采的过程中，与劳动者健康密切相关的物理性因素有噪声、高温、低气压、高气压、高原低氧、振动、低温、紫外线、工频电磁场等。

3.4.2 矿山常见的物理因素

3.4.2.1 噪声

噪声从卫生学意义上讲，凡是使人感到厌烦、不需要或有损健康的声音都称为噪声。生产性噪声：在生产过程中产生的，其频率和强度没有规律，听起来使人感到厌烦的声音，称为生产性噪声或工业噪声。

噪声的分类方法有多种，按照来源，生产性噪声可以分为以下几种：

（1）机械性噪声。由于机械的撞击、摩擦、转动产生的噪声，如凿岩机、运输机械、破碎机械等发出的声音。

（2）流体动力性噪声。气体压力或体积的突然变化或流体流动产生的声音，如井下高压风镐、高压水流等发出的声音。

（3）爆破噪声。在进行掘进和回采时爆破产生的噪声。

3.4.2.2 高温

生产环境中的气象条件主要指空气温度、湿度、风速和热辐射，这些因素构成了工作场所的微小气候。

（1）气温。生产环境中的气温除取决于大气温度外，还受太阳辐射、工作场所热源和人体散热等的影响。所产生的热能通过传导和对流加热生产环境中的空气，并通过辐射加热四周的物体，从而形成二次热源，使受热空气的面积增大，温度进一步升高。

（2）气湿。生产环境中的气湿以相对湿度表示。相对湿度在 80% 以上称为高气湿，低于30%称为低气湿。高气湿主要由于水分蒸发和蒸汽释放所致，如1000m深的潮湿的矿井、隧道等，温度一般能达到30℃以上；低气湿可见于冬季高温车间中的作业。

（3）气流。生产环境中的气流除受自然界风力的影响外，主要与矿井中的热源有关。为保证矿井内新鲜气流的供给，通过机械通风的方式人为使矿山井巷形成一定的定向气流。

在高气温或同时存在高气湿或热辐射的不良气象条件下进行的生产劳动，通称为高温作业。深矿井作业为高温、高湿作业，其气象特点是高气温、高气湿，而热辐射强度不大。高湿度的形成，主要是由于生产过程中产生大量水蒸气且矿井温度较高所致。潮湿的深矿井内气温可达30℃以上，相对湿度达95%以上。如通风不良就容易形成高温、高湿和低气流的不良气象条件，即湿热环境。

3.4.2.3　低气压

我国约有1/4的陆地领土海拔高度超过3000m，这些地区有丰富的资源有待开发利用，如青藏高原拥有我国40%以上的水电资源和30%以上的淡水资源，在这些地区从事的矿产资源开发作业均属于低压作业。

3.4.2.4　高气压

海底矿产资源的勘探与开发时所处的环境为高气压环境，则所从事的作业为高气压作业。

3.4.2.5　高原低氧

大气压随高度而变化，组成大气的各种气体的分压亦随高度而变化，即随高度增加而递减。氧气分压也是如此。高原地区大气压降低。大气中的含氧量和氧分压降低，人体肺泡内氧分压也降低，弥散入肺毛细血管血液中的氧将降低，动脉血氧分压和饱和度也随之降低，当血氧饱和度降低到一定程度，即可引起各器官组织供氧不足，从而产生功能或器质性变化，进而出现缺氧症状，如头痛、头晕、记忆力下降、心慌、气短、发绀、恶心、呕吐、食欲下降、腹胀、疲乏、失眠、血压改变等。

3.4.2.6　振动

振动系指质点或物体在外力作用下，沿直线或弧线围绕平衡位置（或中心位置）作往复运动或旋转运动。由生产或工作设备产生的振动称为生产性振动。长期接触生产性振动对机体健康可产生不良影响，严重者可引起职业病。

根据振动作用于人体的部位和传导方式，可将生产性振动划分为手传振动和全身振动。

手传振动亦称作手臂振动或局部振动，是指生产中使用手持振动工具或接触受振工件时，直接作用或传递到人的手臂的机械振动或冲击。

全身振动系指工作地点或座椅的振动，人体足部或臀部接触振动，通过下肢或躯干传播至全身。

矿山常见的振动为手传振动，主要存在于使用风动工具（如风铲、风镐、风钻、凿岩机）的工艺过程中。

3.4.2.7 低温作业

低温作业是指生产劳动过程中，工作地点平均气温等于或低于5℃的作业。按照工作地点的温度和低温作业时间率，可将低温作业分为4级，级数越高冷强度越大。

在北方开采深度较浅的矿山井下作业时，这些作业人员在接触低于0℃的环境下工作时有发生冻伤的可能。

3.4.2.8 紫外线

紫外线是电磁波谱中波长为400～10nm辐射的总称，不能引起人们的视觉。它是频率比蓝紫光高的不可见光。紫外线是阳光中波长为400～10nm（纳米）的光线。自然界的主要紫外线光源是太阳，太阳光透过大气层时波长短于290nm的紫外线可被大气层中的臭氧吸收掉。

3.4.2.9 工频电场

工频电场指按50Hz或60Hz随时间正弦变化的电荷产生的电场。工频电场与工频磁场是分别存在、分别作用，沿传播方向上电场与磁场无固定关系，其不像高频场那样，电场、磁场矢量以波阻抗关系紧密耦合，形成"电磁辐射"，并穿透生物体。工频电、磁场不能以电磁波形式形成有效的电磁能量辐射或形成体内能量吸收。工频电场、磁场与高频电磁波相比，在存在形式、生物作用等方面存在极大的差异。工频电、磁场为感应场，电压感应出电场，电流感应出磁场。

3.5 矿山涉及的放射因素

3.5.1 氡及其短寿命子体

氡（Rn）为位于元素周期表第VI周期的零族元素，原子序数为86。氡是惰性气体，无色、无味，以单原子形式存在，化学性质不活泼，难以与其他物质发生化学反应。氡转化为固态的温度为-113℃，熔点-71℃，沸点-62℃。氡气的密度为 9.73kg/cm³(0℃，1 个标准大气压)，摩尔体积为 50.5cm³。氡气的分子直径为 0.46nm，具有很强扩散和渗透能力，可以通过土壤地基、建材中的空隙进入室内。土壤中氡浓度一般在 $10^3 \sim 10^5$Bq/m³ 的范围，是地面氡气的主要来源。氡易被活性炭、橡胶、硅胶、石蜡、黏土等物质吸附。氡的吸附和渗透会对测量带来影响。

氡易溶于水和有机溶剂，地下水和温泉中往往存在高水平的氡气。氡在水中的溶解度随温度的升高而降低，在 0℃、20℃ 和 30℃ 时，氡的溶解度分别为 510cm³/L、230cm³/L 和 169cm³/L。氡在脂肪中的溶解度比水高 120 倍，氡在人体中的毒理与这一特征有一定的关系。

氡广泛存在于人类生活环境之中，是我们能够接触到的唯一天然放射性气体。氡有 32 种同位素，质量数为 198~228，其中质量数 206 有 2 种，在氡的同位素中，最重要的是 3 个天然放射系（铀、钍、锕系）中镭的子体²²²Rn、²²⁰Rn、²¹⁹Rn。

²²²Rn 是氡最重要的核素，由 ²²⁶Ra 衰变而来。²²²Rn 的半衰期为 3.82 天，是铀衰变系的中间产物。²²²Rn 本身并不稳定，形成后很快发生衰变，产生一系列新的放射性核素，同时释放出 α、β 和 γ 射线。习惯上将这些新生的放射性核素称做氡子体。氡子体在空气中能附着到气溶胶上，是矿山和室内重要污染物。通常所说的氡特指²²²Rn。

氡子体分为短寿命子体（从²¹⁸Po 到²¹⁴Po）和长寿命子体（²¹⁰Pb 以后的衰变的产物），吸入氡对人体产生的危害主要是氡的短寿命子体。

3.5.2　铀及其化合物

3.5.2.1　铀的物理化学性质

铀是一种天然放射性化学元素，即具有一般化学元素的特性，如具有金属铀呈银灰色，比重 18.7，质软且易于加工。粉末状的铀能在空气中自燃，铀易溶于酸，铀的化学活性很高，能与氧、碳、氮、卤素以及许多有机化合物发生作用。铀的氧化物种有实际意义的有 UO、UO_2、U_3O_8 等，UO_2 可以直接用于陶质核燃料，U_3O_8 是铀氧化物中最稳定的，所以是国际铀市场交易的主要产品形式。铀的卤化物主要有 UF_4、UF_6，UF_6 粉末极易挥发，并在 56℃ 时升华成气态，利用此特性进行铀的浓缩。

铀放射系的各个衰变子体都具有化学毒性，其中镭-226、钋-210、铅-210 等均属于极毒的化学元素。

3.5.2.2　铀的放射性

铀除具有一般金属元素相似的性质外，还具有放射性。天然铀矿石中含有三种铀同位素：铀-238，铀-235，铀-234。天然铀同位素的有关数据见表 3-1。

表 3-1 天然铀同位素的有关数据

铀同位素名称	放射性及放射量/%	射线能量/MeV	半衰期/a	在天然铀中含量/%
铀-238（UI）	α48.9	4.18	4.49×10^9	99.285
铀-234（UII）	α48.9	4.76	2.48×10^8	0.0015
铀-235（AcU）	α2.2	4.58	7.17×10^8	0.71

处于放射性平衡状态的天然铀矿，不断释放 α、β、γ 射线，其放射性活度约为纯铀-238 的 14 倍。但是铀矿石经过水冶加工，将铀提取精制（纯化）后，余下的尾矿（渣）中确存留绝大多数的放射性核素如钍、镭、钋等核素。对铀矿冶工业的辐射防护和劳动卫生而言，除了铀本身的危害外，更主要的危害还来自钍、镭、氡、氡子体及钋等核素的辐射危害。

4 矿山职业性有害因素的测定

<<<<<<<<<<<<<<<<<<<<<<<<<<<<<<<<<<<<<<<<<<<<<<<<<<<<<<<<<<<<<<<<<<<

4.1 矿山粉尘的测定

4.1.1 粉尘浓度测定

为了评价工作场所粉尘对工人健康的危害状况、研究改善防尘技术措施、评价除尘器性能、检验排放粉尘浓度和排放量是否符合国家标准以及保护机电设备、防止粉尘爆炸等，均需对粉尘浓度进行测定。

粉尘浓度表示方法有两种：一种以单位体积空气中粉尘的颗粒数（颗/cm³）表示，即计数表示法；另一种以单位体积空气中粉尘的质量（mg/cm³）表示，即计重表示法。

4.1.1.1 滤膜质量测尘法

目前我国规定的粉尘浓度测定方法是采用滤膜计重法。此法具有采样简便、操作快速及准确性较高的优点，在矿井下高湿环境或有水雾存在的情况下采样时，样品称量前应做干燥处理；在有油雾的空气环境中采样时，可用石油醚除油，再分别计算粉尘浓度和油雾浓度。

A　原理

抽取一定体积的含尘空气，将粉尘阻留在已知质量的滤膜上，由采样后滤膜的增量求出单位体积空气中粉尘的质量（mg/m³）。

B　器材

（1）采样器采用经过国家防尘通风安全生产质量监督检验测试中心检验合格的，并经国务院所属部委一级单位鉴定的粉尘采样器。在需要防爆的作业场所采样时，用防爆型粉尘采样器，采样器附带有采样支架。

（2）滤膜测尘法是以滤膜为滤料的测尘方法。测尘用滤膜一般有合成纤维与硝化纤维两类。我国测尘用的是合成纤维滤膜。由直径 1.25~1.5μm 的一种以高分子化合物过氯乙烯制成的超细纤维构成物所组成的网状薄膜孔隙很小，表面成细绒状，不易破裂，具有静电性、憎水性、耐酸碱和质量轻等特点，纤维滤膜质量稳定性好，在低于 55℃ 的气温下不受温度变化影响。当粉尘浓度低于 50mg/m³时，用直径为 40mm 的滤膜；高于 50mg/m³时，用直径为 75mm 的滤膜。当过氯乙烯纤维滤膜不适用时，改用玻璃纤维滤膜。

（3）采样头、滤膜夹及样品盒采样头一般采用武安Ⅲ型采样头（图4-1），可用塑料或铝合金制成，滤膜夹由固定盖、锥形环和螺丝底座组成。滤膜夹及样品盒用塑料制成。

图 4-1　滤膜采样头
1—顶盖；2—漏斗；3—固定盖；4—锥形环；5—螺丝底座

（4）气体流量计常用15~40L/min的转子流量计，也可用涡轮式气体流量计，需要加大流量时，也可用40~80L/min的上述流量计，其精度为±2.5%。流量计至少每半年用钟罩式气体计量器、皂膜流量计或精度为±1%的转子流量计校正一次。若流量计管壁和转子有明显污染时应及时清洗校正。

（5）天平用感量为0.0001g的分析天平，按计量相关要求定期检定，确保使用时在检定周期内。

（6）秒表或相当于秒表的计时器。

（7）干燥器内盛变色硅胶。

C　测定步骤

（1）采样前的准备：

1）称量滤膜用镊子取下滤膜两面的夹衬纸，将滤膜置于天平上称量至恒重（相邻两次的质量差不超过0.1mg），编号（可按滤膜夹号）、记录质量。

2）滤膜的固定滤膜夹应先用酒精棉球擦净。

①旋开滤膜夹的固定盖，用镊子夹取已称量的滤膜毛面向上平铺在锥形环上，再将固定盖套上并拧紧；

②检查固定的滤膜有无褶皱或裂隙，若有时应重新固定；

③将装好的滤膜放入带有编号的样品盒内备用。

3）直径75mm滤膜（漏斗形）的固定：

①旋开滤膜夹的固定盖；

②用镊子将滤膜对折两次成90°角的扇形，然后张开成漏斗状，置于固定盖

内，使滤膜紧贴固定盖的内锥面；

③用锥形环压紧滤膜的周边，将螺丝底座拧入固定盖内，如滤膜边缘由固定盖的内锥面膜出时，则应重装；

④用圆头玻璃棒将滤膜漏斗的锥顶推向对侧，在固定的另一方向形成滤膜漏斗；

⑤检查安装的滤膜有无漏隙，若有应重装。将装好的滤膜夹放入带有编号的样品盒内备用。

（2）现场采集样品要求。采样前应对生产场所的作业情况进行调查，对工艺流程、生产设备、操作方法、粉尘发生源及其扩散规律和主要防尘措施等进行了解。

1）根据采样点选定的原则选好采样点。

2）连续性产尘作业点采样，开始时间应在作业开始 30min 后，粉尘浓度稳定时采样；阵发性产尘作业点，应在工人工作时采样。

3）采样的流量常用流量为 15~40L/min。一般以 20L/min 或 25L/min 的流量采样，粉尘浓度较低时，可适当加大流量，但不得超过 80L/min。在整个采样过程中，流量应稳定。

4）采样的持续时间根据采样点的粉尘浓度估计值及滤膜上所需粉尘增量的最低值确定采样的持续时间，一般不得小于 10min（当粉尘浓度高于 10mg/m³时采气量不得小于 0.2m³；低于 2mg/m³时，采气量为 0.5~1m³），采样的持续时间一般按式（4-1）估算。

$$t \geqslant \frac{\Delta m \times 1000}{Cq_v} \tag{4-1}$$

式中，t 为采样持续时间，min；Δm 为要求的粉尘增量，其质量应大于或等于 1mg；C 为作业场所的估计粉尘浓度，mg/m³；q_v 为采样时的流量，L/min。

5）采样：

①架设采样器，将已准备好的滤膜夹从样品盒中取出，放入采样头内，拧紧顶盖，安装在采样器上，再将采样器固定在采样支架上。采样器距地面一般 1.5m 左右（作业人员操作时呼吸带高度），采样时滤膜的受尘面应迎向含尘气流。当迎向含尘气流无法避免飞溅的泥浆、砂粒对样品的污染时，受尘面可以侧向。

②检查采样器、流量计和采样接头的连接部分的气密性。

③开动采样器的"电源开关"，迅速调节"流量"旋钮，达到预定的流量，同时计时器计时进行采样，在采样过程中要保持流量稳定。

④根据现场情况，按照采气量的要求确定采样时间，采样终止关闭"电源开关"，记录采样的流量和时间。采集在滤膜上的粉尘增量，直径为 40mm 滤膜上

的粉尘增量不应少于 1mg，但不得多于 10mg；直径为 75mm 的滤膜应做成锥形漏斗进行采样，其粉尘增量不受此限。

⑤采样结束后，轻轻地拿下采样头，再由采样头内取出滤膜夹，将受尘面向上，小心放入样品盒中，带回实验室进行称量分析。

⑥采样记录：采样时应对采样日期、采样地点、样品编号、采样流量及时间、生产工艺、作业环境、尘源的特点、防尘措施的使用情况以及个体防护措施等进行详细记录。

（3）采样后样品的处理：

1）用镊子小心地将滤膜取下，如果采样现场干燥，可直接放在规定的天平上称量至"恒重"，记录质量，取其较小值进行计算。

2）如果采样时现场的相对湿度在 90% 以上或有水雾存在时，应将滤膜放在干燥器内干燥 2h 后称量，记录测定结果，称量后再放入干燥器中干燥 30min，再次称量。当相邻两次的质量差不超过 0.1mg 时，取其最小值。

3）当采样地点空气中有油雾存在时，应将滤膜进行除油处理，分别计算出粉尘及油雾的浓度。

（4）粉尘浓度计算。粉尘浓度按式（4-2）计算：

$$C = \frac{m_2 - m_1}{q_v t} \times 1000 \qquad (4-2)$$

式中，C 为粉尘浓度，mg/m^3；m_1 为采样前滤膜的质量，mg；m_2 为采样后滤膜的质量，mg；t 为采样时间，min；q_v 为采样流量，L/mim。

在进行试验研究的现场调查中一般需要进行平行样品的采样。2 个平行样品间的浓度偏差小于 20% 为有效结果，并取其平均值作为该采样点的粉尘浓度。

平行样品间的偏差按式（4-3）计算：

$$平行样品间的偏差 = \frac{a - b}{\frac{a + b}{2}} \times 100\% \qquad (4-3)$$

式中，a，b 为平行样品各自的粉尘浓度。

D　滤膜测尘的除油方法

在矿山测尘中，由于凿岩机喷散出大量机油，会使滤膜采样后称量所得的结果偏大，需要将滤膜除油后才能得到粉尘的真实增重。需用的滤膜除油方法有以下两种。

（1）石油醚除油法。

1）原理：将采集有粉尘和机油的滤膜经石油醚处理去除机油，干燥后称量，测定出粉尘和机油的质量，再换算出粉尘和机油的浓度；

2）试剂和器材：石油醚（沸点 30~60℃）、250mL 索氏提脂器、水浴锅、

45mm² 塑料网若干块、曲别针、长镊子、滤纸、干燥器、天平。

3）操作方法：

①向索氏提脂器中加入 150~200mL 石油醚；

②将称量后的含有机油的粉尘滤膜样品向内折叠一次，用塑料网包夹，再用曲别针固定；

③将夹好的样品 20 个为一批放入装有石油醚的提脂器中；

④将提脂器放在水浴锅上，调节水温，控制在 60℃ 左右，使石油醚蒸发循环；

⑤经石油醚循环 2~3 次处理后，用长镊子将样品取出，放在滤纸上；

⑥取下塑料网，待滤膜稍干后，放在干燥器中 30min 进行称量。

4）粉尘和油雾浓度的计算：

$$粉尘和油雾的总浓度 = \frac{采样后薄膜质量(mg) - 采样前薄膜质量(mg)}{样本流量(L/min) \times 样本时间(min)} \times 100\%$$

$$(4-4)$$

$$粉尘浓度 = \frac{除油后薄膜质量(mg) - 样本前薄膜质量(mg)}{样本流量(L/min) \times 样本时间(min)} \times 100\% \quad (4-5)$$

$$机油浓度 = 粉尘和油雾的总浓度 - 粉尘浓度$$

（2）汽油除油法。

1）原理：将采集有粉尘和机油的滤膜经汽油处理除去机油，称量至恒重换算出粉尘的浓度。

2）试剂与器材：120 号溶剂汽油、定性滤纸称量瓶（φ50mm×30mm）、天平、弯头止血钳子、镀铬镊子、玻璃板（150mm×150mm）、秒表。

3）操作方法：

①将 120 号汽油用定性滤纸过滤；

②取 3 个干净的称量瓶编号，倒入适量的汽油；

③用镊子和止血钳将采有粉尘和机油的滤膜对折 3 次，再用止血钳子将折好的滤膜边缘夹紧，分别在 1 号和 2 号装有汽油的称量瓶中各摇动 2min；

④将除油的滤膜放在玻璃板上。用镊子打开滤膜，让汽油自行挥发，30min 后在天平上称量；

⑤再将第一次除油的滤膜按上述方法，在第 3 号称量瓶中进行第二次除油、挥发、称重，直到达到恒重为止，即可计算出粉尘浓度。

E　注意事项

（1）为了提高采气量的精度，在采样前应先用试滤膜进行对所需采样流量的调节，待调好后再换上已称量的滤膜采样。

（2）在现场采样前检查采样系统是否漏气，可采用简易方法，即用手掌堵住装有滤膜的采样头进气口（注意勿使滤膜破裂或受到污染）。在抽气条件下流量计的转子即刻回到静置状态，否则表示有漏气现象。

（3）采样前后的滤膜如被污染或粉尘失落时，应作废并重新安设滤膜和采样。

（4）采样前后滤膜的称量所使用的天平、砝码均应相同。

（5）滤膜在采样前后的称量间隔时间应尽量缩短，以免因环境条件的变化影响测定结果的准确。

（6）因滤膜具有较强的静电性，滤膜在采样前后称量时应使用滤膜静电消除器，先进行除静电然后再称量。

4.1.1.2　压电体差频法

石英晶体差频粉尘测定仪以石英谐振器为测尘传感器，其工作原理如图 4-2 所示。空气样品经粒子切割器剔除粒径大的颗粒物，欲测粒径范围的小的颗粒物进入测量气室。测量气室内有高压放电针、石英谐振器及电极构成的静电采样器，气样中的粉尘因高压电晕放电作用而带上负电荷，继之在带正电荷的石英谐振器表面放电并沉积，除尘后的气样流经参比室内的石英谐振器排出。因参比石英谐振器没有集尘作用，因此当没有气样进入仪器时，两振荡器固有振荡频率相同（$f_1 = f_2$），$\Delta f = f_1 - f_2 = 0$，无信号输出到电子处理系统，数显屏幕上显示零。当有气样进入仪器时，则测量石英振荡器因集尘而质量增加，使其振荡频率（f_1）降低，两振荡器频率之差（Δf）经信号处理系统转换成粉尘浓度并在数显屏幕上显示。测量石英谐振器集尘越多，振荡频率（f_1）降低也越多，二者具有线性关系，即：

图 4-2　石英晶体粉尘测定仪工作原理

1—粒子切割器；2—放电针；3—测量石英谐振器；4—参比石英谐振器；

5—流量计；6—抽气泵；7—浓度计算器；8—显示器

$$\Delta f = K \times \Delta M \tag{4-6}$$

式中，K 为由石英体特性和温度等因素决定的常数；ΔM 为测量石英体质量增值，即采集的粉尘质量，mg。

如空气中粉尘浓度为 c（mg/m³），采样流量为 Q（m³/min），采样时间为 t（min），则

$$\Delta M = cQt \tag{4-7}$$

代入式（4-6）得：

$$c = (1/K) \cdot \Delta f/(Q \cdot t) \tag{4-8}$$

因实际测量时 Q、t 值均已固定，故可改写为

$$c = A\Delta f \tag{4-9}$$

可见，通过测量采样后两石英谐振器频率之差（Δf），即可得知粉尘浓度。

图 4-3 所示为 MODEL3511 压电天平式数字粉尘计，该仪器对 0.005μg 的超微少量浮游粒子物质也有很高的感度，即使在低浓度环境下测试，仅用 120s 的采样时间就能得出正确的测试值。它是一种测试精度高，并且便于短时间测试的粉尘质量浓度计，真正实现了用称重法进行浮游粉尘质量浓度的实时测试。

光电法是将光线通过含尘气流使光强变化的一种方法。检测原理包括白炽灯透射、红外光透射、光散射、激光散射等。以光散射法为例介绍光电法。

光散射法测尘仪是基于粉尘颗粒对光的散射原理设计而成的，其原理如图 4-4 所示。在抽气动力作用下，将空气样品连续收入暗室，平行光束穿过暗室，照射到空气样品中的细小粉尘颗粒时发生光散射现象，产生散射光。颗粒物的形状、颜色、粒度及其分布等性质一定时，散射光强度与颗粒物的质量浓度成正比。

图 4-3　MODEL3511 压电
天平式数字粉尘计

图 4-4　光散射测尘仪

1—被测空气；2—风扇；3—散射光发生区；4—光源；
5—暗箱；6—光束；7—光电倍增管

散射光经光电传感器转换成微电流，微电流被放大后再转换成电脉冲数，利用电脉冲数与粉尘浓度呈正比的关系便能测定空气中粉尘的浓度。

$$c = K(R - B) \tag{4-10}$$

式中，c 为空气中 PM10 质量浓度，mg/m^3，采样头装有粒子切割器；R 为仪器测定颗粒物的测定值—电脉冲数，$R =$ 累计读数/t，即 R 是仪器平均每分钟产生的电脉冲数，t 为设定的采样时间，min；B 为仪器基底值（仪器检查记录值），又称暗计数，即无粉尘的空气通过时仪器的测定值，相当于由暗电流产生的电脉冲数；K 为颗粒物质量浓度与电脉冲数之间的转换系数。

当被测颗粒物质量浓度相同，而粒径、颜色不同时，颗粒物对光的散射程度也不相同，仪器测定的结果也就不同。因此，在某一特定的采样环境中采样时，必须先用重量法与光散射法所用的仪器相结合，测定计算出 K 值。这相当于用重量法对仪器进行校正。光散射法仪器出厂时给出的 K 值是仪器出厂前厂方用标准粒子校正后的 K 值，该值只表明同一型号的仪器 K 值相同。仪器的灵敏度一致，不是实际测定样品时可用的 K 值。

实际工作中 K 值的测定方法是在采样点将重量法、光散射法测定所用相同采样器的采样口放在采样点的相同高度和同一方向，同时采样 10min 以上，根据式 (4-10)，用两种仪器所得结果或读数计算 K 值。

$$K = \frac{C}{R - B} \tag{4-11}$$

式中，C 为重量法测定 PMTO 的质量浓度值，mg/m^3；R 为光散射法所用仪器的测量值，电脉冲数。

例如，用滤膜重量法测得某现场颗粒物质量浓度 $C = 1.5mg/m^3$，用 P-5 型光散射法仪器同时采样测定，仪器读数为 1260（电脉冲数），已知采样时间为 10min，$B = 3$（电脉冲数），则

$$R = 1260/10 = 126 \text{（电脉冲数）}, K = 1.5/(126-3) = 0.012$$

有时，可能由于颗粒物诸多性质不同，在同一环境中反复测定的转换系数 K 值也有差异，这主要是由于粉尘颗粒的性质随机发生变化，即仪器显示值本身的随机误差造成的。因此，应该取多次测定 K 值的平均值作为该特定环境中的 K 值。只要环境条件不变，该 K 值就可用于以后的测定计算。产生粉尘的环境条件及物料变化时，要重新测定 K 值。

图 4-5 所示为美国 tsi 粉尘测定仪，运用 90° 直角光散射的测量原理，测量范围为 $0.001 \sim 100mg/m^3$，粒径范围为 $0.1 \sim 0\mu m$，分辨率为 $0.001mg/m^3$，流量范围为 $1.4 \sim 2.4L/min$，所需环境温度为 $10 \sim 50℃$，环境湿度为 $0 \sim 95\%rh$（无冷凝水）。

β 射线吸收法。该测量方法基于的原理是让 β 射线通过特定物质后，其强度将衰减，衰减程度与所穿过的物质厚度有关，而与物质的物理、化学性质无关。β 射线测尘仪的工作原理如图 4-6 所示。

图 4-5　美国 tsi 粉尘测定仪

图 4-6　射线粉尘检测仪工作原理

1—大粒子切割器；2—射线源；3—玻璃纤维滤带；
4—滚筒；5—集尘器；6—检测器
（技术管）；7—抽气泵

它是通过测定清洁滤带（未采尘）和采尘滤带（已采尘）对 β 射线吸收程度的差异来测定采尘量的。因采集含尘空气的体积是已知的，故可得知空气中含尘浓度。

设两束相同强度的 β 射线分别穿过清洁滤带和采尘滤带后的强度为 N_0（计数）和 N（计数），则二者关系为

$$N = N_0^{-k \cdot \Delta M} \quad \text{或} \quad \ln(N_0/N) = K \cdot \Delta M \tag{4-12}$$

式中，K 为质量吸收系数，cm^2/mg；ΔM 为滤带单位面积上粉尘的质量，mg/cm^2。

式（4-12）经变换可写成如下形式：

$$\Delta M = (1/K)\ln(N_0/N) \tag{4-13}$$

设滤带采尘部分的面积为 S，采气体积为 V，则空气中含尘浓度 C 为：

$$C = (\Delta MS)/V = (S/(VK))\ln(N_0/N) \tag{4-14}$$

式（4-14）说明当仪器工作条件选定后，气样含尘浓度只取决于 β 射线穿过清洁滤带和采尘滤带后的两次计数的比值。从式（4-14）可以看出，其工作原理与双光束分光光度计有相似之处。β 射线源可用 14C、60Co 等；检测器采样计数管，对放射性脉冲进行计数，反映 β 射线的强度。

4.1.2　个体呼吸性粉尘测定

呼吸性粉尘采样流量与采样位置大体分为两种：佩戴式个体粉尘采样及定点粉尘采样。

个体测尘由佩戴在工人身上的个体采样器连续在呼吸带抽取一定体积的含尘气体，测定工人一个工作班的接触粉尘浓度或呼吸性粉尘浓度。个体采样器若测定个人接触浓度，所捕集的应为工人呼吸区域内的总粉尘粒子；若测定呼吸性粉尘浓度，所捕集的应为进入到人体肺部的粒子。目前国际上普遍采用的呼吸性粉尘卫生标准有 ACGIH 和 BMRC 两种，因此在测定呼吸性粉尘浓度时，个体采样器必须带有符合上述要求的采样器入口及分粒装置。个体采样器主要由采样头、采样泵、滤膜等组成。采样头是个体采样器收集粉尘的装置，主要由入口、分粒装置（测定呼吸性粉尘时用）、过滤器三部分组成。采样器入口将呼吸带内满足总粉尘卫生标准的粒子有代表性地采集下来；分粒装置将采集的粒子中非呼吸性粉尘阻留；其余部分，即呼吸性粉尘由过滤器全部捕集下来。分粒装置主要有以下形式：

（1）旋风分离器。如图 4-7 所示，含尘气流由入口圆筒变为旋转气流。在离心力作用下，大颗粒被抛向管壁而落入大粒子收集器；气流继续向下运动至收缩锥部挟带小粒子沿旋流核心立升，这些小粒子最终被滤膜捕集。改变入口气流速度可分离不同粒径的粒子。

（2）冲击式分离器。如图 4-8 所示，气体由喷孔高速喷出，在冲击板上方气流弯曲，大粒子由于惯性脱离流线被冲击板捕集，小粒子则随气流运动，最终被滤膜捕集。

图 4-7 旋风分离器

1—气体出口；2—滤膜；3—气体入口；
4—气流线；5—大粒子接收器

图 4-8 冲击式分离器

1—喷嘴；2—捕集板；3—气流线；4—被捕集的
粒子轨迹；5—不能捕集的小粒子轨迹

采样头必须经过严格的实验室标定及检验，它包括使用目前国际上普遍应用的单分散标准粒子对分粒装置进行标定，对采样器入口效率以及测量一致性等进行检验。接触的粉尘浓度 C 按式（4-2）计算，如计算呼吸性粉尘浓度，只需将滤膜上粉尘量代入式（4-2）的分子即可。

4.1.3　定点呼吸性粉尘测定

定点粉尘采样是指在一个工作班的正常生产条件下，确定固定采样位置进行采样。定点采样流量依具体情况而不同，有的选用采样流量为 20L/min 或 10～15L/min，或使用小流量（2L/min）的流量采样。

4.1.3.1　水平淘析器质量法

A　原理

利用空气动力学原理，在重力作用下，使呼吸性粉尘和非呼吸性粉尘分离，非呼吸性粉尘沉降在淘析板上，呼吸性粉尘采集在滤膜上，可进行称量并计算出呼吸性粉尘浓度。

B　器材

（1）水平淘析采样器；（2）分析天平：感量为 0.0001g 或 0.00001g；（3）具有 10h 以上计时功能的计时器；（4）55mm 滤膜；（5）滤膜夹（带托网），及滤膜盒；（6）不锈钢小镊子；（7）干燥器（装有变色硅胶）；（8）记录本；（9）十字头螺丝刀。

C　分析步骤

（1）采样前准备：

1）滤膜安装。在分析天平上准确称量直径为 55mm 的滤膜一张，并记录其质量，用干净的滤膜夹将滤膜夹紧；然后用十字头螺丝刀打开弧形门，旋松过滤器的翼形压环，将夹有滤膜的滤膜夹放入过滤器内。夹子上的小凹耳应朝上，调整好夹子的位置后旋紧翼形压环，关上弧形门，并拧紧螺丝钉。

2）电池组安装。用钥匙打开采样器的前门，将充足电的电池插入采样器内的电池室，并将其插头插入采样器的插座内，迅速插到底，然后将止动弹簧片推到右边，并拧紧锁。

（2）现场采样。使采样器处于水平位置，可通过采样器自身的水准泡来调整水平，并调到呼吸带高度，打开电源开关进行采样，同时计时并且观察流量计流量（2.5L/min）；采样结束时，再次检查流量，并记录连续采样时间。

（3）采样后的处理。将采样器平放在工作台上，轻轻擦拭采样器表面的粉尘，然后用十字螺丝刀打开弧形门，把翼形压环松到底，仔细地将滤膜夹从过滤器中取出来，再从滤膜夹里用小镊子取下滤膜，然后放置分析天平上称至恒重。

（4）利用式（4-2）计算粉尘浓度。

D　注意事项

（1）采样器在未装滤膜情况下不得开机。

（2）采样时采样器一定要保持水平，不得倾斜，携带时避免碰撞、振动。

（3）采样前要旋紧螺丝及上好锁，避免采样时打开影响测定。

（4）取滤膜时，拧翼形压环时，不可用力过猛，以免引起振动。

（5）使用完采样器后，应清擦仪器内外，并将电池组取下充足电，便于下次使用。

4.1.3.2 惯性撞击器质量法

A 原理

抽取一定体积的含尘空气，通过惯性撞击方式的分粒装置将较粗大的尘粒撞击在涂抹硅油的玻璃捕集板上，而通过玻璃捕集板周围的微细尘粒阻留在纤维滤膜上，由采样后的玻璃捕集板及滤膜上的增量计算出单位体积空气中呼吸性粉尘和总粉尘的质量（mg/m^3）。

B 器材

（1）采样器：采用产检验合格的采样器；（2）采样头：惯性撞击式采样头。特性符合"BMRC"曲线采样头前级捕集效率>7.07μm 为100%，5μm 为50%，2.2μm 为10%；（3）捕集板：呈圆形无色玻璃捕集板；（4）滤膜：直径为40mm 过氯乙烯纤维滤膜；（5）天平：感量不低于0.0001g 的分析天平，有条件时最好用感量为0.00001g 的分析天平；（6）硅油：国产7501 真空硅脂；（7）秒表或相当于秒表的计时器；（8）干燥器内盛有变色硅胶；（9）牙科用弯头镊子。

C 测定前准备及现场采样

（1）分粒装置的准备。将分粒装置内壁用无水乙醇擦干净，并晾干放在洁净的器皿中。

玻璃捕集板的清洗及涂抹硅油的方法如下：

1）玻璃捕集板的清洗。首先将玻璃捕集板放置在中性洗涤液中浸泡，除去污物，用蒸馏水进行冲洗，再用95%乙醇或无水乙醇脱脂棉球擦净，晾干。

2）玻璃捕集板涂抹硅油。用清洁的牙科弯头镊子的一侧尖部，蘸取约1～2mg 的硅油，滴在玻璃捕集板中央；使镊子头部与捕集板平行，将硅油滴由中间向外扩张涂抹，涂抹范围为直径15mm 左右，使捕集板边缘距摊开的硅油外缘4～5mm；因硅油的黏度很高，刚涂抹后有不均匀现象，应放置4h 以上，捕集板表面上的硅油随时间的延长而扩散平滑均匀，因此向玻璃捕集板涂抹硅油的工作应在采样前一天进行，但必须注意使其不受污染。

玻璃捕集板及滤膜的安装方法如下：

1）玻璃捕集板的固定。将已涂好硅油的玻璃捕集板用镊子夹取，迅速放在天平称量上至恒重，并记录后再将捕集板（涂油面向上）小心地安放在分粒装置前部的冲突台上，压紧金属卡环，使其固定。

2）滤膜的安装。将直径40mm 的纤维滤膜用镊子取下两面的夹衬纸，置于天平称量上称量至恒重，记录后将滤膜装入金属的滤膜夹中夹紧，安装在分粒装置底座的金属网上，将冲突台部分与底座螺旋旋紧，盖上保护盖即可带到现场进行采样。

（2）现场采样：

1）选好采样地点，将采样器安装在支架上并调到呼吸带高度；然后将采样头安装在采尘器上，使采样头进气口迎向含尘气流。

2）采样流量必须按规定 20L/min 设置进行采样，在采样过程中，要保持流量的稳定。

3）采样时间根据现场的粉尘种类及作业情况确定，一般采样时间为 20 ~ 25min，浓度较高的煤尘可采 3~5min。

D　采样后样品的称量及计算

（1）采样结束后，应小心取下分粒装置，将进气口上防护罩盖好，将其轻轻地直立，放入样品箱中。带回实验室后一般不需干燥处理，可直接放在天平上分别进行捕集板和滤膜采样后的称量，并记录质量。如果采样现场的相对湿度在 90% 以上，或有水雾存在时应进行干燥处理后再称量至恒重。

（2）粉尘浓度计算：

1）呼吸性粉尘浓度的计算采用式（4-2）。

2）总粉尘浓度 T 的计算公式如下：

$$T = \frac{(G_2 - G_1) + (f_2 - f_1)}{q_v t} \qquad (4\text{-}15)$$

式中，f_1 为采样前滤膜的质，mg；f_2 为采样后滤膜的质量，mg；T 为总粉尘浓度，mg/m³；G_1 为采样前捕集板的质量，mg；G_2 为采样后捕集板的质量，mg；q_v 为采样流量，20L/min；t 为采样时间，min。

E　注意事项

（1）玻璃捕集板要洗净擦干，涂抹硅油要适量，应在 0.5 ~ 5mg 的范围内，粉尘捕集效率不受影响。

（2）滤膜夹要清洗干燥，安装滤膜后要夹紧，防止采样时被气流抽出夹外，影响测定结果。滤膜上粉尘增量不可小于 0.5mg，也不得多于 10mg。

（3）采样头（分粒装置）擦洗可使用蒸馏水或无水乙醇膜脂棉球或纱布。

（4）到作业场所前后要注意保护好样品，使其不受污染和掉落粉尘。

（5）采样流量必须是 20L/min，否则会改变采样头对粉尘的捕集效率而影响测定结果。

（6）采样头各部分安装时，一定要旋紧螺旋，否则漏气会改变分离曲线。

4.1.3.3 旋风分离器质量法

A 原理

抽取一定体积的含尘空气，通过粉尘采样头进气口时沿切线方向进入采样头内壁，在锥形困筒内产生离心力，粉尘粒子受离心力的作用，把粗大尘粒抛向器壁，由于粉尘本身的重力，落到采样头底部的接尘罐内而离心后的微细尘粒则随气流通过出气口时被阻留在采样头上部安装的滤膜上，由采样后滤膜及接尘罐的增量计算出单位体积空气中呼吸性粉尘和总粉尘浓度（mg/m³）。

B 器材

(1)采尘器：采用检验合格的采样器，在需要防爆的作业场所采样时，用防爆型或本质安全型采样器；（2）采样头：旋风离心式采样头，特性符合 BMRC 曲线；（3）接尘罐：高为 23mm，直径 14mm；（4）滤膜：采用直径 40mm 的过氯乙烯纤维滤膜；（5）天平：感量不低于 0.0001g 的分析天平，有条件的可使用感量为 0.00001g 的分析天平；（6）秒表或相当于在 1 表的计时器；（7）干燥器：内盛有变色硅胶；（8）弯头镊子。

C 测定方法

（1）采样头的准备，接尘罐的清擦、称量及安装方法如下：

1）用镊子夹取 95% 酒精棉球，将接尘罐内外擦干净晾干；2）将接尘罐在分析天平上称量至恒重，并记录质量；3）将称量好的接尘罐安放在采样器底部的底盒内。

（2）滤膜的称量安装。将直径 10mm 的滤膜用镊子取下两面的夹衬纸，置于分析天平上称量至恒重，并记录质量。

（3）现场采样：

1）采样流量必须按规定 20L/min 设置而进行采样，在采样过程中要保持流量稳定。2）采样时间为 10~20min，如遇粉尘浓度较高时可采样 3~5min。3）采样结束后，小心地将旋风式采样头取下，轻轻地放入样品箱中，一般情况下不需要干燥处理，可直接放在天平上分别进行滤膜采样后的称量并记录；如果现场采样时的相对湿度在 90% 以上或有水雾存在时应进行干燥处理后再称量空恒重，并进行计算。

D 粉尘浓度计算

（1）呼吸性粉尘浓度的计算采用式（4-2）。

（2）总粉尘浓度的计算采用式（4-15）。

E 注意事项

（1）接尘罐和滤膜夹要擦净晾干，滤膜夹安装时要将滤膜压紧，以免在采样过程中抽出。

（2）旋风式采样头的离心圆筒在每次采样后要及时清擦，消除积尘后再使用。

（3）采样流量必须是 20L/min，否则将改变旋风采样头对粉尘的捕集效率，影响测定结果。

（4）到作业场所采样前后要注意保护好样品，使其不受污染和掉落粉尘。

4.1.4　粉尘中游离二氧化硅的测定

粉尘的化学成分决定其对机体危害的性质和程度。其中游离状态的二氧化硅影响尤为严重。长期大量吸入含结晶型游离二氧化硅的粉尘将引起矽肺病。粉尘中游离二氧化硅的含量越高，引起病变的程度越重，病变的发展速度越快。

测定粉尘中的游离二氧化硅有化学法和物理法。化学法采用焦磷酸重量法和碱熔钼蓝比色法。其中焦磷酸重量法国内应用普遍，其优点是适用范围广、可靠性较好，缺点是操作程序烦琐、花费时间。碱熔钼蓝比色法灵敏度较高，但应用范围有一定局限性。物理法如 X 射线衍射法和红外分光光度法。物理法不改变被分析样品的化学状态，需要的样品量很少，分析资料可以保存在图谱上，常用于定性鉴别化合物的种类，用于定量测定则有一定的局限性。

4.1.4.1　焦磷酸质量法

A　原理

硅酸盐溶于加热的焦磷酸而石英几乎不溶，以质量法测定粉尘中游离二氧化硅的质量分数。

B　器材与试剂

器材：（1）硬质锥形烧瓶（50mL）；（2）量筒（25mL）；（3）烧杯（250～400mL）；（4）玻璃漏斗（60°）；（5）温度计（0～360℃）；（6）玻璃棒（长300mm，直径5mm）；（7）可调式电炉（0～1100W）；（8）高温电炉（附温度控制（0～1100℃）；（9）瓷坩埚或铂坩埚（带盖）；（10）坩埚钳或尖坩埚钳；（11）干燥器（内盛有变色硅胶）；（12）抽滤瓶（1000mL）；（13）玛瑙乳钵；（14）慢速定量滤纸（7～9cm）；（15）粉尘筛（200目）。

试剂：

（1）焦磷酸试剂，将85%磷酸试剂加热，沸腾至250℃不冒泡为止，放冷后，置塑料试剂瓶中；（2）氢氟酸；（3）结晶硝酸铵；（4）0.1mol/L盐酸。

以上均为二级化学纯试剂。

C　采样

采集工人经常工作地点呼吸带附近的悬浮粉尘。按滤膜直径为75mm的采样方法以最大流量采集 0.2g 左右的粉尘，或用其他合适的采样方法进行采样；当受采样条件限制时，可在其呼吸带高度采集沉降尘。

D 分析步骤

（1）将采集的粉尘样品放在 105℃±3℃ 烘干箱中烘干 2h，稍冷，储于干燥器中备用。如粉尘粒子较大，可先过 200 目粉尘筛，取筛下粉尘用玛瑙乳钵研细至手捻有滑感为止。

（2）准确称取 0.1~0.2g 粉尘样品于 50mL 的锥形烧瓶中。

（3）若样品中含有煤、碳素及其他有机物的粉尘时，应放在瓷坩埚中，在 800~900℃ 下灼烧 30min 以上，使碳及有机物完全灰化，冷却后将残渣用焦磷酸洗入锥形烧瓶中；若含有硫化矿物（石黄铁矿、黄铜矿、辉钼矿等），应加数毫克结晶硝酸铵于锥形烧瓶中。

（4）用量筒取 15mL 的焦磷酸，倒入锥形烧瓶中，振动搅拌使样品全部湿润。搅拌时取一支玻璃棒与温度计用胶圈固定在一起，玻璃棒的底部稍长温度计约 2mm 左右。

（5）将锥形烧瓶置于可调电炉上，迅速加热 245~250℃，保持 15min，并且用带有温度计的玻璃棒不断搅拌。

（6）取下锥形烧瓶，在室温下冷却到 100~150℃；再将锥形烧瓶放入冷水中冷却到 40~50℃。在冷却过程中，用加热（50~80℃）的蒸馏水稀释到 40~45mL。稀释时一边加水，一边用力搅拌混匀，使黏稠的酸与水完全混合。

（7）将锥形烧瓶内容物小心移入 250mL 或 400mL 的烧杯中；再用蒸馏水冲洗温度计、玻璃棒及锥形烧瓶。把洗液一并到入 250mL 或 400mL 的烧杯中，并加蒸馏水稀释到 150~200mL，用玻璃棒搅匀。

（8）将烧杯放在电炉上，煮沸内容物；同时将 60℃ 玻璃漏斗放置在 1000mL 抽滤瓶上，并在漏斗中放置无灰滤纸过滤（滤液中有尘粒时须加纸浆），滤液勿倒太满，一般约在滤纸的 2/3 处。为增加过滤速度可用胶管与玻璃抽气管相接，利用水流产生负压加速过滤。

（9）过滤后，用 0.1mol/L 热盐酸（10mL 左右）洗涤烧杯移入漏斗中，并将滤纸上的沉渣冲洗 3~5 次。再用热蒸馏水洗至无酸性反应为止（可用 pH 试纸检验）。如用铂坩埚时要洗至无磷酸根反应后再洗 3 次，以免损坏铂坩埚。

（10）将带有沉渣的滤纸折叠数次，放于恒重的瓷坩埚中，在 80℃ 的烘干箱中烘干，再放在高温电炉中炭化。炭化时要加盖并稍留一小缝隙。在炭化过程中滤纸在燃烧时应打开高温电炉门，放出烟雾后，继续加温在 800~900℃ 中灼烧 30min，待炉内温度下降到 300℃ 左右时取下瓷坩埚，在室温下稍冷后再放入干燥器中冷却 1h，称至恒重并记录质量。

E　计算

$$SiO_2(F)\% = \frac{m_2 - m_1}{G} \times 100 \qquad (4-16)$$

式中，$SiO_2(F)$ 为游离二氧化硅的质量分数，%；m_1 为坩埚质量，g；m_2 为坩埚加沉渣质量，g；G 为粉尘样品质量，g。

F　粉尘中含有难溶物质的处理

当粉尘样品中含有难以被焦磷酸溶解的物质时（如碳化硅、绿柱石、电气石、黄玉等），则需要用氢氟酸在铂坩埚中处理。其目的是将混于残渣中未被溶解的微量硅酸盐及其他有色金属氢化物的含量减掉，当用氢氟酸处理时，可使残渣中的游离二氧化硅（石英）变成四氟化硅挥发掉（即氢氟酸处理过程中的减重为游离二氧化硅的量）。其操作如下。

（1）向带有残渣的铂坩埚内（经灼烧至恒重后）加入数滴 1∶1 硫酸，使之全部湿润残渣。

（2）加 5~10mL 40% 的化学纯氢氟酸（在通风柜内），稍加热使残渣中游离二氧化硅溶解；继续加热蒸发至不冒白烟为止（防止沸腾），再于 900℃ 的温度下灼烧，干燥至恒重。

（3）计算。

$$SiO_2(F)\% = \frac{m_2 - m_3}{G} \times 100 \qquad (4-17)$$

式中，m_3 为经氢氟酸处理后坩埚加沉渣质量，g；其他符号的含义同式（4-16）。

G　磷酸根（PO_4^{3-}）检验方法

（1）原理：磷酸和钼酸铵在 pH=4.1 时，用抗坏血酸还原生成蓝色。

（2）试剂：

1）乙酸盐缓冲液（pH=4），取 0.025mol/L 乙酸钠溶液、0.1mol/L 乙酸溶液等体积混合；

2）1% 抗坏血酸溶液（保存于冰箱）；

3）钼酸铵溶液：取 2.5g 钼酸铵溶于 100mL 的 0.05mol/L 硫酸中（临时配制）。

（3）检验方法：

1）测定时分别将 1% 抗坏血酸溶液和钼酸铵溶液用乙酸盐缓冲液各稀释 10 倍；

2）取 1mL 滤液加上述溶液各 4.5mL 混匀，放置 20min，如有磷酸根离子则显蓝色。

H　注意事项

（1）粉尘样品中如含有硫化矿物（如黄铁矿、黄铜矿、辉钼矿等），需在加焦磷酸溶解时加少许硝酸铵。在 120~170℃，硝酸铵分解对硫化物起氧化作用，同时冒出二氧化氮（NO_2），在此温度保持 3~5min，使硫化矿物完全溶解。如所加硝酸铵量不够，可待温度冷至 100℃左右再补加硝酸铵继续加热，硝酸铵也可使有机物被氧化除去。

（2）粉尘样品中如含有碳酸盐，在加热时因碳酸盐遇酸分解产生泡沫，要注意控制温度，缓慢加热，勿使作用太剧烈，以免样品损失。

（3）如样品为碳素粉尘时，如煤、石墨、活性炭等，称量后需先在瓷坩埚中炭化，并在 900℃灼烧 30min，使有机物及碳完全烧掉，冷却后将残渣用焦磷酸洗入锥形瓶中，如焦磷酸太黏可加温到 40~50℃再用。

（4）焦磷酸溶解硅酸盐时，温度不得超过 250℃，否则易形成胶状沉淀，影响测定。

（5）焦磷酸与水混合时应缓慢并充分搅拌，否则易形成胶状沉淀，使过滤困难。

（6）过滤时需用致密的无灰滤纸，如无致密的无灰滤纸或在滤液中见有白色的粉尘漏过时，可用较疏松的无灰滤纸做成纸浆倾在漏斗中放好的滤纸上，纸浆的制法是取一张无灰滤纸加 10mL 1：1 盐酸，煮 5min 并捣烂，加水稀释到200mL，搅拌悬浮液，可平均分配到 10 个漏斗上使用。

4.1.4.2 碱熔钼蓝比色法

用等量碳酸氢钠与氯化钠混合成混合熔剂。在坩埚中将粉尘与混合熔剂混匀，加热至 270~300℃时碳酸氢钠发生热分解反应，转变成碳酸钠。

$$2NaHCO_3 \longrightarrow Na_2CO_3 + H_2O + CO_2 \uparrow \tag{4-18}$$

加热至 800~900℃时，碳酸钠与粉尘中的硅酸盐不作用，选择性地与粉尘中的游离二氧化硅反应，生成水溶性硅酸钠：

$$Na_2CO_3 + SiO_2 \longrightarrow Na_2SiO_3 + CO_2 \uparrow \tag{4-19}$$

硅酸钠溶解于水中，而非碱金属的硅酸盐不溶于水，经过滤将不溶物分离掉。在酸性条件下，硅酸钠与钼酸铵作用形成黄色硅钼酸铵配合物。

$$Na_2SiO_3 + 8(NH_4)_2MoO_4 + 7H_2SO_4 \longrightarrow$$
$$[(NH_4)2SiO_3 \cdot 8MoO_3] + 7(NH_4)2SO_4 + 8H_2O + Na_2SO_4 \tag{4-20}$$
$$[(NH_4)2SiO_3 \cdot 8MoO_3] + 2H_2SO_4 \longrightarrow$$
$$[Mo_2O_5 \cdot 2MoO_3]2 \cdot H_2SiO_3 + 2(NH_4)2SO_4 + 2H_2O_3 \tag{4-21}$$

再用抗坏血酸（Vc）将其还原成硅钼蓝后用标准曲线法比色定量。自然界中的硅酸盐为非碱金属硅酸盐，不溶于水或弱碱溶液。

分析测定中的注意事项：

（1）混合熔剂中的氯化钠起到助熔剂的作用，800~900℃时为熔剂。它不参与反应。在高温下碳酸氢钠转变成碳酸钠，碳酸钠在氯化钠存在时可以选择性熔融游离二氧化硅。实验证明，碳酸氢钠与等量的氯化钠混合使用，熔融效果最好。氯化钠过多，碳酸氢钠浓度下降，粉尘中的 SiO_2 熔融不完全；氯化钠太少时，硅酸盐也参与反应，测定结果偏高。

（2）熔融时间必须严格控制，当熔融物表面光亮如镜时，再保持加热 2min，以利于游离二氧化硅充分反应；若时间过长，碳酸钠也可与粉尘中硅酸盐作用，使测定结果偏高。这是获得准确结果的关键测定步骤。

（3）熔融物冷却后，必须用 5% 碳酸钠溶液浸泡，溶解其中的硅酸钠。若用酸性溶液处理熔块，硅酸纳将水解形成胶体，不仅使过滤困难，而且测定结果偏低。

（4）过滤后，先用 H_2SO_4 溶液中和滤液中过剩的碳酸钠，并使硅酸纳生成硅酸，以利形成硅钼酸铵配合物。

（5）在测定条件下，可溶性硅酸盐、磷酸盐和砷酸盐均可与钼酸铵反应生成有色配合物而干扰测定，可用空白实验方法扣除干扰。实验时取部分粉尘按上述方法熔融处理后测定获得一个结果；另取部分粉尘不进行熔融处理进行测定，获得另一个测定结果。从前一个结果中扣除后一结果，达到排除干扰的目的。

另外，镍坩埚对测定结果也有一定影响。因此，每次测定应作空白试验。Fe^{3+}、Fe^{2+}、Co^{2+}、Ni^{2+}、Cr^{3+} 等有色离子干扰测定。实验中在加入酸性钼酸铵后，加入适量酒石酸作为掩蔽剂，与它们形成无色配合物即可排除它们的影响。

4.1.4.3　X 射线衍射法

X 射线在通过晶体时产生衍射现象。用照相法或 X 射线探测器可记录产生的衍射花纹。由于每种晶体化合物都有其特异的衍线图样，因此只要将被测试样的衍射图样与已知的各种试样的衍射图谱相对照，就可定性地鉴定出晶体化合物的种类；而根据衍射图样的强度就可定量测定试样中晶体化合物的含量。

测定游点二氧化硅含量时用粉末法制样。将 200 目的均匀粉末置于玻璃毛细管中，装入粉末照相机内测定。

粉末照相机成圆筒型，如图 4-9（a）所示，由 X 射线管发射的 X 射线束，透过滤光片后成为近乎单色的辐射束，通过细管准直，照射到样品体上，其中一部分 X 辐射被体中的原子散射。粉末中所有与入射线的夹角为 θ（该角决定于体的种类）的面放射的光束在空间可连接成一个以入射线方向为轴，夹角为 4θ 的圆锥面。其他一定角度的散射可由其他方位的晶体产生，未被散射的辐射，通过出射细管射出照相机。散射线投射在衬有底片的相机内壁上，从而得出一对对的对称弧线组成的图样，如图 4-9（b）所示。

衍射图样的定性鉴定主要凭经验，可以根据晶体化合物的标准衍射图谱对照

图 4-9 照相法示意图

（a）粉末照相机；（b）显影底片条

D_1，D_2，T—底片在照相机中的位置

1—X 射线管；2—滤光片；3—照相软片；4—样品；5—投射光束；

6—衍射光束；7—照相软片上供入射和出射管用小孔

鉴别。对于定量测定，在试样组成简单的情况下，只需在同一条件下将未知试样与含量已知的样品中特定的衍射线的强度做比较即可定量；对组成复杂的样品，则需要根据积分强度的概念，用解方程式的方法计算。

4.1.4.4 红外分光光度法

红外分光光度法可用于样品的化学组成的分析和分子结构的研究。样品既可以是无机物也可以是有机物，可以是气态、液态、固态或者溶液。

A 红外光谱分析的基本原理

光谱学是研究物质与电磁辐射相互作用的一门学科，按频率大小的次序，将电磁波排成一个谱，此谱称为电磁波谱。不同频率（波长）的电磁波引起的作用也不同，因此出现了各种不同的波谱法。其中红外吸收波谱，仅是电磁波谱中的一种。按红外波长的不同，可分为 3 个区域，即近红外区（波长在 0.77~2.5μm）、中红外区（波长在 2.5~25μm）、远红外区（波长在 25~1000μm）。红外光谱分析主要是应用中红外光谱区域。物质的分子是由原子或原子团（基团或官能团）组成的，在一个含有多原子的分子内。其原子的振动转动能级具有该分子的特征性频率。当具有相同振动频率的红外线通过分子时，将会激发该分子的振动转功能级由基态能量跃迁到激发态，从而引起特征性红外吸收谱带，故利用基团振动频率与分子结构具有一定相互关系，可确定该分子的性质，此即红外光谱的定性分析；特征性吸收谱带强度与该化合物的质量，一定范围内呈正相关，

符合比尔·郎伯特定律，此即红外光谱的定量分析。

（1）红外分光光度计的结构及原理。红外分光光度计的设备已日趋完善。自动化水平也越来越高。现以日立 270-30 型及 TJ270-30 型红外分光光度计的基本原理和基本结构作一简略介绍。该类型红外分光光度计是基于计算机直接比例记录的基本原理而进行工作（图 4-10）。由光源发出的光（碳化硅棒）被分为对称的两束，一束通过样品，称为样品光（S）；另一束作为基准用，称为参比光（R），这两束光通过样品室进入光度计后，被一个以每秒 10 周旋转着的扇形镜调制，形成交变光信号，然后合为一路，并交替通过入射狭缝进入单色器中，在单色器中，离轴抛物镜将来自入射狭缝的光束转变为平行光投射在光栅上，经光栅色散并通过出射狭缝之后，被滤光片滤出高级次光谱，再经椭球镜聚焦在探测器的接收面上。探测器将上述的交变光信号转换为相应的电信号，经过放大器进行电压放大后，馈入 A/D 转换单元，将放大电信号转换为相应的数字量，然后进入数据处理系统的计算单元中。

图 4-10　红外分光光度计的基本结构示意图

在计算机单元中，运用同步分离原理，将被测信号中的基频分量（$R\text{-}S$）和倍频分量（$R\text{+}S$）分离开来，再通过解联立方程求出 R 和 S 的值，最后再求出 S/R 的比值。这个比值表示被测样品在某一固定波数位置的透过率值。这个透过率值既可以通过仪器的终端显示器显示出来，也可运用终端绘图打印装置记录下来。当仪器从高波数至低波数进行扫描时，就可连续地显示或记录被测样品的红外吸收光谱。

（2）通过红外分光光度计的工作原理，可以了解该仪器的基本结构，大体上分为光学系统、机械系统和数据处理系统三大系统。

1）光学系统包括光源室、样品室、光度计、单色器。

光源室：由平面镜和球面镜以及光源组成，光源长 18mm，直径 306mm，其灯丝是由一种耐高温的合金丝烧制而成。光源点燃时，温度可达 1150℃。

光度计：主要是参比光束和样品光束在空间上合为一路，而在时间上互相交替地进入单色器中。

单色器：采用李特洛型光栅—滤光片单色器。由入射狭缝、平面镜、抛物反射镜、光栅、射出狭缝组成。一块闪耀光栅覆盖整个波段，光栅刻线为66.6 条/mm，其闪耀波长分别为 3mm。

2）机械系统：波数驱动系统，狭缝宽度控制机构，滤光片切换机构，$4000cm^{-1}$ 位置检出机构。

3）数据处理系统由专门编制的红外分光光度计操作系统程序及其高分辨率彩色显示器、打印仪等组成，具备自动控制和数据处理功能。

B　红外分光光谱法在游离二氧化硅测定中的运用

a　原理

生产性粉尘中常见的 α-石英。α-石英在红外光谱中于 12.5（$800cm^{-1}$），12.8（$780cm^{-1}$）及 14.4（$695cm^{-1}$）处出现特异性的吸收谱带，在一定范围内其吸光度值与 α-石英质量呈线性关系，符合比尔·朗伯特定律。

b　器材与试剂

（1）器材。红外分光光度计、压片机及锭片模具、感量为 $10^{-5}g$ 或 $10^{-6}g$ 分析天平、箱式电阻炉或低温灰化炉、干燥箱及干燥器、玛瑙乳钵、200 目粉尘筛、瓷坩埚、坩埚钳、无磁性镊子。

（2）试剂：

标准石英：纯度 99% 以上，粒度小于 5μm。于 10% 氢氧化钠溶液中浸泡 4h，以除去石英表面的非形物质，用蒸馏水冲洗至中性（pH=7）。干燥备用。

溴化钾：优级纯或光谱纯。过 200 目粉尘筛后，用混式法研磨，于 150℃ 烘干后储存于干燥器中备用。

无水乙醇：分析纯。

c　粉尘样品采集及处理

（1）样品采集。按粉尘浓度测定方法的规定进行采样，将阻留在滤膜上的粉尘称取质量，并记录。

（2）样品处理。将采尘后的滤膜受尘面向内对折 3 次，放置在洁净的瓷坩埚内，置于低温灰化炉或电阻炉内逐渐加温至（700±50）℃。持续 30min 后断电，温度降至 100℃ 以下时打开炉门小心取出，放置干燥器中待用。

取溴化钾 250mg 和灰化后的粉尘样品一起放入玛瑙乳钵中研磨；充分研磨混合后，连同压片模具一起放入干燥箱内（110℃±5℃）10min；取出后迅速将样品用小毛刷扫至压片模具中，压力达 25~30MPa；持续 3min；制备出测定样品锭片。

取空白滤膜一张，放入瓷坩埚与测定样品同时灰化，与 250mg 溴化钾一起放入玛瑙乳钵中研磨混匀，按上述方法进行压片处理，制备出参比样品锭片。

（3）样品测定。打开稳压电源，待电压稳定在 220V 后，打开红外分光光度计主机开关并预热 1h。依各种类型红外仪技术性能确定测试条件，以横坐标记录 900~600/cm 的光谱图形，并在 900/cm 处校正 0% 和 100%；以纵坐标表示吸光度值。

分别将测定样品锭片与参比样品锭片置于样品室光路中进行扫描，以不同角度扫描 3 次，记录 800cm^{-1} 处的吸光度值。根据 3 次结果的平均吸光度值，查石英标准曲线，计算出样品中游离二氧化硅质。

d　石英标准曲线制备

精确称取小于 5g 标准石英，分别称取不同剂量的标准石英尘（10~1000g），各加入 250mg 溴化钾，并置于玛瑙乳钵中，充分研磨混匀，按上述样品制备方法做出透明锭片。

制备石英标准曲线样品的分析条件应与被测样品的分析条件完全一致。将不同质量的标准石英旋片置于样品室光路中进行波数扫描，根据红外光谱 900~600/cm 区域内游离二氧化硅具有 3 个特征的吸收带的特点，即 800/cm、780/cm、695/cm 三处吸光度值为纵坐标，石英质量为横坐标，绘制出 3 条不同波数的石英标准曲线。

制备标准曲线时，每条曲线有 6 个以上质量点，每个质量点应不少于 3 个平行样品，并求出标准曲线回归方程。在无干扰的情况下，一般选用 800cm^{-1} 标准曲线进行定量分析。

e　粉尘中游离二氧化硅含量计算

根据实测的粉尘样品的吸光度值，查石英标准曲线，求出样品中游离二氧化硅质量，按式（4-22）计算出粉尘中游离二氧化硅含量。

$$w(\mathrm{SiO_2}) = \frac{M}{G} \times 100\% \tag{4-22}$$

式中，$w(\mathrm{SiO_2})$ 为粉尘中游离二氧化硅质量分数，%；M 为粉尘样品测出的游离二氧化硅的质量，mg；G 为粉尘样品质量，mg。

f　注意事项

本法的石英最低检出量为 10mg，平均回收率为 96.0%~99.0%，精确度达 0.64%~1.41%。

粉尘粒度大小对测定结果有一定影响，粉尘样品、石英标准样品粒度小于 5μm 者占 95% 以上方可进行测定分析。

粉尘样品质量多少可影响吸收峰值，所以锭片直径为 13mm 时，岩尘样品质量在 1~2mg，煤尘样品质量在 4~6mg；微量锭片直径为 2mm 时，粉尘样品不可低于 0.5mg（十万分之一克天平）增量。

为减少测量时产生的随机性误差，实验室温度控制在 18~26℃ 之间，相对湿度应低于50%。标准曲线应每半年进行修正或重新制作新的标准曲线。

C 游离SiO₂分析的质量控制

利用红外光谱吸收带强度与测定样品浓度之间相关而进行定量分析，主要是根据被测样品光谱中欲测物质吸收强度来确定其浓度情况，所以提高红外光谱分析的质量控制水平，是保证测定结果准确的关键。

a 仪器设备及试剂的质量控制

（1）各种类型的红外分光光度计，应严格掌握仪器性能和技术指标，并在仪器性能允许范围内使用。在使用期间，每半年检测100%线平滑度、波数精度，进行仪器能量检测及重复性检验。如性能不符合要求，应立即检修调至正常。

仪器测定参数设定应根据被测物质确定，波数范围及记录方式必须大于特征吸收峰值100cm⁻¹以上，狭缝选择的宽度，应为吸收特征峰1/2处半带为最佳或选用2~3cm⁻¹为宜。背景消除应以吸光度（Abs）方式，光标为0.00设定特征峰低波数，而且根据谱带确定基线法，并测定红外吸收强度。基线法是一种确定背景提取分析信号的认识方法，以定量吸收峰来测量被测物质的强度，用基线法表示，从而消除吸收峰背景，以求得准确测量。基线法最常用的有以下四种：平基线法、切线基线法、定点基线法、水平定点基线法。

（2）其他仪器及试剂条件天平的使用必须在计量检定周期之内，机械天平0点校正及称量应连续称量3次取平均值。电子分析天平使用时应启动自动校正功能。压片模具、玛瑙乳钵使用前应擦拭洁净，并先用少量溴化钾进行研磨、压片后，方可进行样品处理。

制备标准曲线用溴化钾应以光谱纯为分析试剂。日常分析用优级纯溴化钾即可。

b 测定方法的质量控制

粉尘粒度对测定结果有直接影响，粉尘粒径越小，红外光谱带的吸光度值越高，当粉尘粒径大于5μm时，可在800cm⁻¹处的吸收强度逐渐减弱，当粉尘粒度在12~20μm占50%以上时，可使测定结果误差在30%以上。

称取样品质量准确与否是保证分析结果准确性的必要条件，因此称量准确度应控制在1%以内，其计算公式为：

$$称量准确度 = \frac{天平感量}{试验质量} \times 100\% \tag{4-23}$$

样品与溴化钾混合要求必须均匀，反之将影响特征峰吸收度，用转动光路测定样品45°分别进行4次打锚，以观察特征峰变化，吸收强度小于±0.003，波数偏移大于±2cm⁻¹。

判断标准曲线和校正标准是保证测定结果准确的重要步骤，所以技术要求高，判断标准曲线必须在同一天内完成测定；同时，在不同质量点上选做内标法或增量法，以提高标准曲线可信性，并计算直线回归方程。由于红外仪器的杂散辐射以及样品的反射、折射等因素，所以工作曲线一般不通过原点，应经统计学处理后，求出的方程应校正至通过原点。石英含量越低（<80μg）对谱带强度影响也越大。在制备低含量的标准曲线时应多增加质量点数，求平均值后绘制曲线。同一批测定样品，其灰化时间、研磨程度、制片压力及压片时间等应保持一致，一次测定样品数超过 25 个时，应灰化 2 个参比空白滤膜分别进行制片，确保参比光路锭片在测定中保持透明度一致，使测定结果准确。

　　c　干扰物质的影响

　　谱带的选择及定位对分析物质的准确性十分关键。但在物质测定范围内会有干扰物质影响物质特征峰的吸收或重叠。有些矿物性粉尘可在 α-石英吸收谱带（800cm^{-1}、780cm^{-1}）附近出现吸收带，因而干扰测定准确性。

4.1.4.5　落尘沉积强度的测定

A　尘粒及其沉积参数的定义

为了研究落尘特性，定义如下表征尘粒沉积的典型参数：

（1）落尘空隙率 ε，指尘粒空隙体积 V_b 与整个落尘颗粒所占总体积 V_t，之比值。

$$\varepsilon = \frac{V_b}{V_t} \tag{4-24}$$

（2）落尘真密度：

$$\rho_p = \frac{m_p}{V_t - V_b} \tag{4-25}$$

式中，m_p 为落尘质量，g。

　　需要说明的是，由于浮尘颗粒只具有真密度，因此，在以后章节的研究中，浮尘颗粒的密度直接沿用 ρ_p 符号。

（3）落尘堆积难度指落尘总体积下的密度。

$$\rho_b = \frac{m_p}{V_t} = (1 - \varepsilon)\rho_p \tag{4-26}$$

（4）落尘密度分散度 P_m 指某粒级尘粒质量占落尘总质量的百分比。

$$P_m = \frac{m_{pi}}{\sum m_{pi}} \tag{4-27}$$

（5）落尘沉积率指落尘堆积密度 ρ_b 与其密度 ρ_p 之比值。

$$\Phi_p = \frac{\rho_b}{\rho_p} \tag{4-28}$$

（6）尘粒的等效粒径 d_p。尽管尘粒尺寸是微米级的，但其形状是极不规则的，有球形、椭圆形、锥形等。从动力学角度考虑，球形是最理想的形状，也是迄今为止研究最充分的形状，因此，采用等效粒径的概念，将各种形状的尘粒简化为球形尘粒处理，等效粒径的定义是，真实尘粒的粒径等于具有相同密度、质量的球形尘粒的粒径。

B 落尘聚集体、凝结体的形成

尘粒之间存在着各种各样的吸引力，总称内聚力。当尘粒在重力、扩散力等作用下沉积于巷道周壁凸凹不平的表面上时，由于内聚力作用，几个甚至成百上千个尘粒将聚合在一起。若尘粒间的内聚力小，则相邻尘粒间的结合力弱，在外力作用下这种集合体容易再次破碎成单个尘粒，此类集合体称作聚集体；若尘粒间的内聚力大于外来力，则尘粒将一直牢固地结合在一起，这种集合体称作凝结体。在煤矿井下采用落尘聚集体、凝结体的概念可以较直观地研究落尘的沉积与飞扬特性，科学地评价抑制落尘的技术措施。

一些文献在分析各种粒子间内聚力后指山，能够使尘粒聚合的内聚力主要有尘粒间分子吸引力（范德华力）、带电粒子间的静电吸引力、尘粒表面存在水分而产生的液体桥联力（也称附着力）及毛细作用力等，现分述如下：

（1）尘粒间的范德华力：

$$F_{vw} = \frac{C_p}{12l^2}\left(\frac{d_{p1}d_{p2}}{d_{p1} + d_{p2}}\right) \tag{4-29}$$

式中，C_p 为尘粒间有性质常数，在 10^{-10} dyn·cm 数量级内；l 为尘粒表面分子间距，$l < 10 \sim 5$ cm；d_{p1}、d_{p2} 为尘粒的粒径，cm。

（2）带电尘粒间的静电吸引力：

$$F_e = \frac{1}{4\pi\varepsilon_0}\left(\frac{q_1 \cdot q_2}{L_p^2}\right) \tag{4-30}$$

式中，ε_0 为真空介电常数，为 3.42×10^9 e/(dyn·μm^2)；L_p 为二尘粒间的距离，μm；q_1、q_2 为两个尘粒所带的异性电荷。可按式（4-31）计算：

$$L_p = \frac{d_{p1} + d_{p2}}{2} \tag{4-31}$$

Billings 曾综合 36 种文献列出了不同粒径的粒子所能获得的最大电荷估算值（图 4-11），并归纳指出，正常尘粒所带电荷量为最大值的 1/10。

（3）被润湿尘粒间的液体桥联力 F_q：

$$F_q = 2\pi\sigma r_n \tag{4-32}$$

式中，r 为二尘粒间悬摆液环最窄处半径，cm。

（4）被润湿尘粒间产生液体毛细管负压作用力 F_m：

$$F_m = \pi r_n^2 \sigma\left(\frac{1}{r_q} - \frac{1}{r_n}\right) \tag{4-33}$$

式中，r_q 为悬摆液环的曲率半径，cm。

图 4-11　干空气中单个尘粒子的最大电子电荷估计值

对上述 4 种内聚力及尘粒自身重力 F_c、风速为 10m/s 时的气流浮力进行量级分析的结果见表 4-1。

通过量级分析可以看出，不同粒径 d_P 下的静电力 F_g 和范德华 F_{vw} 均比气流浮力 F_Q 小 10^2 量级以上，仅依靠这两种力形成的落尘集合体，在风流吹激下即可破碎成单个尘粒而重新飞扬（单个尘粒的重力 $F_G \ll F_Q$），因此，仅在 F_g 和 F_{vw} 作用下的落尘只能成为聚集体；由表 4-1 可以看出，尘粒间的液体桥联力 F_q 及毛细作用力 F_m 的量级比 F_Q 大 $10 \sim 10^2$，因此可形成在风流中较稳定的落尘凝结体，也就是说，落尘颗粒只有被充分润湿，才能形成凝结体。

表 4-1　内聚力量级比较

$d_p/\mu m$	F/dyn					
	$F_g^{①}$	F_{vw}	F_m	$F_q^{②}$	$F_G^{②}$	$F_Q^{②}$
0.1	6×10^{-10}	4×10^{-7}	7×10^{-4}	1×10^{-3}	5×10^{-30}	2×10^{-5}
1	6×10^{-8}	4×10^{-6}	7×10^{-3}	1×10^{-2}	5×10^{-10}	2×10^{-4}
10	6×10^{-6}	4×10^{-5}	7×10^{-2}	1×10^{-1}	5×10^{-7}	2×10^{-3}
100	6×10^{-4}	4×10^{-4}	7×10^{-1}	1×10^{0}	5×10^{-4}	2×10^{-2}

①取尘粒所带电荷量为其最大值的 1/10；②数据来源自参考文献 [9]。

C　落尘聚集体和凝结体沉积特征

通过分析可以看出，聚集体尘粒间结合力较弱，因此在重力以及风流扩散力作用下，尘粒的沉积符合粒子自然沉积规律，使尘粒紧密堆积；而凝结体形成后，则将造成较大空隙。

假定落尘聚集体由二组元尘粒组成，则根据粒子自然沉积原理，大尘粒间的空隙将被小尘粒填充，聚集体单位体积内大小尘粒的质量 m_{p1}、m_{p2} 可分别写成：

$$m_{p1} = l(1 - \varepsilon_1)\rho_{p1} \tag{4-34}$$

$$m_{p1} = l\varepsilon_1(1 - \varepsilon_2)\rho_{p2} \tag{4-35}$$

$$m_{p1} = \frac{m_{p1}}{m_{p1} + m_{p2}} = \frac{(1 - \varepsilon_1)\rho_{p1}}{(1 - \varepsilon_1)\rho_{p1} + \varepsilon_1(1 - \varepsilon_2)\rho_{p2}} \tag{4-36}$$

考虑井下某一区域内实际落尘系由同一矿体产生，因此式（4-32）可简化为

$$m_{p1} = 1/(1 + \varepsilon) \tag{4-37}$$

井下落尘实际上是多组元尘粒体系，故其聚集体沉积模型应为是初一级大尘粒之间的空隙由二级次大尘粒填充，二级次大尘粒间的空隙又被三级小尘粒填塞，依次类推，定义 $V_m = 1/(1 - \varepsilon)$，则在落尘聚集体内，每一组元的体积 V 如下：

$$V_1 = V_m(1 - \varepsilon) = \rho_{ml}$$

$$V_2 = \varepsilon V_m(1 - \varepsilon) = 1 - \rho_{ml}$$

$$V_3 = \varepsilon\varepsilon V_m(1 - \varepsilon) = (1 - \rho_{ml})\varepsilon$$

$$V_4 = \varepsilon\varepsilon^2 V_m(1 - \varepsilon) = (1 - \rho_{ml})\varepsilon^2$$

$$V_n = \varepsilon\varepsilon^{n-2} V_m(1 - \varepsilon) = (1 - \rho_{ml})\varepsilon^{n-2} \tag{4-38}$$

为计算方便，式中一级和二级尘粒体积之和取作 1，代入方程（4-37），并将方程（4-38）所有组分的体积加和，得到理想沉积时落尘聚集体体积公式，如下：

$$V_{tj} = \frac{1}{1 + \varepsilon} + \left(1 - \frac{1}{1 + \varepsilon}\right) + \left(1 - \frac{1}{1 + \varepsilon}\right)\varepsilon + \left(1 - \frac{1}{1 + \varepsilon}\right)\varepsilon^2 + \cdots +$$

$$\left(1 - \frac{1}{1 + \varepsilon}\right)\varepsilon^{n-2} = \frac{1 - \varepsilon^n}{1 - \varepsilon^2} \tag{4-39}$$

对于落尘凝结体体积 V_m，可按 Pietsch 提出的疏松因子 f 公式进行校正：

$$V_{tn} = \left[V_{ts} + f_y\left(V_{ts} - \frac{1}{1 + \varepsilon}\right)\right]\frac{1}{\phi_p} \tag{4-40}$$

式中，f_y 为 Pietsch 疏松沉积因子，它的数值在 0~2 之间，尘粒间的内聚力与外力相等时，取 $f = 0$；内聚力远大于外力时，$f = 2$。

4.2　矿山常见化学因素的测定

4.2.1　矿山常见的刺激性气体的测定

4.2.1.1　氮氧化物的测定

矿井空气中的氮氧化物以一氧化氮、二氧化氮、三氧化二氮、四氧化二氮、五氧化二氮等多种形态存在，其中一氧化氮和二氧化氮是主要存在形态，为通常所指的氮氧化物（NO_x）。它们主要来源于爆破产生的尾气以及油铲产生的尾气。

空气中 NO、NO_2 常用的测定方法有盐酸萘乙二胺分光光度法、化学发光分析法及原电池恒电流库仑法。

A　盐酸萘乙二胺分光光度法

该方法采样与显色同时进行，操作简便、灵敏度高，是国内外普遍采用的方法。因为测定 NO_x 或单独测定 NO 时，需要将 NO 氧化成 NO_2，主要采用酸性高锰酸钾溶液氧化法。当吸收液体积为 10mL，采样 4~24L 时，NO_x（以 NO_2 计）的最低检出质量浓度为 0.005mg/m^3。

a　原理

用无水乙酸、对氨基苯磺酸和盐酸萘乙二胺配成吸收液采样，空气中的 NO_2 被吸收转变成亚硝酸和硝酸。在无水乙酸存在的条件下，亚硝酸与对氨基苯磺酸发生重氮化反应，然后再与盐酸萘乙二胺偶合，生成玫瑰红色偶氮染料，其颜色深浅与气样中 NO_2 浓度成正比，因此，可用分光光度法测定。

吸收液吸收空气中的 NO_2 后并不是全部生成亚硝酸，还有一部分生成硝酸，计算结果时需要用 Saltzman 实验系数 f 进行换算。该系数是用 NO_2 标准混合气进行多次吸收实验测定的平均值，表征在采样过程中被吸收液吸收生成偶氮染料的亚硝酸量与通过采样系统的 NO_2 总量的比值。f 值受空气中 NO_2 的浓度、采样流量、吸收瓶类型、采样效率等因素影响，故测定条件应与实际样品保持一致。

b　酸性高锰酸钾溶液氧化法

该方法使用空气采样器按图4-12所示流程采集气样。如果是测定空气中 NO_x 的短时间浓度，使用 10.0mL 吸收液和 5~10mL 酸性高锰酸钾溶液，以 0.4L/min 流量采气 4~24L；如果是测定 NO_x 的日平均浓度，使用 25.0mL 或 50.0mL 吸收液和 50mL 酸性高锰酸钾溶液，以 0.2L/min 流量采气 28L。流程中酸性高锰酸钾溶液氧化瓶串联在两只内装显色吸收液的多孔筛板显色吸收液瓶之间，可分别测定 NO_2 和 NO 的浓度。

测定时，首先配制亚硝酸盐标准色列和试剂空白溶液，在波长 540nm 处以蒸

图 4-12　空气中 NO_2、NO 和 NO_x 采样流程

1—空气入口；2—显色吸收液瓶；3—酸性高锰酸例溶液氧化瓶；
4—显色吸收液瓶；5—干燥瓶；6—止水夹；7—流量计；8—拍气泵

馏水为参比测量吸光度。根据标准色列扣除试剂空白溶液后的吸光度和对应的 NO_2 质量浓度（μg/mL），用最小二乘法计算标准曲线的回归方程；然后，于同一波长处测量样品的吸光度，扣除试剂空白溶液的吸光度后，按以下各式分别计算 NO_2、NO 和 NO_x 的质量浓度：

$$\rho(NO_2) = \frac{(A_1 - A_0 - a)VD}{bfV_0} \tag{4-41}$$

$$\rho(NO) = \frac{(A_2 - A_0 - a)VD}{bfKV_0} \tag{4-42}$$

$$\rho(NO_x) = \rho(NO_2) + \rho(NO) \tag{4-43}$$

式中，$\rho(NO_2)$、$\rho(NO)$、$\rho(NO_x)$ 为空气中二氧化氮、一氧化氮和氮氧化物的质量浓度（以 NO_2 计），mg/m^3；A_1、A_2 为第一只和第二只显色吸收液瓶中的吸收液采样后的吸光度；A_0 为试剂空白溶液的吸光度；b、a 为标准曲线的斜率（mL/附）和截距；V、V_0 为采样用吸收液体积（mL）和换算为标准状况下的采样体积（L）；K 为 NO 氧化为 NO_2 的氧化系数（0.68），表征被氧化为 NO_2 且被吸收液吸收生成偶氮染料的 NO 量与通过采样系统的 NO 总量之比；D 为气样吸收液稀释倍数；f 为 Saltzman 实验系数（0.88），当空气中 NO_2 质量浓度高于 $0.72mg/m^3$ 时为 0.77。

c　注意事项

（1）当空气中 SO_2 质量浓度为 NO 质量浓度的 30 倍时，会使 NO_2 的测定结果偏低。

（2）当空气中含有过氧乙酰硝酸醋（PAN）时，使 NO_2 的测定结果偏高。

（3）当空气中臭氧质量浓度超过 $0.25mg/m^3$ 时，使 NO_2 的测定结果偏低；采样时在入口端串联长 15~20cm 的硅胶管，可排除干扰。

B　原电池库仑滴定法

这种方法与常规库仑滴定法的不同之处是库仑滴定池不施加直流电压，而依据原电池原理工作，如图 4-13 所示。库仑滴定池中有 2 个电极，一个是活性炭阳极，另一个是铂网阴极，池内充 0.1mol/L 磷酸盐缓冲溶液（pH = 7）和 0.3mol/L 碘化钾溶液。当进入库仑滴定池的气样中含有 NO_2 时，则与电解被中

的 I 反应，将其氧化成 I_2，而生成的 I_2 又立即在铂网阴极上还原为 I^-，便产生微电流。如果微电流效率达 100%，则在一定条件下微电流大小与气样中 NO_2 浓度成正比，故可根据法拉第电解定律将产生的微电流换算成 NO_2 的浓度，直接进行显示和记录。测定总氮氧化物时，需先让气样通过三氧化铬（铬酸）-石英砂氧化管，将 NO 氧化成 NO_2。图 4-14 所示为这种监测仪的气路系统。

图 4-13　原电池库仑滴定法测定 NO_x 原理

图 4-14　原电池库仑滴定法 NO_x 监测仪的气路系统

1，8—加热器；2—氧化高银过滤器；3—三氧化铬-石英砂氧化管；4—三通阀；

5—流量计；6—库仑滴定池；7—缓冲瓶；9—稳流室；10—抽气泵；11—活性炭过滤器

该方法的缺点是 NO_2 在水溶液中还发生副反应，造成微电流损失 20%~30%，使测得的微电流仅为理论值的 70%~80%；此外，这种仪器连续运行能力较差，维护工作量也较大。

4.2.1.2　二氧化硫的测量

测定空气中 SO_2 常用的方法有分光光度法、紫外荧光光谱法、电导法、库仑滴定法和气相色谱法。下面介绍其中的几种方法。

A　分光光度法

a　甲醛吸收-副玫瑰苯胺（思波副品红）分光光度法

用甲醛吸收-副玫瑰苯胺（思波副品红）分光光度法测定 SO_2，避免了使用毒性大的四氯汞钾吸收液，在灵敏度、准确度方面均可与使用四氯汞钾吸收液的方法相媲美，且样品采集后相对稳定，但操作条件要求较严格。

（1）原理。空气中的 SO_2 被甲醛缓冲溶液吸收后，生成稳定的羟基甲基磺酸加成化合物，加入氢氧化钠溶液使加成化合物分解，释放出 SO_2 与盐酸副玫瑰苯胺反应，生成紫红色络合物，其最大吸收波长为 577nm，用分光光度法测定。

（2）测定要点。对于短时间采集的样品，将吸收管中的样品溶液移入 10mL 比色管中，用少量甲醛缓冲溶液洗涤吸收管，洗液并入比色管中并稀释至标线。加入 0.5mL 氨基磺酸钠溶液，混匀，放置 10min 以除去氮氧化物的干扰。测定空气中二氧化硫的检出限为 0.007mg/m³，测定下限为 0.028mg/m³，测定上限为 0.667mg/m³。

对于连续 24h 采集的样品，将吸收瓶中样品移入 50mL 容量瓶中，用少量甲醛缓冲溶液洗涤吸收瓶后再倒入容量瓶中并稀释至标线。吸取适当体积的样品于 10mL 比色管中，再用甲醛缓冲溶液稀释至标线，加入 0.5mL 氨基磺酸钠溶液，混匀，放置 10min 以除去氮氧化物的干扰。测定空气中二氧化硫的检出限为 0.004mg/m³，测定下限为 0.014mg/m³，测定上限为 0.347mg/m³。

用分光光度计测定由亚硫酸钠标准溶液配制的标准色列、试剂空白溶液和样品溶液的吸光度，以标准色列二氧化硫的质量浓度为横坐标，相应吸光度为纵坐标，绘制标准曲线，并计算出斜率和截距，按式（4-44）计算空气中二氧化硫质量浓度：

$$\rho = \frac{A - A_0 - a}{bV_s} \frac{V_t}{V_a} \tag{4-44}$$

式中　　ρ ——空气中二氧化硫的质量浓度，mg/m^3；

　　　　A ——样品溶液的吸光度；

　　　　A_0 ——试剂空白溶液的吸光度；

　　　　b ——标准曲线的斜率，μg^{-1}；

　　　　a ——标准曲线的截距（一般要求小于 0.005）；

　　　　V_t ——样品溶液的总体积，mL；

　　　　V_a ——测定时所取样品潜液的体积，mL；

　　　　V_s ——换算成标准状况（101.325kPa，273K）时的采样体积，L。

（3）注意事项。在测定过程中，主要干扰物为氮氧化物、臭氧和某些重金属元素。可利用氨基磺酸钠来消除氮氧化物的干扰；样品放置一段时间后臭氧可自行分解；可利用磷酸及环己二胺四乙酸二钠盐消除或减少某些金属离子的干扰，当样品溶液中的二价锰离子质量浓度达到 1μg/mL 时，会对样品的吸光度产生干扰。

b　四氯汞盐吸收-副玫瑰苯胺分光光度法

空气中的 SO_2 被四氯汞钾溶液吸收后，生成稳定的二氯亚硫酸盐络合物，该络合物再与甲醛及盐酸副玫瑰苯胺作用，生成紫红色络合物，在 575nm 处测量吸光度。当使用 5mL 吸收液,采样体积为 30L 时,测定空气中二氧化硫的检出限为 $0.005mg/m^3$,测定下限为 $0.020mg/m^3$,测定上限为 $0.18mg/m^3$;当使用 50mL 吸收液,采样体积为 288L 时,测定空气中二氧化硫的检出限为 $0.005mg/m^3$,测定下限为 $0.020mg/m^3$,测定上限为 $0.19mg/m^3$。该方法具有灵敏度高、选择性好等优点,但吸收液毒性较大。

c 钍试剂分光光度法

该方法也是国际标准化组织(ISO)推荐的测定 SO_2 的标准方法。它所用吸收液无毒,采集样品后稳定,但灵敏度较低,所需气样体积大,适合于测定 SO_2 日平均浓度。

方法测定原理基于:空气中 SO_2 用过氧化氢溶液吸收并氧化成硫酸。硫酸根离子与定量加入的过量高氯酸钡反应,生成硫酸坝沉淀,剩余钡离子与钍试剂作用生成紫红色的钍试剂-钡络合物,据其颜色深浅,间接进行定量测定。有色络合物最大吸收波长为 520nm。当用 50mL 吸收液采气 $2m^3$ 时,最低检出质量浓度为 $0.01mg/m^3$。

B 定电位电解法

a 原理

定电位电解法是一种建立在电解基础上的监测方法,其传感器为一由工作电极、对电极、参比电极及电解液组成的电解池(三电极传感器),如图 4-15 所示。当在工作电极上施加一大于被测物质氧化还原电位的电压时,被测物质在电极上发生氧化还原反应。工作电极是由具有催化活性的高纯度金属(如铂)粉末涂覆在透气憎水膜上制成的。当气样中的 SO_2 通过透气憎水膜进入电解液中后,在工作电极上迅速发生氧化反应,所产生的极限扩散电流与 SO_2 浓度的关系服从菲克扩散定律:

$$I_1 = \frac{nFADc}{\delta} \tag{4-45}$$

式中 I_1——极限扩散电流;

n——被测物质转移电子数,SO_2 为 2;

F——法拉第常数(96500C/mol);

A——透气憎水膜面积,cm^2;

D——气体扩散系数,cm^2/s;

δ——透气憎水膜厚度,cm;

c——被测气体浓度,mol/mL。

在一定的工作条件下,n、F、A、D、δ 均为常数,电化学反应产生的极限扩散电流 I_1 与被测 SO_2 浓度 c 成正比。

b 定电位电解 SO_2 分析仪

定电位电解 SO_2 分析仪由定电位电解传感器、恒电位源、信号处理及显示、记录系统组成，如图 4-15 所示。

图 4-15　定电位电解 SO_2 分析仪

1—定电位电解传感器；2—进气口；3—透气憎水膜；4—工作电极；5—电解液；6—参比电极；
7—对电极；8—恒电位源；9—信号处理系统；10—显示、记录系统；11—稳压电源

定电位电解传感器将被测气体中 SO_2 浓度信号转换成电流信号，经信号处理系统进行 I/V 转换、放大等处理后，送入显示、记录系统指示测定结果。恒电位源和参比电极是为了向工作电极提供稳定的电极电位，这是保证被测物质仅在工作电极上发生电化学反应的关键因素。为消除干扰因素的影响，还可以采取在定电位电解传感器上安装适宜的过滤器等措施。用该仪器测定时，也要先用零气和 SO_2 标准气分别调零和进行量程校正。

这类仪器有携带式和在线连续测定式，后者安装了自控系统和微型计算机，定期调零、校正、清洗、显示、打印等可自动进行。

4.2.1.3　硫化物的测定

水体中的硫化物包含溶解性的 H_2S、HS^- 和 S^{2-}，酸溶性的金属硫化物，以及不溶性的硫化物和有机硫化物。通常测定的硫化物指溶解性的及酸溶性的硫化物。硫化氢毒性很大，可危害细胞色素氧化酶，造成细胞组织缺氧，甚至危及生命；它还腐蚀金属设备和管道，并可被微生物氧化成硫酸，加剧腐蚀性，因此，它是水体污染的重要指标。

测定水中硫化物的主要方法有对氨基二甲基苯胺分光光度法、直接吸收分光光度法、碘量法、气相分子吸收光谱法、间接火焰原子吸收光谱法、离子选择电极法等。

当水样有色、含悬浮物、含有某些还原性物质（如亚硫酸盐、硫代硫酸盐等）及溶解性的有机化合物时均对碘量法和分光光度法测定有干扰，需进行预处理。常用的预处理方法有乙酸锌沉淀-过滤法、酸化-吹气法或过滤-酸化-吹气法，视水样具体状况选择。

A　亚甲基蓝分光光度法

在含高铁离子的酸性溶液中，硫离子与对氨基二甲基苯胺反应，生成蓝色的

亚甲基蓝染料，颜色深度与水样中硫离子浓度成正比，于665nm波长处测其吸光度，与标准溶液的吸光度比较定量。

该方法最低检出质量浓度为 0.02mg/L(以 S^{2-} 计)，测定上限为 0.8mg/L。减少取样量，测定上限可达 4mg/L。

B 碘量法

该方法适用于测定硫化物含量大于 1mg/L 的水样。其原理基于水样中的硫化物与乙酸锌生成白色硫化锌沉淀，将其用酸溶解后，加入过量碘溶液，则碘与硫化物反应析出硫，用硫代硫酸钠标准溶液滴定剩余的碘，根据硫代硫酸钠溶液消耗量和水样体积，按式（4-46）可计算测定结果：

$$\rho(\text{硫化物})(S^{2-},\text{mg/L}) = \frac{(V_0 - V_1)c \times 16.03 \times 1000}{V} \quad (4-46)$$

式中　　V_0——空白试验消耗硫代硫酸钠标准溶液体积，mL；

　　　　V_1——滴定水样消耗硫代硫酸钠标准溶液体积，mL；

　　　　V——水样体积，mL；

　　　　c——硫代硫酸钠标准溶液浓度，mol/L；

16.03——硫离子（$1/2S^{2-}$）摩尔质量，g/mol。

C 间接火焰原子吸收光谱法

方法原理：在水样中加入磷酸，将硫化物转化成硫化氢，用氮气带出，通入含有一定量铜离子的吸收液，生成硫化铜沉淀，分离沉淀后，用火焰原子吸收光谱法测定上清液中剩余的铜离子，对硫化物进行间接测定。火焰原子吸收光谱法的测定原理参见金属化合物的测定。硫化物转化吹气装置如图4-16 所示。

图 4-16　硫化物转化吹气装置
1—反应瓶（装待浊 IJ 水样）；2—流量计；
3—加酸漏斗；4—吸收管

测定时，首先配制系列硫化物标准溶液，依次注入反应瓶中，加入磷酸与硫化物反应，同时通入氮气，将生成的硫化氢分别用硝酸铜溶液吸收。将吸收液定容，取部分进行离心分离，取上清液喷入原子吸收分光光度计的火焰，测定对铜空心阴极灯发射的 324.7nm 光的吸光度，绘制吸光度—硫含量标准曲线；然后，取一定体积水样于反应瓶中，按照系列标准、溶液测定步骤，测定水样中铜的吸光度，从标准曲线查得硫的含量，根据所取水样体积计算水样中硫的浓度。

该方法适用于各种类型水中硫化物的测定，水样基体组分简单时，如地下水、饮用水等，可不经预处理直接测定。

D 气相分子吸收光谱法（HJ/T 200—2005）

在水样中加入磷酸，将硫化物转化为 H_2S 气体，用净化空气载入气相分子吸收光谱仪的吸光管内，测定对 202.6nm 或 228.8nm 波长光的吸光度，与标准溶液的吸光度比较，确定水样中硫化物的浓度。对于基体复杂、干扰组分多的水样，可采用快速沉淀、过滤与吹气分离双重处理方法消除干扰。

该法使用 202.6nm 波长测定时，测定范围为 0.005~10mg/L。该法适用于各种水样的硫化物测定。

4.2.2 矿山常见窒息性气体的测定

4.2.2.1 一氧化碳的测定

CO 是一种无色、无嗅的有毒气体，燃烧时呈淡蓝色火焰。它容易与人体血液中的血红蛋白结合，形成碳氧血红蛋白，使血液输送氧的能力降低，造成缺氧症。中毒较轻时，会出现头痛、疲倦、恶心、头晕等感觉；中毒严重时会发生心悸、昏迷、窒息甚至造成死亡。

测定空气中 CO 的方法有非色散红外吸收法、气相色谱法、定电位电解法、汞置换法等。其中，非色散红外吸收法常用于自动监测。

A 气相色谱（GC）法

用该方法测定空气中 CO 的原理基于：空气中的 CO、CO_2 和 CH_4 经 TDX-01 碳分子筛柱分离后，于氢气流中在镍催化剂[（360±10）℃]作用下，CO、CO_2 皆能转化为 CH_4，然后用火焰离子化检测器分别测定上述 3 种物质，其出峰顺序为 CO，CH_4、CO_2。其流程如图 4-17 所示。

图 4-17 气相色谱法测定空气中 CO 流程

1—氢气钢瓶；2—减压阀；3—干燥净化管；4—流量调节阀；5—流量计；
6—六通阀；7—定量管；8—转化炉；9—色谱柱；10—火焰离子化检测器；
11—放大器；12—记录仪

测定时，先在预定实验条件下用定量管加入各组分的标准气，记录色谱峰，测其峰高，按式（4-47）计算定量校正值：

$$K = \frac{\rho_s}{h_s} \tag{4-47}$$

式中　K——一定量校正值，表示每毫米（mm）峰高代表的 CO（或 CH_4、CO_2）的质量浓度，$mg/(m^3 \cdot mm)$；

　　　ρ_s——标准气中 CO（或 CH_4、CO_2）的质量浓度，mg/m^3；

　　　h_s——标准气中 CO（或 CH_4、CO_2）的峰高，mm。

在与测定标准气同样条件下测定气样，测定各组分的峰高（h_s），按式（4-48）计算 CO（或 CH-、CO_2）的质量浓度（ρ_s）：

$$\rho_s = h_s K \tag{4-48}$$

为保证镍催化剂的活性，在测定之前，转化炉应在 360℃下通气 8h；氢气和氮气的纯度应高于 99.9%。

当进样量为 1mL 时，检出限为 0.2mg/m³。

B　汞置换法

汞置换法也称间接冷原子吸收光谱法。该方法基于气样中的 CO 与活性氧化汞在 180~200℃发生反应，置换出汞蒸气，带入冷原子吸收测汞仪测定汞的含量，再换算成 CO 浓度。置换反应式如下：

$$CO(气) + HgO(固) \xrightarrow{180 \sim 200℃} Hg(蒸气) + CO_2(气) \tag{4-49}$$

汞置换法 CO 测定仪的工作流程如图 4-18 所示。空气经灰尘过滤器、活性炭管、分子筛管及硫酸亚汞硅胶管等净化装置除去尘埃、水蒸气、二氧化硫、丙酮、甲醛、乙烯、乙炔等干扰物质后，通过流量计、六通阀，由定量管取样送入氧化汞反应室，被 CO 置换出的束蒸气随气流进入测量室，吸收低压汞灯发射的 253.7nm 紫外线，用光电倍增管、放大器及显示、记录仪表测出吸光度，以实现对 CO 的定量测定。测定后的气体经碘-活性炭吸附管由抽气泵抽出排放。

图 4-18　汞置换法 CO 测定仪的工作流程

1—灰尘过滤器；2—活性炭管；3, 10—分子筛管；4—硫酸亚汞硅胶管；5—三通阀；
6—霍加特氧化管；7—流量计；8—六通阀；9—定量管；11—加热炉及氧化汞反应室；
12—冷原子吸收测汞仪；13—限流孔；14—流量调节阀；15—抽气泵

空气中的甲烷和氢气在净化过程中不能除去，和 CO 一起进入氧化汞反应室。其中，CH_4 在这种条件下不与氧化汞发生反应，而 H_2 则与之反应，干扰测定，可在仪器调零时消除。校正零点时，将霍加特氧化管串入气路，将空气中的 CO 氧化为 CO_2 后作为零气。

测定时，先将适宜质量浓度（ρ_s）的 CO 标准气由定量管进样，测量吸收峰高（h_s）或吸光度（A_s），再用定量管进入气样，测其峰高（h_x）或吸光度（A_x），按式（4-50）计算气样中 CO 的质量浓度（ρ_x）：

$$\rho_x = \frac{\rho_s}{h_s} h_x \tag{4-50}$$

该方法检出限为 0.04mg/m^3。

4.2.2.2 二氧化碳的测定

A 非色散红外吸收法

（1）原理。二氧化碳对红外线具有选择性的吸收，在一定范围内，吸收值与二氧化碳浓度呈线性关系。根据吸收值可确定样品二氧化碳的浓度。

（2）仪器和设备。二氧化碳非色散红外线气体分析仪。

（3）分析步骤。仪器的启动和校准：1）启动和零点校准。仪器通电源后，稳定 30min~1h，将高纯氮气或空气经干燥管和烧碱石棉过滤管后，进行零点校准。2）终点校准。用二氧化碳标准气（如 0.50%）连接在仪器进样口，进行终点刻度校准。3）零点与终点校准重复 2~3 次，使仪器处于正常状态。

（4）二氧化碳的测定。将内装燃烧后产生的 CO_2 气袋接在装有变色硅胶或无水氯化钙的过滤器和仪器的进气口相连接，二氧化碳被自动抽到气室中，并显示二氧化碳的浓度（%）。

（5）结果计算。样品中二氧化碳的浓度，可从气体分析仪直接读出。

B 气相色谱法

a 原理

色谱分析法又称层析分析法，是一种分离测定多组分混合物的极其有效的分析方法。它基于不同物质在相对运动的两相中具有不同的分配系数，当这些物质随流动相移动时，就在两相之间进行反复多次分配，使原来分配系数只有微小差异的各组分得到很好的分离，依次送入检测器测定，达到分离、分析各组分的目的。二氧化碳在色谱柱中与空气的其他成分完全分离后，进入热导检测器的工作臂，使该臂电阻值的变化与参考臂电阻值的变化不相等，惠斯登电桥失衡而产生的信号输出。在线性范围内，信号大小与进入检测器的二氧化碳浓度成正比。从而进行定性与定量测定。

b　仪器与设备

气相色谱仪：配备有热导检测器的气相色谱仪。

注射器：2mL、5mL、10mL、20mL、50mL、100mL，体积误差<±1%。

色谱柱：不锈钢管内填充 GDX-102 高分子多孔聚合物，柱管两端填充玻璃棉。

c　分析步骤

（1）配置标准气并绘制标准曲线。在 5 支 100mL 注射器内分别注入不同浓度的标准气体，另取纯氮气作为零浓度气体。每个浓度的标准气体分别通过色谱仪的六通进样阀得到各浓度的色谱峰和保留时间。每个浓度做 3 次，测量色谱峰高（峰面积）的平均值。以二氧化碳的浓度（%）对平均峰高（峰面积）绘制标准曲线，并计算回归线的斜率，以斜率的倒数 B_g 作样品测定的计算因子。

（2）测定校正因子。用单点校正法求校正因子。取与所测气体中含二氧化碳浓度相接近的标准气体，测量色谱峰的平均峰高（峰面积）和保留时间。用式（4-51）计算校正因子。

$$f = C_0/h_0 \tag{4-51}$$

式中，f 为校正因子；C_0 为标准气体浓度，%；h_0 为平均峰高（峰面积）。

d　结果计算

用标准曲线法查标准曲线定量，或用下式计算浓度：

$$C = H_x B_g$$

式中，C 为样品空气中二氧化碳浓度，%；H 为样品峰高（峰面积）的平均值；B_g 为计算因子。

用校正因子按式（4-52）计算浓度

$$C = H_x f \tag{4-52}$$

式中，C 为样品空气中二氧化碳浓度，%；H 为样品峰高（峰面积）的平均值；f 为校正因子。

C　容量滴定法

a　原理

用过量的氢氧化钡溶液与二氧化碳作用生成碳酸钡沉淀，采样后剩余的氢氧化钡用标准草酸溶液滴定至酚酞试剂红色刚褪。由容量法滴定结果出以所采集的空气样品体积，即可测得空气中二氧化碳的浓度。

b　分析步骤

二氧化碳通入氢氧化钡溶液后，加塞静置，使碳酸钡沉淀完成，吸取上清液 25mL 于碘量瓶中（碘量瓶事先应充氮或充入经碱石灰处理的空气），加入 2 滴酚酞指示剂，用草酸标准液滴定至溶液由红色变为无色，记录所消耗的草酸标准溶液的体积 a(mL)；同时用未加 CO_2 的氢氧化钡溶液作为空白滴定，记录所消耗的草酸标准溶液的体积 b（mL）。

c 结果计算

将采样体积换算成标准状态下采样体积。

空气中二氧化碳浓度按式（4-53）计算：

$$C = 20(b-a)/V_0 \qquad (4\text{-}53)$$

式中，C 为空气中二氧化碳浓度%；a 为样品滴定草酸标准溶液体积，mL；b 为空白滴定所用草酸标准溶液体积，mL；V_0 为通入 CO_2 的体积。

D 其他测量方法

（1）烧碱法。把一定体积的 CO_2 通过氢氧化钠溶液，记下溶液的增量，再除以体积，即为 CO_2 浓度。

（2）半导体激光红外分光法。该法适合测大气中 CO_2 的含量。

该法装置由激光光源器、分光器、样品槽和检测器组成，它的特点是在数十托（torr）以下的低压下具有非常高的分解能。不受共存物质的干扰。测定成分的分析有高选择性、高灵敏度和高精度。大气中的二氧化碳用光程长 15cm 的槽分析精度最好。

4.2.3 矿山常见的金属及其化合物的测定

有害金属侵入人体后，将会使某些酶失去活性而出现不同程度的中毒症状，其毒性大小与金属种类、理化性质、浓度及存在的价态和形态有关。例如汞、铅、镉、六价铬及其化合物是对人体健康产生长远影响的有害金属，汞、铅、砷、锡等金属的有机化合物比相应的无机化合物毒性要强得多，可溶性金属要比颗粒态金属毒性大，六价铬比三价铬毒性大等。

4.2.3.1 铅

铅是可在人体和动、植物体中积累的有毒金属，其主要毒性效应是导致贫血、神经机能失调和肾损伤等。

测定水体中铅的方法有原子吸收光谱法和双硫腙（二硫腙）分光光度法，也可以用阳极溶出伏安法、示波极谱分析法和电感耦合等离子体原子发射光谱（ICP-AES）法。

A 双硫腙分光光度法

分光光度法是建立在分子吸收光谱基础上的分析方法。分子吸收光谱的吸收峰峰值波长、吸收峰数目及形状与物质的分子结构（如价电子结构、键型、官能团等）紧密相关，是进行定性分析的基础；吸收峰峰值波长处的吸光度与被测物质的浓度之间的关系符合朗伯-比尔定律，即在一定的实验条件下二者呈线性关系，这是定量分析的基础。

分光光度法的应用光区包括紫外光区（10～400nm）、可见光区（400～780nm）和红外光区（780nm～300μm）。在用该法检测时，往往将被测物质转化成有色物质，测其对特征光的吸光度，与标准物质的吸光度比较，确定被测物质含量。

分光光度法使用的仪器称为分光光度计，有可见分光光度计、紫外-可见分光光度计和红外分光光度计，它们的基本组成大同小异。紫外-可见分光光度计的光源常用氢灯或负灯（紫外光区）、鹊丝灯（可见光区）；分光系统由棱镜（或光栅）与透镜、狭缝等组成；比色皿由石英材料（紫外光区）或光学玻璃（可见光区）制成；检测器常用光电管或光电倍增管；指示、记录系统有微安表、数字电压表、记录仪、示波器等。红外分光光度计分为色散型和傅里叶变换型，前者的基本组成与紫外-可见分光光度计相同，只是光源、比色皿和检测器的材料不同，并将吸收池放在分光系统的前面；后者将光源发射的红外线经迈克尔森干涉仪变成干涉光，用这种干涉光照射样品，为检测器获得带有样品信息的干涉图，干涉图用计算机进行傅里叶积分变换，得到吸收光谱。目前生产的分光光度计大都配有微处理机或小型计算机，仪器的操作控制、数据处理和图谱检索等均由计算机完成。

双硫腙分光光度法基于在 pH 值为 8.5～9.5 的氨性柠檬酸盐-氰化物还原介质中铅与双硫腙反应生成红色螯合物，用三氯甲烷（或四氯化碳）萃取后可于510nm 波长处测定吸光度。

测定时，要特别注意器皿、试剂及去离子水是否含痕量铅，这是能否获得准确结果的关键。Bi^{3+}、Sn^{2+} 等干扰测定，可预先在 pH 值为 2～3 的条件下用双硫腙的三氯甲烷溶液萃取分离。为防止双硫腙被一些氧化性物质如 Fe^{3+} 等氧化，需在氨性介质中加入盐酸羟胺。

该方法适用于地表水和废水中痕量铅的测定。当使用 10mm 比色皿，取水样100mL，用 10mL 双硫腙的三氯甲烷溶液萃取时，最低检出质量浓度为 0.01mg/L，测定上限为 0.3mg/L。

B　电感耦合等离子体原子发射光谱（ICP-AES）法

该方法是以电感耦合等离子体焰炬为激发光源的发射光谱分析方法，具有准确度和精密度高、检出限低、测定快速、线性范围宽、可同时测定多种元素等优点，已广泛用于环境样品及岩石、矿物、金属等样品中数十种元素的测定。

a　方法原理

电感耦合等离子体焰炬温度可达 6000～8000K，当将样品由进样器引入雾化器，并被氩载气带入焰炬时，样品中组分被原子化、电离、激发，以光的形式发射出能量。不同元素的原子在激发或电离时发射不同波长的特征光，故根据特征光的波长可进行定性分析；元素的含量不同时发射特征光的强度也不同，据此可进行定量分析。

b 仪器装置

电感耦合等离子体原子发射光谱仪由电感耦合等离子体焰炬、进样器、分光器、控制和检测系统等组成。电感耦合等离子体焰炬由高频电发生器和感应圈、炬管、样品引进和供气（载气、辅助气、冷却气）系统组成。高频电发生器和感应圈提供电磁能量。炬管由 3 个同心石英管组成，分别通入载气、冷却气、辅助气（均为氧气）。当用高频点火装置产生火花后，形成电感耦合等离子体焰炬，对由载气带来的气溶胶样品进行原子化、电离、激发。进样器为利用气流提升和分散样品的雾化器，雾化后的样品送入电感耦合等离子体焰炬的载气气流。分光器由透镜、光栅等组成，用于将各元素发射的特征光按波长依次分开。控制和检测系统由光电转换及测量部件、微型计算机和指示记录器件组成。

c 测定要点

（1）水样预处理。如果测定溶解态元素，采样后立即用 $0.45\mu m$ 滤膜过滤，取所需体积滤液，加入浓硝酸消解；如果测定元素总量，取所需体积均匀水样，用浓硝酸消解，消解好后，均需定容至原取样体积，并使溶液保持硝酸质量分数为 5% 的酸度。（2）配制标准溶液和试剂空白溶液。（3）测定。调节好仪器工作参数，选 2 个标准溶液进行两点校正后，依次将试剂空白溶液、水样喷入电感耦合等离子体焰炬测定，扣除空白值后的元素测定值即为水样中该元素的浓度。

原子吸收光谱法、阳极溶出伏安法测定铅参见镉的测定。

4.2.3.2 汞

汞的测定方法有双硫腙分光光度法、冷原子吸收光谱法、冷原子荧光光谱法和原子荧光光谱法。双硫腙分光光度法是测定多种金属元素的标准方法，但对测定条件要求严格，操作较烦琐；其他三种方法是测定水中微量、痕量汞的特效方法，测定简便、干扰因素少、灵敏度较高。

A 双硫腙分光光度法测汞

水样在酸性介质中于 95℃ 用高锰酸钾溶液和过硫酸钾（氧化剂）溶液消解，将无机汞和有机汞转化为二价汞后，用盐酸羟胺溶液还原过剩的氧化剂，加入双硫腙溶液，与汞离子反应生成橙色螯合物，用三氯甲烷或四氯化碳萃取，再加入碱溶液洗去萃取液中过量的双硫腙，于 485nm 波长处测其吸光度，以标准曲线法定量。

该方法对测定条件要求较严格。例如：加盐酸羟胺不能过量；对试剂纯度要求高，特别是双硫腙的纯度，对提高汞螯合物的稳定性和测定准确度极为重要；有色螯合物对光敏感，要求避光或在半暗室内操作等。为消除铜离子等共存金属离子的干扰，在碱洗脱液中加入 10g/L EDTA 二钠盐进行掩蔽。还应注意，因为汞是剧毒物质，测定完毕，应在萃取液中加入浓硫酸，破坏有色螯合物，走进入水相，用碱溶液将其中和至微碱性，再加硫化钠溶液，使汞沉淀出来予以回收或进行其他处理。有机相经脱酸和脱水后，蒸馏回收三氯甲烷或四氯化碳。

B　冷原子吸收光谱法

a　方法原理

水样经消解后，将各种形态的汞转变成二价汞，用氯化亚锡将二价汞还原为单质汞。利用汞易挥发的特点，在室温下通入空气或氮气将其载入冷原子吸收测汞仪，测量对特征波长（253.7nm）的光的吸光度，与汞标准溶液的吸光度进行比较定量。在一定浓度范围内，吸光度与浓度成正比。

低压汞灯辐射 253.7nm 紫外线，经紫外滤光片射入吸收池，则部分被样品中还原释放出来的汞蒸气吸收，剩余紫外线经石英透镜聚焦于光电倍增管上，产生的光电流经电子放大系统放大，送入指示表指示或记录仪记录。当指示表刻度用标准样品校准后，可直接读出汞浓度。汞蒸气发生气路是：抽气泵将载气（空气或氮气）抽入盛有经预处理的水样和氯化亚锡的汞还原瓶，在此产生汞蒸气并随载气经装有变色硅胶的 U 形管除水蒸气后进入吸收池测量吸光度，然后经流量计、录吸收瓶排出。

该方法适用于各种水体中汞的测定；在最佳条件下，最低检出质量浓度可达 0.1~0.5μg/L。

b　测定要点

（1）水样预处理。在硫酸-硝酸介质中，加入高锰酸钾和过硫酸钾潜液，于近沸或煮沸状态下消解水样。对于清洁地表水、地下水及含有机物较少的废（污）水，可以用溴酸钾-溴化钾混合液在酸性介质中于室温（20℃以上）消解水样。过量的氧化剂在测定前用盐酸羟胺溶液还原。（2）空白样品制备。用无汞蒸馏水代替水样，按水样制备步骤制备空白样品。（3）绘制标准曲线。按照水样介质条件，配制系列汞标准溶液，分别吸取适量注入汞还原瓶内，加入氯化亚锡溶液，迅速通入载气，记录指示表最高读数或记录仪记录的峰高。用同样方法测定空白样品。以扣除空白后的各测定值为纵坐标，相应标准溶液的浓度为横坐标，绘制出标准曲线。（4）水样测定。取适量处理好的水样于汞还原瓶中，按照测定标准溶液的方法测其最高读数或峰高，从标准曲线上查得汞的浓度，再乘以水样稀释倍数，即得水样汞的浓度。

C　冷原子荧光光谱法

该方法是将水样中的汞离子还原为基态汞原子蒸气，吸收 253.7nm 的紫外线后，被激发而发射特征共振荧光，在一定的测量条件下和较低的浓度范围内荧光强度与汞浓度成正比。方法检出限为 0.0015 附/L，测定下限为 0.006μg/L，且干扰因素少，适用于地表水、地下水及氯离子含量较低的水样。

它与冷原子吸收测汞仪相比，不同之处在于后者是测量特征紫外线在吸收池中被束蒸气吸收后的透射光强，而冷原子荧光测汞仪是测量吸收池中的汞原子蒸气吸收特征紫外线被激发后所发射的特征共振荧光（波长较紫外线长）的强度，光电倍增管必须放在与吸收池相垂直的方向上。用高纯氧气或氮气作为载气。

4.2.3.3　砷

单质砷毒性极低，而砷的化合物均有剧毒，三价砷化合物比其他价砷化合物毒性更强，内服 0.1g 三氧化二砷（俗称砒霜）即可致死。砷的化合物容易在人体内积累，造成急性或慢性中毒。

测定水中砷的方法有新银盐分光光度法、二乙氨基二硫代甲酸银分光光度法、氢化物发生-原子吸收光谱法、原子荧光光谱法、ICP-AES 法。

A　新银盐分光光度法

该方法基于用硼氢化钾在酸性溶液中产生新生态氢，将水样中无机砷还原成砷化氢（AsH_3）气体，用硝酸-硝酸银-聚乙烯醇-乙醇溶液吸收，则砷化氢将吸收液中的银离子还原成单质胶体银，使溶液呈黄色，其颜色强度与生成氢化物的量成正比。该黄色溶液对 400nm 光有最大吸收，且吸收峰形对称。以空白吸收液为参比测其吸光度，用标准曲线法测定。

对于清洁的地下水和地表水，可直接取样进行显色测定；对于被污染的水，要用盐酸-硝酸-高氯酸消解；水样经调节 pH，加还原剂和掩蔽剂后移入反应管中处理。

该方法适用于地表水和地下水中痕量砷的测定，其检出限为 0.0004mg/L，测定上限为 0.012mg/L。

B　二乙氨基二硫代甲酸银分光光度法

在碘化钾、酸性氯化亚锡作用下，五价砷被还原为三价砷，并与新生态氢反应，生成气态砷化氢（AsH_3），被二乙氨基二硫代甲酸银（AgDDC）-三乙醇胺的三氯甲烷溶液吸收，生成红色的胶体银，在 510nm 波长处，以三氯甲烷为参比测其经空白校正后的吸光度，用标准曲线法定量。清洁水样可直接取样加硫酸后测定，含有机物的水样应用硝酸-硫酸消解。本样中共存锑、铋和硫化物时干扰测定。氯化亚锡和碘化钾的存在可抑制锑、铋的干扰，硫化物可用乙酸铅棉吸收法去除。砷化氢剧毒，整个反应应在通风柜内进行。方法最低检出质量浓度为 0.007mg/L，测定上限为 0.50mg/L，适用于地表水和废（污）水中砷的测定。

C　氢化物发生-原子吸收光谱法

硼氢化钾或硼氢化钠在酸性溶液中产生新生态氢，将水样中的无机砷还原成砷化氢，用 N_2 载入升温至 900~1000℃ 的电热石英管中，则砷化氢被分解，生成砷原子蒸气，对来自砷光源（常用无极放电灯）发射的特征光（波长为193.7nm）产生吸收。将测得水样中砷的吸光度值与标准溶液的吸光度值比较，可确定水样中砷的含量。

该方法适用质量浓度范围为 1.0~12μg/L，一般装置的检出限为 0.25μg/L。可用于地下水、地表水和基体不复杂的废（污）水样品中痕量砷的测定。

D　原子荧光光谱法测定砷、硒、锑、铋

水样经消解处理后，加入硫脲，将砷、锑、铋还原成三价，硒还原成四价；加入硼氢化钾溶液，三价砷、锑、铋和四价硒分别生成砷化氢、锑化氢、铋化氢和硒化氢，用载气（氩气）导入电热石英管原子化器，在氩、氢火焰中原子化，产生的4种原子蒸气分别吸收相应元素空心阴极灯发射的特征光后，被激发而发射原子荧光；在一定实验条件下，荧光强度与水样中的砷、锑、铋和硒含量成正比关系，用标准曲线法测定。

该方法灵敏度高、干扰少，测定简便、快速，适用于地表水和地下水中痕量砷、锑、铋和硒的测定。其检出限为：砷、锑、铋 0.0001~0.0002mg/L，硒 0.0002~0.0005mg/L。

4.2.3.4　镉

镉属剧毒金属，可在人体的肝、肾等组织中积累，造成脏器组织损伤，尤以对肾损害最为明显；还会导致骨质疏松，诱发癌症。镉污染主要来源于电镀、采矿、冶炼、颜料、电池等工业排放的废水。

测定镉的主要方法有原子吸收光谱法、双硫腙分光光度法、阳极溶出伏安法和电感耦合等离子体原子发射光谱（ICP-AES）法。

A　原子吸收光谱法

原子吸收光谱法也称原子吸收分光光度法，简称原子吸收法。该方法可测定70多种元素，具有测定快速、准确、干扰少、可用同一样品分别测定多种元素等优点。测定废水中镉、铜、铅、锌等元素时，可采用直接吸入火焰原子吸收光谱法。对于含量低的清洁地表水或地下水，用萃取或离子交换法富集后再用火焰原子吸收光谱法测定；也可以用石墨炉原子吸收光谱法测定，其测定灵敏度高于火焰原子吸收光谱法，但基体干扰较火焰原子吸收光谱法严重。

a　火焰原子吸收光谱法

（1）方法原理。将含待测元素的样品溶液通过原子化系统喷成细雾，随载气进入火焰，并在火焰中解离成基态原子。当空心阴极灯辐射出待测元素的特征光通过火焰时，因被火焰中待测元素的基态原子吸收而减弱。在一定实验条件下，特征光强的变化与火焰中待测元素基态原子的浓度有定量关系，故只要测得吸光度，就可以求出样品溶液中待测元素的浓度。

（2）原子吸收分光光度计。用于原子吸收光谱法分析的仪器称为原子吸收分光光度计或原子吸收光谱仪。它由光源、原子化系统、分光系统及检测系统4个主要部分组成。

空心阴极灯是原子吸收分光光度计最常用的光源，由封闭于玻璃灯壳内的空心圆筒形阴极和阳极组成，阴极由被测元素纯金属或其合金制成，阳极由铁或钽、锆等金属制成；灯内充入氖气或氩气。当两极间加上一定电压时，因阴极表面溅射出来的待测金属原子被激发，便发射出特征光。这种特征光谱线宽度窄、干扰少，故称空心阴极灯为锐线光源。

原子化系统是将被测元素转变成原子蒸气的装置，可分为火焰原子化系统和无火焰原子化系统。火焰原子化系统包括喷雾器、雾化室、燃烧器、火焰及气体供给部分。火焰是将样品雾滴蒸发、干燥并经过热解离或还原作用产生大量基态原子的能源，常用的火焰是空气-乙炔火焰。对用空气-乙炔火焰难以解离的元素，如 Al、Be、V、Ti 等，可用氧化亚氮-乙炔火焰（最高温度可达 3300K）。常用的无火焰原子化系统是电热高温石墨管原子化器，其原子化效率比火焰原子化系统高得多，因此可大大提高测定灵敏度。此外，还有氢化物原子化器等。

分光系统又称单色器，主要由色散元件、凹面镜、狭缝等组成。在原子吸收分光光度计中，分光系统放在原子化系统之后，用于将被测元素的特征谱线与邻近谱线分开。

检测系统由光电倍增管、放大器、对数转换器、指示器（表头、数显器、记录仪及打印机等）和自动调节、自动校准等部分组成，是将光信号转换成电信号并进行测量的装置。中、高档原子吸收分光光度计都配有微型计算机，用于控制仪器操作和进行数据处理。

它与单光束原子吸收分光光度计的主要区别为光源发射的特征光被旋转斩光器分成参比光束和测量光束，前者不通过火焰，光强不变；后者通过火焰，光强减弱。

（3）直接吸入火焰原子吸收光谱法测定镉、铜、铅、锌。清洁水样可不经预处理直接测定；污染的地表水和废水样需用硝酸或硝酸-高氯酸消解，并进行过滤、定容后，将样品喷入火焰中进行原子化，分别测量各元素对其特征光的吸收，用标准曲线法或标准加入法定量。

（4）溶剂萃取-火焰原子吸收光谱法测定微量镉、铜、铅。适用于镉、铜、铅含量低，需进行富集后测定的水样。用一般原子吸收分光光度计测定，适用质量浓度范围：镉、铜为 $1\sim50\mu g/L$；铅为 $10\sim200\mu g/L$。

测定时，将清洁水样或经消解的水样中待测金属离子在酸性介质中与吡啶烷基二硫代甲酸铵（APDC）反应生成络合物，用甲基异丁基酮（MIBK）萃取后，喷入火焰进行吸光度的测定。当水样中铁含量较高时，用碘化钾-甲基异丁基酮（KI-MIBK）萃取效果更好。操作条件与直接吸入火焰原子吸收光谱法相同。

（5）流动注射-火焰原子吸收光谱法测定镉、铜、铅、锌。流动注射是一种用于需要预处理样品的进样技术，它与分析仪器和电子控制部件相结合，可实现间歇自动监测。该技术与火焰原子吸收光谱法结合，测定镉、铜、铅、锌的原理是：取适量除去悬浮物的水样，用乙酸-乙酸钠缓冲溶液配制成 pH 为 5.7 的样品溶液并定容后，借助蠕动泵以一定流量送入 NP 多氨基磷酸盐树脂柱，富集 Cd^{2+}、Cu^{2+}、Pb^{2+}、Zn^{2+} 1~5min，再切换液路，将 1.5mol/L HNO_3 溶液送入树脂柱，快速洗脱出 Cu^{2+}、Pb^{2+}、Zn^{2+}、Cd^{2+} 并随载液喷入原子吸收分光光度计的火焰测定吸光度，由记录仪记录瞬时峰高，与在同样条件下测得标准、溶液中相应元素的瞬时峰高比较进行定量。

该方法最低检出质量浓度：Cu 为 $2\mu g/L$，Zn 为 $2\mu g/L$，Pb 为 $5\mu g/L$，Cd 为 $\mu g/L$。

b　石墨炉原子吸收光谱法测定镉（铜、铅）

将清洁水样和标准溶液直接注入电热石墨炉内的石墨管中进行测定。每次进样量 10~20mL（视元素含量而定）。测定时，石墨炉分三个阶段加热升温。首先以低温（小电流）干燥样品，使溶剂完全挥发，但以不发生剧烈沸腾为宜，称为干燥阶段；然后用中等电流加热，使样品灰化或炭化（灰化阶段），在此阶段应有足够长的灰化时间和足够高的灰化温度，使样品基体完全蒸发，但又不使被测元素损失；最后用大电流加热，使被测元素迅速原子化（原子化阶段），通常选择最低原子化温度。测定结束后，将温度升至最大允许值并维持一定时间，以除去残留物，消除记忆效应，作好下一次进样的准备。

对组成简单的水样可用直接比较法，每测定 10~20 个样品应用标准溶液检查仪器读数 1~2 次。对组成复杂的水样则宜用标准加入法。

B　双硫腙分光光度法

在强碱性介质中，镉离子与双硫腙反应，生成红色螯合物，用三氯甲烷萃取分离后，于 518nm 处测其吸光度，用标准曲线法定量。其测定质量浓度范围为 1~60μg/L，适用于受镉污染的地表水和废水中镉的测定。

C　阳极溶出伏安法

阳极溶出伏安法是在经典极谱分析法基础上发展起来的分析方法，可用于多种金属元素的分析，具有灵敏、准确、快速、在同一样品中可连续测定几种元素等优点。

a　经典极谱分析法原理

极谱分析法是一种在特殊电解条件下，根据被测物质在电极上进行氧化还原反应得到的电流-电压关系曲线进行定性、定量分析的方法。电解池中的 2 个电极，一个是滴汞电极（阴极），另一个是来池电极（阳极）或饱和甘苯电极（SCE）。滴汞电极是一支上部连接储汞瓶 H 的毛细管（内径 0.05mm），将汞滴有规则地滴入电解池溶液中。因为汞滴表面积小，故电解电流密度大，使汞滴周围液层的被测离子迅速还原，而主体溶液中被测离子向电极表面迁移速度慢，便形成浓差极化，故称滴汞电极为极化电极。汞池电极或饱和甘汞电极表面积较大，电解电流密度小，不发生浓差极化，电极电位不随外加电压的改变而变化，称为去极化电极。

b　阳极溶出伏安法测定镉（铜、铅、锌）

溶出伏安法也称反向溶出极谱分析法。因为被测金属离子在阳极上发生溶出反应，故称为阳极溶出伏安法。这种方法是先使待测离子于适宜的条件下在微电极（悬汞电极或汞膜电极）上进行富集，然后再利用改变电极电位的方法将被富集的金属氧化溶出，并记录其伏安曲线。根据溶出峰电位进行定性分析；根据峰电流大小进行定量分析。

因为电解富集缓慢（1~10min），而溶出却在瞬间完成（以 50~200mV/s 的电压扫描速度进行），故溶出电流大大增加，使方法的灵敏度大大提高。可用于测定饮用水、地表水和地下水中镉、铜、铅、锌，适用质量浓度范围为 1~1000μg/L。当富集 5min 时，测定下限可达 0.5μg/L。测定要点如下：

（1）水样预处理。对含有机质较多的地表水用硝酸-高氯酸消解，比较清洁的水直接取样测定。

（2）标准曲线绘制。分别取不同体积的镉、铜、铅、锌标准溶液，加入支持电解质（高氯酸），配制系列标准溶液，依次倾入电解池中，通氮气除氧，在 $-1.30V$ 极化电压下于悬汞电极上富集 3min，静置 30s，使富集在悬汞电极表面的金属均匀化；将极化电压均匀地由负向正扫描（速度视浓度水平选择），记录伏安曲线，对峰电流分别作空白校正后，绘出峰电流-浓度标准曲线。

（3）样品测定。取适量水样，在与系列标准溶液相同操作条件下，测定、绘制伏安曲线。根据经空白校正后各被测离子峰电流，从峰电流-浓度标准曲线上查得并计算其浓度。当样品组分比较复杂时，可采用标准加入法。

4.2.3.5　铜

铜是人体所必需的微量元素，缺铜会发生贫血、腹泻等病症，但过量摄入铜亦会产生危害。铜对水生生物的危害较大，其毒性大小与形态有关。铜的主要污染源是电镀、五金加工、矿山开采、石油化工和化学工业等部门排放的废水。

测定水中铜的方法主要有原子吸收光谱法、二乙氨基二硫代甲酸钠分光光度法和 2，9-二甲基-1，10-菲咯啉分光光度法，还可以用阳极溶出伏安法、示波极谱分析法、ICP-AES 法等。

二乙氨基二硫代甲酸钠分光光度法的原理基于：在 pH 为 8~10 的氨性溶液

中，铜离子与二乙氨基二硫代甲酸钠（铜试剂，简写为 DDTC）作用，生成摩尔比为 1：2 的黄棕色胶体络合物，该络合物可被三氯甲烷或四氯化碳萃取，其最大吸收波长为 440nm。在测定条件下，有色络合物可以稳定 1h，但当水样中含铁、锰、镍、钴和铋等离子时，也与 DDTC 生成有色络合物，干扰铜的测定，均可用 EDTA 和柠檬酸胺掩蔽消除。当水样中含铜较高时，可加入明胶、阿拉伯胶等胶体保护剂，在水相中直接进行吸光度测定。使用 20mm 比色皿，萃取用样品体积为 50mL，方法检出限为 0.010mg/L，测定下限为 0.040mg/L；使用 10mm 比色皿，萃取用样品体积为 10mL，测定上限为 6.00mg/L。该方法适用于各种水体中铜的测定。

原子吸收光谱法、阳极溶出伏安法测定铜参见镉的测定，ICP-AES 法测定铜参见铝的测定。

4.2.3.6　锌

锌也是人体必不可少的有益元素，每升水含数毫克锌对人体和温血动物无害，但对鱼类和其他水生生物影响较大。锌对水体的自净过程有一定抑制作用。锌的主要污染源是电镀、冶金、颜料及化学化工等工业部门排放的废水。

原子吸收光谱法测定锌，灵敏度较高、干扰少，适用于各种水体。此外，还可选用双硫腙分光光度法、阳极溶出伏安法或示波极谱分析法、ICP-AES 法。对于锌含量较高的废（污）水，为了避免高倍稀释引入的误差，可选用双硫腙分光光度法；对于高含盐量的废水和海水中微量锌的测定，可选用阳极溶出伏安法或示波极谱分析法。

双硫腙分光光度法的原理基于：在 pH 为 4.0~5.0 的乙酸盐缓冲溶液中，锌离子与双硫腙反应生成红色螯合物，用三氯甲烷或四氯化碳萃取后，于其最大吸收波长 535nm 处以四氯化碳作参比，测其经空白校正后的吸光度，用标准曲线法定量。水中存在少量锡、镉、钴、铜、汞、镍、亚锡等离子均产生干扰，采用硫代硫酸纳掩蔽和控制溶液 pH 来消除。三价铁、余氯和其他氧化剂会使双硫腙变成棕黄色。由于锌普遍存在于环境中，与双硫腙反应又非常灵敏，因此需要特别注意防止污染。

当使用 20mm 比色皿取水样 100mL 时，锌的最低检出质量浓度为 0.005mg/L。

该方法适用于天然水和轻度污染的地表水中锌的测定。

原子吸收光谱法、阳极溶出伏安法测定锌参见镉的测定，ICP-AES 法测定锌参见铝的测定。

4.2.3.7　铬

铬是生物体所必需的微量元素之一。铬的毒性与其存在价态有关，六价铬具有强毒性，为致癌物质，并易被人体吸收而在体内积累。通常认为六价铬的毒性比三价铬高 100 倍，但是，对鱼类来说，三价铬化合物的毒性比六价铬高。当水中六价铬质量浓度达 1mg/L 时，水呈黄色并有涩味；三价铬质量浓度达 1mg/L 时，水的浊度明显增加。铬的工业污染源主要有铬矿石加工、金属表面处理、皮革鞣制、印染等行业的废水。

水中铬的测定方法主要有二苯碳酰二肼分光光度法、火焰原子吸收光谱法、电感耦合等离子体原子发射光谱法和硫酸亚铁铵滴定法。分光光度法是我国与其他国家普遍采用的标准方法，滴定法适用于含铬量较高的水样。

A　二苯碳酰二肼分光光度法

a　六价铬的测定

在酸性介质中，六价铬与二苯碳酰二肼（DPC）反应，生成紫红色络合物，于 540nm 波长处用分光光度法测定。对于清洁水样可直接测定；对于色度不大的水样，可用以丙酮代替显色剂的空白水样作参比测定；对于浑浊、色度较深的水样，以氢氧化锌作共沉淀剂，调节溶液 pH 至 $8\sim9$，此时 Cr^{3+}、Fe^{3+}、Cu^{2+} 均形成氢氧化物沉淀，可被过滤除去，与水样中 $Cr(Ⅵ)$ 分离；存在亚硫酸盐、二价铁离子等还原性物质和次氯酸盐等氧化性物质时，也应采取相应消除干扰措施。该方法最低检出质量浓度为 0.004mg/L。

b　总铬的测定

在酸性溶液中，首先将水样中的三价铬用高锰酸钾氧化成六价铬，过量的高锰酸钾用亚硝酸钠分解，过量的亚硝酸钠用尿素分解；然后加入二苯碳酰二肼显色，于 540nm 波长处用分光光度法测定。方法最低检出质量浓度同六价铬。

清洁地表水可直接用高锰酸钾氧化后测定；水样中含大量有机物时，用硝酸-硫酸消解后测定。

B　火焰原子吸收光谱法测定总铬

该方法测定原理基于：将经消解处理的水样喷入空气-乙炔富燃（黄色）火焰，铬的化合物被原子化，于 357.9nm 波长处测其吸光度，用标准曲线法进行定量。

该方法最佳测定范围为 $0.1\sim5mg/L$，适用于地表水和废水中总铬的测定。

共存元素的干扰受火焰状态和观测高度的影响较大，要特别注意保持仪器工作条件的稳定性。铬的化合物在火焰中易生成难于熔融和原子化的氧化物，可在样品溶液中加入适当的助熔剂和干扰元素的抑制剂，如加入 NH_4Cl 可增加火焰中的氯离子，使铬生成易于挥发和原子化的氯化物；NH_4Cl 还能抑制 Fe、CO、Ni、V、Al、Pb、Mg 的干扰。

C　硫酸亚铁铵滴定法

本法适用于总铬质量浓度大于 1mg/L 的废水。其原理为在酸性介质中，以银盐作催化剂，用过硫酸铵将三价铬氧化成六价铬；加入少量氯化钠并煮沸，除去过量的过硫酸铵和反应中产生的氯气；以苯基代邻氨基苯甲酸作指示剂，用硫酸亚铁铵标准溶液滴定至溶液呈亮绿色。根据硫酸亚铁铵溶液浓度和进行试剂空白校正后的用量，可计算出水样中总铬的含量。

4.2.3.8　其他金属化合物

根据水和废水污染类型和对用水水质要求的不同，有时还需要监测其他金属元素，如锰、铬、镍、钡、钒等，其测定方法可查阅《水和废水监测分析方法（第4版）》和其他水质监测资料。

4.3　矿山物理因素的测定

4.3.1　噪声的测定

噪声测量仪器测量的内容主要是噪声的强度，即声场中的声压，至于声强、声功率则较少直接测量，只在研究中使用；其次是测量噪声的特征，即声压的各种频率组成成分。

噪声测量仪器主要有声级计、声级频谱仪、录音机、记录仪和实时分析仪等。

4.3.1.1　声级计

声级计，又称为噪声计，按照一定的频率计权和时间计权测量声音的声压级，是声学测量中最常用的基本仪器。它是一种电子仪器，但又不同于电压表等客观电子仪表。在把声信号转换成电信号时，可以模拟人耳对声波反应速度的时间特性，对高低频有不同灵敏度的频率特性，以及不同响度时改变频率特性的强度特性。因此，声级计是一种主观性的电子仪器。

声级计既可用于环境噪声、机器噪声、车辆噪声，以及其他各种噪声的测量，也可用于电声学、建筑声学等测量。

A　声级计的工作原理

声级计的工作原理如图4-19所示。声音的声压由传声器的膜片接收后，将声压信号转换成电信号，经前置放大器作阻抗变换后送到输入衰减器。由于表头指示范围一般只有20dB，而声音变化范围可达140dB，甚至更高，所以必须使用输入衰减器来衰减较强的信号，再由输入放大器进行定量放大。放大后的信号由计权网络进行计权，计权网络的设计是模拟人耳对不同频率声音有不同灵敏度的听觉响应。在计权网络处可外接滤波器，这样可作频谱分析。输出的信号由输出衰减器衰减到额定值，随即送到输出放大器放大，使信号达到相应的输出功率，输出信号经 RMS 检波器（均方根检波电路）检波后输出有效值电压，推动电表或数字显示器，显示所测的声压级。

图 4-19　声级计的工作原理

B　声级计的分类

按其测量的准确度声级计可分为 1 级和 2 级。两种级别的声级计的各种性能指标具有同样的中心值，仅仅是允许误差不同，而且随着级别数字的增大，允许误差放宽。声级计按体积大小可分为台式声级计、便携式声级计和袖珍式声级计；按其指示方式可分为模拟指示（电表、声级灯）声级计和数字指示声级计。根据 IEC 标准和我国国家标准，两种声级计在参考频率、参考入射方向、参考声压级和基准温、湿度等条件下，测量的准确度（不考虑测量不确定性）见表 4-2。

表 4-2　声级计测量的准确度

声级计级别	1 级	2 级
准确度/dB	±0.7	±1.0

声级计上有阻尼开关，能反映人耳听觉的动态特性，快挡"F"用于测量起伏不大的稳定噪声。如噪声起伏超过 4dB 可利用慢挡"S"，有的仪器还有读取脉冲噪声的"脉冲"挡。

老式声级计的示值采用表头刻度方式，通常是由-5(或-10)~0，以及 0~10，跨度共 15(或 20)(dB)。现在使用的声级计一般具有自动加权处理数据的功能。图 4-20 所示为一种新式声级计-AWA6228 型多功能声级计（噪声分析仪）的外形。

4.3.1.2　其他噪声测量仪器

（1）声级频谱仪。噪声测量中如需进行频谱分析，通常将精密声级计外接倍频程滤波器。根据规定需要使用 10 挡，即中心频率为 31.5Hz、63Hz、125Hz、250Hz、500Hz、1kHz、2kHz、4kHz、8kHz、16kHz。

（2）录音机。有些噪声由于某些原因不能现场进行分析，需要储存噪声信号，然后带回实验室分析，这就需要录音机。供测量用的录音机不同于家用录音机，其性能要求高得多。它要求频率范围宽（一般为 20~15000Hz）、失真小（小于3%）、信噪比大（35dB 以上），此外，还要求频响特性尽可能平直、动态范围大等。

（3）记录仪。记录仪是将噪声音频信号随时间的变化记录下来，从而对环境噪声作出准确评价，记录仪能将交变的声谱电信号作对数变换，整流后将噪声的峰值、均方根值（有效值）和算术平均值表示出来。

（4）实时分析仪。实时分析仪是一种数字式谱线显示仪，能把测量范围的输入信号在短时间

图 4-20　AWA6228 型多功能声级计（噪声分析仪）的外形图

内同时反映在一系列信号通道显示屏上，通常用于较高要求的研究、测量，目前使用尚不普遍。

4.3.1.3　工业企业噪声监测方法

测量工业企业噪声时，传声器的位置应在操作人员的耳朵位置，但人须离开。

测点选择的原则是：若车间内各处 A 声级波动小于 3dB，则只需在车间内选择 1~3 个测点；若车间内各处 A 声级波动大于 3dB，则应按 A 声级大小将车间分成若干区域，任意两区域的 A 声级应大于或等于 3dB，而每个区域内的 A 声级波动必须小于 3dB，每个区域取 1~3 个测点。这些区域必须包括所有工人为观察或管理生产过程而经常工作、活动的地点和范围。

如为稳态噪声则测量 A 声级，记为 dB(A)；如为非稳态噪声，测量等效声级或测量不同 A 声级下的暴露时间，计算等效声级。测量时使用慢挡，取平均读数。

测量时要注意减少环境因素对测量结果的影响，如应注意避免或减少气流、电磁场、温度和湿度等因素对测量结果的影响。

4.3.2　温度的测定

使用测温仪表对物体的温度进行定量的测量，测量温度时，总是选择一种在一定温度范围内随温度变化的物理量作为温度的标志，根据所依据的物理定律，由该物理量的数值显示被测物体的温度。

目前，温度测量的方法已达数十种之多。根据温度测量所依据的物理定律和所选择作为温度标志的物理量，测量方法可以归纳成下列几类。

4.3.2.1 膨胀测温法

采用几何量（体积、长度）作为温度的标志。最常见的是利用液体的体积变化来指示温度的玻璃液体温度计，还有双金属温度计和定压气体温度计等。

玻璃液体温度计由温泡、玻璃毛细管和刻度标尺等组成。从结构上可分为3种：棒式温度计的标尺直接刻在厚壁毛细管上；内标式温度计的标尺封在玻璃套管中；外标式温度计的标尺固定在玻璃毛细管之外。温泡和毛细管中装有某种液体。最常用的液体为汞、酒精和甲苯等。温度变化时毛细管内液面直接指示出温度。

4.3.2.2 精密温度计

精密温度计几乎都采用汞作测温媒质。玻璃汞温度计的测量范围为$-30\sim$600℃；用汞铊合金代替汞，测温下限可延伸到-60℃；某些有机液体的测温下限可低达-150℃。这类温度计的主要缺点是测温范围较小、玻璃有热滞现象（玻璃膨胀后不易恢复原状）、露出液柱要进行温度修正等。

4.3.2.3 双金属温度计

双金属温度计是把两种线膨胀系数不同的金属组合在一起，一端固定，当温度变化时，因两种金属的伸长率不同，另一端产生位移，带动指针偏转以指示温度。工业用双金属温度计由测温杆（包括感温元件和保护管）和表盘（包括指针、刻度盘和玻璃护面）组成。测温范围为$-80\sim600$℃。它适用于工业上精度要求不高时的温度测量。

4.3.2.4 定压气体温度计

定压气体温度计是对一定质量的气体保持其压强不变，采用体积作为温度的标志。它只用于测量热力学温度（见热力学温标），很少用于实际的温度测量。

压力测温法采用压强作为温度的标志。属于这一类的温度计有工业用压力表式温度计、定容式气体温度计和低温下的蒸气压温度计三种。

压力表式温度计其密闭系统由温泡、连接毛细管和压力计弹簧组成，在密闭系统中充有某种媒质。当温泡受热时，其中所增加的压力由毛细管传到压力计弹簧。弹簧的弹性形变使指针偏转以指示温度。温泡中的工作媒质有三种：气体、蒸气和液体。（1）气体媒质温度计如用氮气作媒质，最高可测到$500\sim550$℃；用氢气作媒质，最低可测到-120℃。（2）蒸气媒质温度计常用某些低沸点的液体如氯乙烷、氯甲烷、乙醚作媒质。温泡的一部分容积中放这种液体,其余部分中充满它们的饱和蒸气。(3)液体媒质一般用水银。

这类温度计适用于工业上测量精度要求不高的温度测量。

4.3.2.5　定容气体温度计

定容气体温度计是保持一定质量某种气体的体积不变,用其压强变化来指示温度。这种温度计通常由温泡、连接毛细管、隔离室和精密压力计等组成。它是测量热力学温度的主要手段。

蒸气压温度计用于低温测量。它是根据化学纯物质的饱和蒸气压与温度有确定关系的原理来测定温度的一种温度计。它由温泡、连接毛细管和精密气压计等组成,工作媒质有氧、氮、氖、氢和氦。充氧的温度计使用范围为 54.361~94K,氮为 63~84K,氖为 24.6~40K,氢为 13.81~30K,氦为 0.2~5.2K。蒸气压温度计的测温精度高,装置较为复杂,但比气体温度计简单,在测温学实验中常用作标准温度计。

4.3.2.6　电学测温法

电学测温法采用某些随温度变化的电学量作为温度的标志。属于这一类的温度计主要有热电偶温度计、电阻温度计和半导体热敏电阻温度计。

(1)热电偶温度计。是一种在工业上使用极广泛的测温仪器。热电偶由两种不同材料的金属丝组成。两种丝材的一端焊接在一起,形成工作端,置于被测温度处;另一端称为自由端,与测量仪表相连,形成一个封闭回路。当工作端与自由端的温度不同时,回路中就会出现热电动势(见温差电现象)。当自由端温度固定时(如 0℃),热电偶产生的电动势就由工作端的温度决定。热电偶的种类有数十种之多。有的热电偶能测高达 3000℃ 的高温,有的热电偶能测量接近绝对零度的低温。

(2)电阻温度计。根据导体电阻随温度的变化规律来测量温度。最常用的电阻温度计都采用金属丝绕制成的感温元件。主要有铂电阻温度计和铜电阻温度计。低温下还使用铑铁、碳和锗电阻温度计。

(3)精密铂电阻温度计。目前是测量准确度最高的温度计,最高准确度可达万分之一摄氏度。在 -273.34~630.74℃ 范围内,它是复现国际实用温标的基准温度计。

(4)半导体热敏电阻温度计。利用半导体器件的电阻随温度变化的规律来测定温度,其灵敏度很高。主要用于低精度测量。

4.3.3　压力的测定

根据不同的工作原理,压力检测方法可分为如下几种。

4.3.3.1 重力平衡方法

重力平衡方法利用一定高度的工作液体产生的重力和砝码的重量与被测压力相平衡的原理，将被测压力转换为液柱高度或平衡砝码的重量来测量。例如液柱式压力计或活塞式压力计。

4.3.3.2 弹性力平衡方法

弹性力平衡方法利用弹性元件受压力作用发生弹性变形而产生的弹性力与被测压力相平衡的原理，将压力转换成位移，通过测量弹性元件位移变形的大小测出被测压力。此类压力计有多种类型，可以测量压力、负压、绝对压力和压差，应用最为广泛。

4.3.3.3 机械力平衡法

机械力平衡法，这种方法是将被测压力经变化元件转换成一个集中力，用外力与之平衡，通过测量平衡时的外力测得被测压力。力平衡式仪表可以达到较高精度，但是机构复杂。

4.3.3.4 物理测量方法

物理测量方法利用敏感元件在压力的作用下，其某些物理特性发生与压力确定关系变化的原理，将被测压力直接转换为各种电量来测量。如应变式、压电式、电容式压力传感器等。

4.3.4 氧的测定

氧气是人类呼吸必不可少的一种元素，人类只有在氧气浓度（体积分数）19.5%~23.5%的环境中才能生存，当环境中的氧气浓度（体积分数）低于19.5%时，人们就会处在缺氧状态，如环境中氧气浓度（体积分数）超过23.5%时，人们就会处在富氧状态，同样会影响人们的安全，因此人们需要通过各种氧气检测工具来测量环境中的氧气浓度。

4.3.4.1 电化学氧分析仪

电化学氧分析仪也叫氧电极测氧仪。由电化学氧传感器、气路单元和电子显示单元组成。氧电极传感器以铂为阴极（工作电极），铅或银为阳极（反电极），聚四氟乙烯薄膜（PTFE）将阴极端与一定浓度的电解质溶液隔开。氧在阴极被还原，电子通过电解液到达阳极，阳极的铅被氧化，电流大小与氧浓度成正比。

4.3.4.2　氧化锆测氧仪

氧化锆测氧仪采用固体电解质氧传感器。仪器中的核心部件氧化锆管是以氧化锆掺以一定比例的氧化钇或氧化钙，经高温烧结形成的稳定氧化锆陶瓷烧结体。由于氧化钇或氧化钙分子的存在，其立方晶格中存在氧离子空穴，在高温下是良好的氧离子导体，当氧化锆管两侧气体中氧含量不同时，两侧电极上由于正负电荷的堆积而形成一定的电势。

4.3.4.3　顺磁式测氧仪

氧气分子具有强顺磁性，它会向磁场的增强方向移动，如果存在两种不同氧含量的气体，它们在同一磁场相遇时就会产生压力差。当其中一种气体的氧含量为已知时，检测该压力差即可得出另一种气体的氧含量。以磁机械式氧分析仪为例，其机械原理是用一根灵敏度很高的张丝悬吊着哑铃球，它会在该压力差的作用下发生偏转。在偏转角度较小的情况下氧气的浓度与偏转角度成正比，由光源、反射镜和感光元件组成的单元能准确检测出该偏转角度，从而确定气体中的氧含量。

4.3.5　振动的测定

物体围绕平衡位置作往复运动叫振动，振动是噪声产生的原因。机械设备产生的噪声有两种传播方式：一种是以空气为介质向外传播，称为空气声；另一种是声源直接激发固体构件振动，这种振动以弹性波的形式在基础、地板、墙壁中传播，并在传播过程中向外辐射噪声，称为固体声。振动能传播固体声而造成噪声危害；同时振动本身能使机械设备、建筑结构受到破坏，人的机体受到损伤。

振动测量和噪声测量是相关的，部分仪器可通用。只要将噪声测量系统中声音传感器换成振动传感器，将声音计权网络换成振动计权网络，就成为振动测量系统。但振动频率往往低于噪声的频率。人感觉振动以振动加速度表示，一般人的可感振动加速度为 $0.03 m/s^2$，而感觉不适的振动加速度为 $0.5 m/s^2$，不能容忍的振动加速度为 $5 m/s^2$；人的可感振动频率最高为 1000Hz，但仅对 100Hz 以下振动才较敏感，而最敏感的振动频率与人体共振频率相等或相近。人体共振频率在直立时为 4~10Hz，俯卧时为 3~5Hz。

4.3.5.1　测量量

测量量为铅垂向 Z 振级。

4.3.5.2　读数方法和评价量

（1）本测量方法采用的仪器时间计权常数为 1s。

（2）稳态振动：每个测点测量一次，取 5s 内的平均示数作为评价量。

（3）冲击振动：取每次冲击过程中的最大示数为评价量。对于重复出现的冲击振动，以 10 次读数的算术平均值为评价量。

（4）无规振动：每个测点等间隔地读取瞬时示数。采样间隔不大于 5s，连续测量时间不少于 1000s，以测量数据的 VLZIO 为评价量。

4.3.5.3　测量位置及检振器的安装

（1）测量位置：测点置于各类区域建筑物室外 0.5m 以内振动敏感处，必要时，测点置于建筑物室内地面中央。

（2）检振器的安装：确保检振器平稳地安放在平坦、坚实的地面上。检振器的灵敏度主轴方向应与测量方向一致。

4.3.5.4　测量条件

测量时振源应处于正常工作状态，应避免足以影响环境振动测量值的其他环境因素，如剧烈的温度梯度变化、强电磁场、强风、地震或其他非振动污染源引起的干扰。

4.4　矿山涉及的放射性因素的测定

4.4.1　氡及其短寿命子体的测定

4.4.1.1　氡浓度的表示

表示氡浓度的方式有多种，即氡浓度、平衡当量氡浓度、α 潜能浓度和工作水平月 WLM。不同表达方式，其含义、表示的对象和使用的单位是不同的。

（1）氡浓度。氡浓度是指单位体积空气中氡的放射性活度，SI 单位是 Bq/m^3。贝可勒尔是国际单位制的活度单位名称，简称贝可（Bq）。1Bq 等于每秒钟发生一次衰变。

（2）α 潜能浓度（PAEC 或 C_p）。α 潜能浓度是指单位体积空气中存在的所有 ^{222}Rn 或 ^{222}Rn 短寿命衰变产物衰变过程中释放出的 α 粒子能量的总和叫氡子体 α 潜能浓度，单位是 Jm^{-3}。

（3）平衡当量氡浓度。平衡当量氡浓度指与氡处于放射性平衡状态的氡子体浓度，单位是 Bq/m^3。

（4）工作水平。早期矿山、地质勘探常用 WL 表示^{222}Rn 子体或^{222}Rn 子体 α 粒子潜能浓度（即单位体积空气中的 α 粒子潜能）。WL 是指 1L 空气中氡子体以任何比例混合其最终释放出 1.3×10^5 MeV 的 α 潜能，这样的氡子体浓度称为 1WL。在 1WL 氡子体浓度中暴露 170h 暴露量被定义为 1WLM（工作水平月），WLM 用来评价^{222}Rn 子体的累照射。

4.4.1.2　氡及子体的测量方法

^{222}Rn 是^{238}U 衰变链的中间产物，本身并不稳定，形成后很快发生衰变，产生一系列短寿命的衰变产物，发射出不同能量和不同半衰期的 α、β 或 γ 射线。这些信号的出现可通过多种途径探测到它们。目前已报道的氡及衰变产物的测量方法很多，涉及的技术包括脉冲电离室、闪烁室、半导体探测器、α 能谱、γ 能谱、液体闪烁、固体核径迹、热释光、驻极体等。氡的测量按采样方式可分为主动法、被动法、主被动联合法，涉及被动扩散、静电捕集、活性炭吸附、滤膜采样等采样技术。按测量时间可分为瞬时测量、累积测量和连续测量。

A　氡的快速（瞬时）测量方法

氡的快速（瞬时）测量方法也叫抓样法，其目的是快速了解被测场所氡水平的变化。主要方法有闪烁室法（采样数秒，测量 30min）、双滤膜法（采样 30min，测量 30min）、RaA 法（采样 5min，测量 10min）、气袋法（采样 5min，测量 20min）、气球法（采样 5min，测量 26min）。根据采用仪器不同可分为脉冲电离室法和静电收集-α 测量法。双滤膜法仪器比较笨重，气球法充气后体积很大，不适合井下测量，这里主要介绍其他几种方法。

（1）闪烁室法。根据空气采样方式分为连续流经型和周期注入型两种。原理是采用泵或真空的方法将空气引入闪烁室，氡和衰变产物发射的 α 粒子使闪烁室内壁上的 ZnS(Ag) 晶体产生闪光，光电倍增管把闪烁体发出的微弱的闪光信号转变为电脉冲，并放大 $10^5 \sim 10^8$ 倍。然后由电子学测量单元记录下来，储存于连续探测器的记忆装置中。单位时间内的电脉冲数与氡浓度成正比，因此可以确定被采集气体中氡的浓度。

闪烁室法的优点是灵敏度高，现场采样仅需要几秒钟，不需要电源，适用于矿山测量。缺点是现场不能得到测量结果，采样后需要放置一段时间才能测量；另外探测器不能区分能量容易受到氡子体污染，如果真空不足或闪烁室漏气等都会影响测量结果。

（2）脉冲电离室法。脉冲电离室测量原理：氡气通过过滤材料进入电离室，氡及其衰变产物产生的 α 射线使电离室内空气电离，形成大量电子和正离子，引起电极上感应电荷变化，使收集电极上出现电流脉冲，由探测器记录。该方法的优点是灵敏度高，可以探测到环境水平，而且稳定好，测量结果可靠；不足之处是仪器费用较高，难以普及。

（3）静电收集-α 测量法。空气通过滤膜进入（用泵或自由扩散）收集室，氡气衰变产生带正电荷子体（主要是 ^{218}Po 正离子），在外加电场的作用下，这些带正电荷的子体被吸附到半导体探测器表面上；这些子体进一步衰变放出的 α 粒子，被半导体探测器记录下来，根据刻度系数可确定氡的浓度。如果配合多道分析器可分辨 α 粒子的能量，给出氡及衰变产物的浓度。

（4）气袋法。将被测量气体通过气筒被引入密封性好的气袋中，记录取样时间 t_1 和采样体积 V_0。将气袋带回实验室，与测量装置连接好，打开气袋气钮，记录测量时间 t_2。按仪器设定的流速与程序进行氡气测量。

B　氡的累积测量方法

（1）α 径迹探测器。α 径迹探测器也称为固体核径迹探测器，由扩散杯、渗透膜和径迹片三部分组成。测量原理如下：空气中的氡气通过滤膜扩散到测量杯中，氡及其子体衰变产生的 α 粒子碰撞到径迹片上并沿着它们的轨迹造成原子尺度的辐射损伤，即潜径迹。经化学处理，这些潜径迹能够扩大为可观察的永久性径迹。根据径迹密度和在标准氡浓度暴露下的刻度系数可计算出被测场所的平均氡浓度。

（2）活性炭盒法。活性炭盒法是测量环境氡最常用的被动式累积测量装置。采样器为塑料或金属制成的圆柱形小盒，内装一定量的活性炭，盒口放置滤膜，以阻挡氡子体进入。采样周期力 2~7 天。然后用 γ 能谱仪或液体闪烁仪测量。

（3）驻极体法。驻极体环境氡探测器是由一个体积为 50~1000mL 的离子盒和直径为 50mm 的驻极体组成。测量原理如下：含氡空气通过盒壁上的滤膜孔进入离子盒，氡衰变产生的带电粒子在盒内电场的作用下，被带相反电荷的驻极体吸收，驻极体表面电压的改变值与进入离子盒的氡浓度成正比。

C　氡子体测量方法

（1）潜能法。该方法程序是以一定的流速 $v(\mathrm{m^3/min})$ 采样 5min，在采样结束后 40~90min 内对样品进行 α 计数。由于快速测量的准确度能满足辐射防护的要求，该法也是氡子体测量的标准方法。

（2）三段法。三段法是在三点法的基础上提出的，是氡子体浓度的标准测量方法，它可以分别测量出 3 个氡子体单独的浓度，进而求出氡子体潜能浓度。

（3）工作水平法。工作水平法实际上是对 α 潜能法的连续的测量。空气中 ^{222}Rn、^{220}Rn 衰变产物通过采样泵被连续收集到滤膜上，探测器的多道 α 谱分析器能在预选的采样间隔时间内给出 Po-218、Po-214 和 Po-212 的 α 粒子总计数，不同核素的 α 衰变被转换成能量相当的电压脉冲自动保存在存储器内，通过软件分析可分别给出 ^{222}Rn 和 ^{220}Rn 衰变产物的 α 潜能浓度 CpRn 和 CpTn。

在矿山使用这类仪器时要注意更换探测器的滤膜，以防粉尘过厚引起流量和探测效率改变或污染探头。

D　个人剂量测量方法

（1）被动式氡个人剂量计。被动式氡个人剂量计通常采用被动累积探测器，原理见氡的累积测量方法。其中 ATD 型探测器用得最为广泛，主要与该探测器测量周期长、不受湿度影响等特性有关。为了佩带方便，ATD 的扩散室设计得非常小，因而适用于高浓度氡暴露下的长期测量。

（2）被动式氡子体个人剂量计。被动式氡子体个人剂量计的结构非常简单，由金属或导电塑料支架、铝箔吸收体和 CR-39 径迹片三部分组成。此方法使用固体径迹技术，依靠自然沉积将空气中吸附在微粒上的^{222}Rn 和^{220}Rn 子体收集到径迹片上，再根据^{222}Rn 子体、^{220}Rn 子体衰变产生的 α 粒子能量不同，通过适当选择铝箔吸收体的厚度可分别测量^{222}Rn 子体和^{220}Rn 子体。

（3）主动式氡及氡子体个人剂量计。主动式氡及氡子体个人剂量计内设有一个很小的内置采样泵，充电后可连续工作 48h，属于短期个人剂量测量装置。探测器分氡气和氡子体两种，并配多道 α 谱进行测量，测量原理与工作水平测量相似。

E　测量的基本要求

a　测量方法的选择

测量氡的方法虽然很多，但每种方法都有其适用的范围和局限性。环境中的温度、湿度、气压、海拔高度及仪器的本底、灵敏度、响应时间等都会对测量结果造成影响。另外生产厂家使用的标准源和标定的方法的不同也会带来误差。因此，仪器使用前必须经过标准氡室的刻度或校正，以检验仪器的可靠性。使用期间也要经常进行校对，定期参加各种比对。

不同目的选择不同的测量方法，如果需要很快了解被测场所的氡浓度，可选用抓样测量（即瞬时快速测量）；要了解氡浓度变化，需要选择连续测量；进行剂量估算则要选用长期测量。测量持续的时间对测量结果有明显影响。短时间的单次测量（如几小时或 1~2 天），测量结果的变异系数 CV 往往大于 10%；持续几天到一周的测量 CV 小于 10%。持续 6 个月测量 CV 小于 5%，持续 1 年测量 CV 小于 2%。如果持续的时间过长，采样装置或探测器的丢失率会增加，6 个月以上测量得到的均值被认为是估算受照射剂量较为适合的时间。

b　测量点的选择

地下矿山：根据巷道的深度、长度、作业情况，选取有代表性的、工人停留时间较长的位置，如作业面、主巷道、矿石装卸处、电梯升降口、入风口、排风口等。

据现场的具体情况确定探测器放置的位置和高度，尽可能选择在不会受到干扰和气测器不易遗失的地方。

铀矿：所有有人工作和停留场所（包括地下和地面）。

工作场所：根据使用面积：$<50m^2$ 至少设置 1 点；$\geqslant 50m^2 < 3000m^2$ 设置 2~6 点；不小于 $3000m^2$ 每 $1000m^2$ 至少 2~3 点。

采用瞬时测量的选点原则：（1）如果满足井下安全措施要求，可用仪器沿采矿巷道及工作面等选取一定数量测点进行现场测量。（2）在不满足井下安全措施的条件下，可用国家标准医用 50L 氡气袋在井下采集指定位置的气体样品，带回地面用连续测量装置测量，测量周期一般为 30min，测量值乘以对应的校正因子（衰变时间、渗透率等），校正因子事先在标准氡室通过实验确定。（3）瞬时法测量每个矿井至少测量 3 个点，分别为：距离进风口约 50m 处巷道内，距离出风口约 50m 处巷道内，接近工作面处或者采场内。（4）每个测量点的测量数据不得少于 2 个，第一个数据可以作参考（不作记录），第二个数据为测量值，如果有条件，可在同一取样点多测量几个数据，自第二个数据以后的几个数的平均值即为该点测量值。

采用累积测量的选点原则：（1）每个矿山在使用累积测量时至少在 4 个点布放探测器，包括井上宿舍或者办公室内，距离进风口约 50m 处巷道内，接近工作面或者采场内，距离出风口约 50m 巷道内。（2）对于以往氡浓度较高的矿井，以及放射性核素数据明显偏高的区域，布放点应适当增加。（3）探测器布放应悬挂在尽量避免丢失的地方；同时还应请被测单位指定专人协助探测器的布放、原始记录的填写（包括探测器受到时间、布放时间、布放地点、探测器收回时间）。（4）为防止因探测器丢失，每个矿可以在易丢失地点（比如采场）适宜多增 1~2 探测器。

c 对测量仪器的基本要求

（1）可靠性要好，仪器在出厂前要经过国家承认的计量部门严格的刻度，以保证测量结果的可靠性。进口仪器必须要有原产国刻度证书，并要经我国计量部门和有关单位的性能鉴定，性能符合要求的仪器，方可使用。（2）稳定性要好（长期使用自身的稳定性和重现性）；环境温度、湿度、气压等变化不影响探测器的刻度因子或其变化在可接收范围内，一般要求仪器本身的稳定度运 $\leqslant \pm 10\%$ 或者更高，以保证结果的长期的稳定性。（3）连续测量装置要有良好的动态响应能力，能跟上和反映环境氡浓度的变化。（4）测量范围要宽，仪器上限主 $10^7 Bq/m^3$，以满足职业场所测量需要。（5）综合性能要好，如响应时间快、对环境条件的适应性（温度、湿度）强、抗干扰能力（震动、运输）要好，以及本底增加后容易去污染或有去污的手段。（6）软件兼容性好，数据易转化处理、保存、输出等方便，后期能够免费升级。（7）使用前需经国家认可实验室的检定，以保证测量结果的准确性。

d 对测量人员的基本要求

（1）要了解测量仪器的基本性能和使用范围。（2）测量的目的要明确，要了解所测量物理量的物理意义。（3）选择的测量时间和位置要有代表性，要合理。（4）每种监测方法要有明确的操作规程和数据处理方法。（5）现场实验记录要完整（包括测量时间、地点、通风状况、仪器状态等）。（6）为正确解释所得结果，测量人员要有专门的辐射剂量学的知识。

4.4.1.3 吸入氡及其子体内照射剂量估算

吸入氡子体导致对人体的辐射照射称为暴露。暴露量通常定义为个体所暴露的空气中的氡子体混合物 α 潜能浓度或相应的平衡当量氡浓度的时间积分。常用的单位有 Bqh/m^3、Jh/m^3 或工作水平月（WLM）。$1WLM = 3.5 \times 10^{-3} Jh/m^3$ 或 = $6.3 \times 10^{-5} Bqh/m^3$。在对氡子体的暴露进行剂量评价和危险度的估算和比较时，需要把氡子体的暴露量换算为有效剂量。通常使用的方法有以肺模型为基础的剂量学评价方法和以流行病调查数据为基础的流行病学评价方法。

4.4.2 铀及其化合物的测定

4.4.2.1 铀生产中天然放射性核素的含量、浓集与转移

铀生产中天然放射性核素的含量、浓集。铀采冶生产工艺过程是十分复杂的全开放性操作，整个生产操作都是开放性作业，所以各环节都存在放射性核素及其辐射的危害。

A 铀矿开采

矿井采场或矿房内四周都是铀矿体，如果矿石品位高，那么铀系的放射性核素含量就高。由于铀矿基本处于放射性平衡状态，矿石中含有全部 14 个铀的衰变子体，所以他们的放射性活度是一个定值。在井下凿岩过程中，大量铀矿尘及放射性核素都扩散和释放到矿井大气中，其铀矿尘浓度可达数十毫克/米^3，氡浓度可达数千至数万贝可/米^3，氡子体 α 潜能可达数十至数百微（$\mu J/m^3$），空气中铀浓度可达数十微克/米^3，此外，还有外照射和表面放射性污染等危害。

B 铀矿选冶厂

准备加工的矿石中放射性核素和矿井基本相同，只不过铀矿石经过选矿后，可将铀矿中 15% ~ 20% 的废石分选出去，进而提高了铀矿石的有用成分。再经过化学浸出和提纯后的铀化学浓缩物的铀含量可达 70%。因此，铀水冶提纯后的各工序，由于将绝大部分铀提取出来，所以纯化后的各工作岗位仅存在铀的污染和危害问题，不存在氡及其子体的危害。与此相反，尾矿中却仅存在少部分未被提取出来的铀，但保留了 98% 以上的镭及其放射性子体核素，因此，尾矿库中存在的尾矿是危害环境的最重要的放射性污染源，也是辐射防护和环境保护的重点。

4.4.2.2 天然铀的监测

环境和生物样品中铀含量很低，需要灵敏度高的监测方法，如常用的分光光度法、固体荧光法、激光荧光法、X 射线荧光法等。在铀矿石测量空气、水、尿和生物样品中的铀采用荧光法；测量排放废水中的铀采用分光光度法。

A　固体荧光法

固体荧光法的原理是 UO_2^{2+} 与氟化钠在适宜温度下熔融制成熔株，并在一定波长的紫外线照射下产生荧光。其强度与铀浓度成正比。

样品经过预处理后，用磷酸三丁酯萃取纯化，最后用固体荧光法测定铀。

该方法对空气样品的回收率为 95%，精密度为 6%，最低探测限为 $2.0 \times 10^{-3} \mu g/m^3$。

对水的回收率为 90%，精密度为 15%，最低探测限为 $0.05 \sim 100 \mu g/L$。

对生物样品的回收率为 90%，精密度为 6%，测量范围为 $5 \times 10^{-9} \sim 1 \times 10^{-5} gU/$株。

对水中微量铀的测定：在 $\phi H = 5$ 的条件下，用活性炭吸附水中铀，并以碳酸铵解吸，然后用固体荧光法测定铀含量。该方法的回收率为 80%，精密度为 15%，测量范围为 $0.1 \sim 200 gU/$株。

B　分光光度法

分光光度法原理是基于 U^{4+} 和 UO_2^{2+} 离子与显色剂生成有色的化合物，其吸光度与铀含量成正比。在酸性介质中，铀酰离子与硫氰酸根离子生成的络合物被磷酸三丁酯萃取后，用铀试剂Ⅲ反萃取，然后用分光光度法测定。对排放废水中铀的回收率为 90%，精密度为 10%，测量范围为 $2 \sim 100 \mu g/L$。

4.4.2.3 镭-226 和镭-228 的监测

在镭的同位素中有 ^{228}Ra、^{226}Ra、^{224}Ra、^{223}Ra。分别来自铀系、钍系和锕系。其中 ^{226}Ra 的半衰期最长，毒性最大，所以在环境和生物样品测量中主要是测定 ^{226}Ra。镭的化学性质与钡相似，镭的浓集正是利用了这一性质。镭的测量方法主要有两种。

A　沉淀法

用镭、钡的硫酸盐的同晶性质的沉淀法，它测得的是所有镭同位素的总放射性活度。它的最低探测限是 $3.7 \times 10^{-2} Bq$。

B　射气法

原理：根据 ^{226}Ra 的衰变链特性，在含镭溶液中用氯气将原有的氡完全去除，将样品密封一定时间，新积累的氡与母体镭和积累时间有如下关系：

$$NRn = NRa(1 - e^{-\lambda t})$$

式中，NRn 为在 t 时间内积累的氡原子数；NRn 为镭原子数；λ 为氡的衰变常数；t 为氡累积时间。

通过氮气流将积累的氡定量地转入已测过本底并抽成真空的闪烁室内，放置 3h，氡与子体达到平衡。然后在 FD-125 型氡钍分析器上进行 α 放射性测量。将测量结果与已知 ^{226}Ra 含量的液体标准源在同样条件下测得的 α 放射性进行比较，从而计算出样品中的 ^{226}Ra 含量。

4.4.2.4　钍的监测

钍仅有一种稳定的氧化态 Th^{4+}，其化学性质与四价稀土离子相似，具有较大的水解和络合倾向。Th^{4+} 几乎能与所有阴离子形成络合物而被常见的萃取剂（如 TBPTOPOTOA 等）萃取。另外，钍也能形成一系列的难溶性盐。以上这些性质常被用作与其他元素分离的基础。

目前，测量天然钍的方法有两类。

A　中子活化法

将待测样品经中子照射 $[9 \times 10^{13} n/(cm^3 \cdot s)]$ 和简单分离后，用 Ge(Li)γ 谱仪测定。

该方法的最低探测限为 $1.5 \times 10^{-9} g$，但它需要强中子源和昂贵的仪器设备。实际应用较少。

B　分光光度法

将样品浓集、分离纯化后，用分光光度计测定，该方法的最低探测限为 $10^{-7} g$。

（1）土壤中微量钍测定。土壤经过氧化熔融后，在 $1 \sim 2mol/L$ 介质中以 $Al(NO_3)_3$ 作盐析剂，在酒石酸存在下，用甲基磷酸二甲庚酯萃取钍，用 NaAc 溶液反萃取后，在 $4mol/L$ HCl 溶液中用铀试剂Ⅲ显色，进行分光光度计测量，回收率为95%。

（2）尿中钍测定。用浓硝酸和过氧化氢湿法灰化尿样；三辛基氧化磷（TO-PO)-聚三氟氯乙烯（Kel-F）色层柱反向色层法分离、纯化钍；最后用偶氮砷Ⅲ显色，在分光光度计上进行测量。

当尿样中钍浓度为 $0.5\mu g/500mL$ 尿样时，回收率为83.4%对铀的去污系数为 2.5×10^3。

C　水中天然钍测定

聚三氟氯乙烯（Kel-F）粉为支持剂，N-235 为萃取剂，萃取色层法测定水中的天然钍。方法共有三步：（1）氢氧化铁共沉淀浓集天然钍；（2）N-235-Kel-F 萃取色层法分离纯化钍；（3）用偶氮砷Ⅲ比色测定。

4.4.2.5 钋-210 的监测

钋溶液的特性是在某些金属（镍、铜、银等）表面极易进行自发的电化学交换，在金属片表面自沉积而形成适于计数的镀层。这一特性为钋与干扰核素的分离提供了有效方法。另外钋还具有较强的挥发性，而且很容易被吸附。因而必须注意，一方面要避免蒸发时的损失，在样品预处理时，要用湿法灰化；另一方面是溶液必须要有适当的酸浓度，以避免容器壁吸附而造成钋损失。

A 尿、头发、空气和水样中钋的测量

有浓硝酸和过氧水湿法灰化尿、头发、空气和水样，HSO_4-H_2O_2 湿法灰化滤布，然后分别在 HCl，H_2SO_4-HCl 体系中，使 ^{210}Po 自镀在银片上，并用低本底 α 计数器测量。

尿样全程回收率为 80%~85%，最低探测限为 $6.7 \times 10^{-3} Bq/24h$ 尿；头发样全程回收率为 81%，最低探测限为 $4.4 \times 10^{-2} Bq/g$ 头发；水样全程回收率为 78%，最低探测限为 $6.7 \times 10^{-3} Bq/L$；空气样全程回收率为 90%，最低探测限为 $3.7 \times 10^{-1} Bq/L$。

B 土壤中钋-210 的测量

在 500℃下加热土壤，用玻璃纤维吸附收集挥发出来的 210Po，然后用 0.5mol/L HCl 将吸附的钋-210 解吸下来，并在抗坏血酸和盐酸联胺存在下使 210Po 自镀在银箔上。全程回收率为 97.4%，最低探测限为 $5.6 \times 10^{-4} Bq/g$。

4.4.2.6 γ、α 的监测

A γ 外照射监测

γ 外照射监测是使用便携式照射量率仪或巡测仪测量。用于描述辐射场的物理量-照射量（率）。常用的巡测仪有电离室、闪烁计数器、G-M 计数管型巡测仪和正比计数器等不同类型的测量仪。在铀矿冶系统一般用国产 FJ-302BG 型和 FJ-200G 型 γ 剂量率仪。

（1）电离室型巡测仪。是用近似空气等效室壁的电离室作为探测 γ 射线的器件，做成可携式仪器。在电离室壁厚度满足电子平衡（CPE）而对 γ 射线的减弱可以忽略的情况下，巡测仪测量照射（率）的灵敏度（响应）在相当宽的光子能量范围内基本保持不变。

（2）正比计数器型巡测仪。正比计数器实际就是具有放大作用的电离室。放大倍数取决于加到计数管上的电压，这个放大倍数在电压一定的情况下是一个常数，一般可高达 10^4，但此时仍能保持计数器收集到的电荷量与计数器内部的初始电离量成正比关系。因此，正比计数器仍能用于照射量率和剂量率的测量。该仪器的灵敏度可比同等体检的空腔电离室高 10^3~10^4 倍。

如果管壁和工作气体与组织等效，则这种仪器在测量组织的吸收剂量（率）时具有良好的能量响应。

（3）G-M 计数管型巡测仪。G-M 计数管型巡测仪实际上也是一种电离室，只是所加的电压足够高，使所有进入电离室内的带电粒子，不管其损耗多少能量，产生多少对初始离子，都只产生一个幅度相同的脉冲，使得它的响应与初始电离无关，测量的只是入射的光子数目。

因为 G-M 计数管的灵敏度是随着能量变化而变化的，特别是在低能区灵敏度会急剧增加，所以 G-M 计数管一般不用于低能量射线的测量。

（4）闪烁计数器型巡测仪。闪烁计数器是将辐射在闪烁物质中的能量转换为光子，光子被光电倍增管接收并转换成放大的电信号，由电子线路接收并记录，一个光子对应一个计数。因此闪烁计数器的灵敏度是最高的。它不仅用于工作场所的 γ 辐射监测，还广泛应用于环境的 γ 辐射监测。

B　α 的监测

（1）α 表面污染监测。表面污染的监测主要是用于发现放射性污染状态、水平，为污染的防治提供依据。其监测方法有如下两种：

1）直接法。α 表面污染的直接监测法是用 α 表面污染仪进行，其 α 表面污染仪的探头是采用硫化锌-光电倍增管组成，硫化锌探头面积为 $50cm^2$。虽然操作非常简单，但对铀矿山和水冶厂而言却有一定缺陷，如污染物为粉尘会导致 α 粒子自吸收；高浓度氡和子体会造成探头的沾污，因此必须对此加以克服。

2）间接法。间接法测量表面污染就是将被污染的待测表面的污染转移到样品上，然后对样品进行放射性活度测量，从而计算出表面污染水平。在间接法中应用最多的有以下几种：

①擦拭法。擦拭法是选择一定大小和形状的擦拭材料（通常是滤材、棉花、棉纱），在一定面积的待测表面擦拭，使松散污染物转移到擦拭材料上，然后用放射性测量装置测量擦拭样品上的放射性活度。

②表面置样检查法。表面置样检查法是选取一定大小和形状的取样材料（纸带、尼龙带），粘到需要检测的表面上，经过一定时间后，放射性物质吸附、沉降到取样材料表面，然后对取样材料进行放射性测量并计算。

（2）α 气溶胶的监测。空气中长寿命 α 气溶胶浓度的监测，是用取样泵通过滤膜采集空气样，数十小时后测量滤膜上的 α 放射性，计算得到 α 气溶胶浓度。

5 矿山职业性有害因素的控制

<<<<<<<<<<<<<<<<<<<<<<<<<<<<<<<<<<<<<<<<<<<<<<<<<<<<<<<<

5.1 露天开采矿山粉尘的防控措施

5.1.1 钻机钻孔防尘

防治露天矿钻机扬尘的方法有干式捕尘、湿式捕尘和干湿结合捕尘。

干式捕尘：干式捕尘设备一般由捕尘罩、除尘器、抽尘软管、风管及风机组成。露天矿干式捕尘除尘设备主要为布袋除尘器和旋风除尘器。袋式除尘器是利用纤维织物的过滤作用进行除尘的高效除尘器。旋风除尘器靠离心力、重力、切向力的作用捕集粉尘。

湿式捕尘：湿式捕尘方法主要有两种：一种是将高压水送入冲击器进入孔底；另一种是通过钻杆将风水混合物送至孔底，冲洗岩粉变成泥浆后由孔口排出。

干湿结合综合类捕尘：根据露天矿自然条件、环境因素的影响，选取干式和湿式相结合的捕尘设备对钻孔扬尘进行捕集，其总的除尘滤一般在 85%~90%，可以有效控制钻孔扬尘。

5.1.2 露天爆破防尘

露天矿进行爆破作业时，会产生数米甚至数十米高的粉尘，以粉尘爆破点为中心迅速向四周逸散，其爆破瞬间的产尘量可达每立方米数千甚至数万毫克，给露天矿的开采工作、职工健康、设备损耗带来不可预想的后果，严重影响到矿区的工作环境和人体健康。

对于爆破粉尘的抑制，可以采用增加爆破区域湿度、水炮泥、钻孔注水等方法，人为地提高爆破区域矿岩湿度，以达到抑制爆破作业产尘的目的。此外对于露天矿爆破产尘还可使用射雾器等设备和多种通风洒水装置对爆破后的粉尘进行抑制。

5.1.3 采装作业防尘

采装作业是露天矿又一个主要的产尘源，产尘量约占总量的 25%。同时由于采装作业是矿工接触粉尘最多的一道工序，因此抑制采装过程中产尘尤为重要。

采装过程中粉尘的主要抑制手段是降低空气的含尘量，采用湿式除尘方法能更好地降低空气中的粉尘含量，采装过程在干燥的情况下作业，电铲铲装过程会产生大量的粉尘，可以采用在电铲上安装洒水装置或者采用喷射式洒水车洒水，增加预铲区湿度等方式降低铲装过程的粉尘。

5.1.4　运输作业防尘

露天矿运输过程是露天矿又一个主要的产尘源，产尘量约占总量的5%，给露天矿的生产、生活和周边环境带来了严重的影响。我国露天矿运输过程主要采用自卸式汽车进行运输，因此道路扬尘是露天矿运输过程产尘最主要的因素，约占运输过程产尘的90%。当前露天矿路面抑尘主要有以下三种方法：

（1）运用洒水车或者路面铺设洒水器进行洒水。在我国北方地区干旱少雨，且蒸发量大，应加强洒水频次，喷淋强度应大于或等于该地区水量的蒸发强度，这样才能达到有效的抑尘效果。目前我国大部分露天矿都采用这种方式进行路面抑尘，它具有操作简单方便的优点；其缺点是用水量大，有效抑尘期短，不能达到长期抑尘的效果。

（2）路面喷洒吸湿性极强的巧盐或镇盐溶液，可增加降尘时间，延长有效的降尘期，进而长时间有效抑制路面扬尘。根据有关试验结果表明，在非阴雨天气里，对路面喷洒15%、25%、35%的氯化钠溶液可使空气中的粉尘量在2~5昼夜降到有关标准，而45%的氯化钠溶液可使有效的降尘期达10昼夜，其成本比洒水降尘还低。

（3）在路表铺设过程中加入粉末状或者颗粒状的氯化钠，随着固态氯化钠与水的结合可产生降尘的效果。用固态搅拌或喷洒液态钠盐、钙盐溶液降尘的缺点是易被雨水冲刷，不能起到降尘效果。

随着科学技术的发展，更多的新型材料和技术应用在高效抑尘剂的研究和开发上，会产生越来越多的高效的、无生态毒性、降尘期长、价格低廉的抑尘剂，并会在更广阔的空间和范围得到更广泛的应用。

5.2　地下开采矿山粉尘的防控措施

多年来，各级厂矿企业、科研和职业病防治机构，在防尘工作中结合国情已经做了不少工作，早在20世纪50年代即总结出了非常实用的"革、水、密、风、护、管、教、查"防尘八字经验，取得了巨大的成就。

掘进工作面防尘：巷道掘进是矿井生产过程中的主要产尘环节之一。掘进工作面按掘进方式可分为炮掘工作面和机掘工作面。炮掘工作面主要包括打眼、放炮、装岩、转载运输、支护等生产工序。

巷道支护方式有架棚、砌碹和锚喷等。现场检测表明，打眼、放炮和锚喷支护等生产工序产尘量大，是炮掘工作面的主要产尘工序。在机掘工作面中，掘进机割煤（岩）代替了打眼、放炮，其他工序基本一致，巷道支护有架棚、锚网支护等。在各生产工序中，掘进机割煤（岩）是机掘工作面最主要的产尘工序。

针对每个生产工序的产尘特点，我国矿山工作者经过多年总结完善，在掘进作业中实施了湿式打眼、放炮使用水炮泥、放炮喷雾、装岩洒水、净化风流和除尘器除尘等多项防尘技术措施，取得了良好的防降尘效果。

5.2.1 炮掘工作面防尘

5.2.1.1 打眼

打眼是炮掘工作面持续时间比较长、产尘量大的生产工序。干打眼时，工作面的粉尘浓度每立方米可达几百甚至上千毫克，因此打眼是炮掘工作面防尘的一个重要环节。目前采取的主要防尘措施是湿式打眼。

（1）凿岩机湿式凿岩主要用于岩石巷道掘进。湿式凿岩机按供水方式可分为中心供水和侧式供水两种，目前使用较多的是中心供水式凿岩机。湿式凿岩的防尘效果取决于单位时间内送入钻孔底部的水量。湿式凿岩使用效果好的工作面，粉尘浓度可由干打眼时的 $500 \sim 1400\text{mg/m}^3$ 降至 10mg/m^3 以下，降尘效率达90%以上。但有的掘进工作面在湿式凿岩时仍出现粉尘浓度超标的现象，造成这种情况的原因主要是供水量和水压问题。水压直接决定供水量的大小。钻孔中水量越多，产生的粉尘在向外排出的过程中接触水的时间越长，湿润效果越好。但水压过高，也会造成轩尾返水，降低凿岩效果。此外粉尘的产生量还与钻头是否锋利、压风的风压有关，保持钻头锋利，保证足够风压（500kPa以上），都可以减少细微粉尘的产生量。

（2）对于没有条件进行湿式凿岩的矿井，如因受条件限制（岩石遇水膨胀、岩石裂隙发育而使湿式凿岩效果不明显），或受气象条件限制（高寒地区的冰冻季节），或水源缺乏时，应采用干式捕尘装置（干式孔口或孔底捕尘器）进行捕尘，以降低作业场所的粉尘浓度。

5.2.1.2 放炮

放炮工序持续时间虽短，但爆破瞬间产生的粉尘浓度却很高，可高达 $300 \sim 800\text{mg/m}^3$。

因此放炮时必须采取有效的防尘措施。放炮采取的防尘措施主要有以下两点：

（1）水炮泥。使用水炮泥是放炮时必须采取的最常规、最有效的防尘方法，其机制是用装满水的塑料袋代替部分普通炮泥充填到炮眼中，爆破时产生的高温高压使水袋破裂，将水压入矿岩裂隙，并使部分水汽化成水雾与产生的粉尘接触，从而达到抑制粉尘产生和减少粉尘飞扬的目的。使用水炮泥除具有降尘效果外，还能起到降低工作面温度，减少炮烟及 NO_x、CO 等有害气体，并防止引燃事故的作用。炮泥在炮眼中常采用以下两种布置方式：1）先装炸药，再装水炮泥，最后装普通炮泥；2）先装水炮泥，再装炸药，再次装水炮泥，最后装普通炮泥。

（2）放炮喷雾。就是将压力水通过喷雾器（喷嘴）在旋转或冲击作用下，使水流雾化成细散的水滴，喷向爆炸产尘空间，使高速流动的雾化水滴与随风流扩散的尘粒相碰撞，湿润并使其下沉，达到降尘的目的。放炮喷雾方式分为高压水力喷雾和风水喷雾两种。喷雾器种类较多，根据其喷射动力分为水力喷雾器和风水喷雾器两类。

5.2.1.3　装岩

（1）人工洒水。人工装载矿岩前，先对爆破下来的矿岩进行充分洒水，装完后再对未湿润的矿岩进行洒水，直到装岩结束。

（2）喷雾器洒水。使用扒装机装岩时，可在距离工作面 4~5m 的顶板两侧安设喷雾器，对粗斗的整个扒装范围进行喷雾洒水。

（3）自动或手动喷雾系统。使用铲斗式装岩机装岩时，装岩机上可安装自动或手动喷雾系统进行喷雾洒水。

5.2.1.4　锚喷支护

锚喷支护是现今我国巷道掘进，特别是岩巷掘进中广泛采用的支护方式。锚喷支护有打锚杆眼、拌料、上料以及喷射混凝土等工序，产尘量都比较大，因此需要根据不同生产工序分别采用相应的防尘措施。

　A　打锚杆眼

锚杆眼多垂直或接近垂直于顶板布置，打眼时不仅施工困难，而且粉尘容易飞扬，难以控制。湿式作业时冲孔泥浆容易淋湿作业人员并影响操作。因此打锚杆眼时应采用解决粉尘问题的专用打眼设备。

　B　喷射混凝土

按输送喷料方式喷射混凝土可分为干喷法和湿喷法两种。干喷法是采用压气输送混凝土混合料，在喷头内需再加水，混合后才喷向巷道表面。湿喷法是采用机械或机械与压风联合输送混凝土混合料，在喷头处不需再次加水温润混合料，就可直接喷向巷道表面。

干喷法因有部分混合料在喷头内还未充分湿润就被高速喷出，粉尘产生量相当大，而且喷射料的回弹率也很高，但因其使用的喷射机体积小、重量轻、移动方便、设备投资少，在我国矿山锚喷支护中仍被广泛采用。而湿喷法虽然产尘环节和产尘量都比较少，并从根本上解决了喷射混凝土的产尘问题，但由于存在设备复杂、投资多、占用空间大、移动不便等问题，至今难以采用。

目前喷射混凝土时主要采取以下几种降尘措施：

（1）改进喷射炮凝土工艺，变干喷为湿喷。在喷射混凝土以前，对沙子等部分喷射料进行预混，再与水泥混合，使混凝土混合料成湿料。喷射时在喷头处再加少量水，使混合料充分湿润后再喷出。喷射前须冲洗岩帮，湿料要求达到手捏成团、松开即散、嘴吹无灰的状态。通过这种改进，可大大减少喷射混凝土时的产尘量。

（2）低风压近距离喷射。试验证明，喷射机的工作风压和喷射距离直接影响喷射混凝土时的产尘量和回弹率，作业场所的粉尘浓度随工作风压和喷射距离的增加而增加。为了尽量减少回弹率，提高降尘率，应控制输料管长度在50m以内、工作风压120~150kPa、喷射距离0.4~0.8m为宜。

（3）采用配套混凝土喷射机除尘器。MLC系列混凝土喷射机除尘器是一种喷锚支护混凝土喷射机的配套除尘设备，包括MLC-Ⅰ型和MLC-Ⅱ型。其除尘原理是以防爆离心式风机为动力，将含尘空气经伸缩风筒吸入除尘器中，在喷雾器密集水雾作用下，使粉尘湿润凝聚，同时在过滤网上形成拦截粉尘的水膜，将粉尘捕集下来，并在水雾的不断洗涤作用下，使尘泥浆流入水槽中，经排污阀排出。部分透过滤网的水滴和尘泥被波形挡水板拦截下来，净化后的气体排入巷道内，MLC-Ⅰ型主要是用于治理混凝土喷射机上料口、余气口的粉尘。MLC-Ⅱ型主要用于治理喷射混凝土时喷枪及回弹料产生的粉尘。其布置方式如图5-1、图5-2所示。

图5-1 MLC-Ⅰ型混凝土喷射机除尘系统布置示意图

1—混凝土喷射机；2—吸尘罩Ⅰ；3—φ350伸缩软风筒；4—三通管；
5—MLC-Ⅰ型喷射混凝土除尘器；6—吸尘罩Ⅱ；7—φ200伸缩软风筒

5.2.1.5 净化水幕

一般在距掘进工作面50m左右的位置安设1~2道风流净化水幕。净化水幕就是在巷道顶帮安装一排3~5个相隔一定距离的喷嘴，使巷道全断面都喷满水

图 5-2　MLC-Ⅱ型喷射机除尘系统布置示意图

(a) 示意图 (一)；(b) 示意图 (二)

1—吸尘罩；2—吸尘罩支撑架；3—φ350 伸缩软风筒；4—MLC-Ⅱ型混凝土喷射机除尘器；

5—混凝土喷射机；6—侧吸尘罩；7—压入式风筒

雾。在打眼、放炮、运输及喷浆时打开净化风流。

5.2.1.6　定期冲洗积尘

定期用压力水冲洗距离工作面较远的巷道帮壁，清除散落在巷道顶、帮上的积尘，以防止积尘二次飞扬。

5.2.2　巷道、转载运输系统防尘

5.2.2.1　巷道防尘

净化入风源和治理产尘源是巷道防尘的两个重要方面。根据双鸭山 7 个生产矿连续 2 年矿井通风系统粉尘分布普查资料，矿井入风源从总入风、分区入风至采区入风，风流里粉尘浓度逐渐呈上升趋势。在无风流净化措施的情况下，春秋两季刮风时粉尘浓度都超过 $2mg/m^3$。特别是提升入风主井、运输入风平巷、入风巷道中存在新的产尘源，会使这种上升幅度呈明显变化，粉尘浓度常达 3 ~ $5mg/m^3$ 至 8 ~ $12mg/m^3$。设有矿仓和装车站的入风巷道，卸矿和装车时粉尘常达几十甚至上百 mg/m^3。因此，对于矿井进风系统的粉尘污染必须层层把关治理，环环设卡过滤。既要使入风流中的浮游粉尘迅速丧失飞扬能力，沉降下来，又要防止尘源对入风系统污染。

5.2.2.2　水幕净化

在井下入风巷道设置自动控制的水幕是净化入风流含尘的有效方法。主要入风巷常见的水幕布置形式有梯形水幕和半环形水幕。

水幕的雾化方式有风水喷雾和水力喷雾两种 (图 5-3)。风水喷雾一般采用 4 分或 6 分管制成梯形或半环形管，在管壁成 45° 钻两排孔距离为 50 ~ 100mm，孔径为 0.8 ~ 1mm 的微细孔，靠风、水压综合作用实现喷雾，形成净化雾墙。水力喷雾是用喷嘴喷雾，一般一道水幕帘安设喷嘴 16 ~ 32 个，水压不低于 392kPa(4kg/cm)。

图 5-3 井下巷道喷雾系统

净化水幕应保证水雾能密实过滤风流全断面，并连续不间断地动作。一般一处净化水幕应同时设置两道，间隔应不小于一列矿车的最大长度。自动控制的水幕还应适当加长间隔，以保证满足电动装置的延时时间，以实现矿车和行人通过时水雾不挠机车司机和行人，保证正常风流净化不间断。

净化水幕应安设在支护完好、壁面平整、无断裂破碎的巷道段内，一般安设位置为矿井总入风流净化水幕，距井口 20~100m 巷道内分分区和采区入风净化幕，风流分叉口支流里侧 20~50m 巷道内。

采矿风流净化水幕：距工作面回风口 10~20m 回风巷内，掘进回风流净化水幕在距工作面 30~50m 巷道内，巷道中产尘源净化水幕：尘源下风侧 5~10m 巷道内。具体条件下需不需要安设净化水幕取决于风流里粉尘浓度。

一般情况下，如果矿井总入风粉尘浓度低于 1.0mg/m³，分区和采区入风粉尘浓度低于 1.5mg/m³，采掘工作面入风流粉尘含量低于 1.5~2.0mg/m³ 时，可以不设净化水幕。但应该指出，通风系统里的粉尘浓度是一个变量，随时随地都在发生变化，这就要求经常对风流中的粉尘浓度情况进行采样测定，以便于及时采取预防措施。

水幕的控制方式可根据巷道条件，选用光电式、触控式或各种机械传动的控制方式。选用的原则是即经济合理又安全可靠，确保水幕不间断使用。

5.2.2.3 洒水喷雾

进风和运输巷道中局部粉尘飞扬的地方，都可以采取喷雾洒水加以治理。皮带和溜子运输机转载处适合于采用水电联锁或其他声电和光电控制的喷雾洒水，最好是使喷雾洒水和运输机运转同步，避免运输机空转时继续洒水导致环境湿度增大，恶化作业环境。

停车、拉车频繁的井底车场和各水平车场，设机动和电动自喷雾洒水。一般宜选择耗水量小、雾化效果好的喷雾器或喷嘴，喷嘴安设数量应根据矿车内矿岩干燥起尘程度确定。矿车内装的破碎矿岩体干燥，且矿车由车场绕道起坡后又遇高速下向风流使粉尘飞扬严重时，提升前单车洒水量不能低于 20~30L，并保证矿车内表层矿岩均匀湿润厚度不低于 150~250mm。对于粉尘比较集中且设有卸矿仓口和装车站的通风巷道，应采用密封大环形喷雾法。3t 矿车底卸仓因卸矿断面大，应同时实行上下束环形喷雾环喷雾。其中下喷雾水环应安在矿仓口周壁上，上喷水环设在矿仓口正对的巷道顶板下，以实现定点式或感应式自动控制，使喷雾洒水和卸矿同时动作。

5.2.2.4　密闭除尘

对产生粉尘飞扬较严重，且靠喷雾洒水治理效果不明显的巷道尘源，应考虑采用密闭—抽出—净化除尘系统。最简单的方法是用金属或塑料防尘罩或纤维滤尘罩将尘源密封起来，使之与风流隔离，然后把隔离收集起来的粉尘通过洒水冲淡或清扫加以处理。

5.2.2.5　密闭抽尘

对于产尘强度高且产尘较集中的井下矿仓卸矿翻笼、溜井和转载点等作业场所，当采用喷雾洒水等湿式作业措施仍不能使粉尘达到卫生标准时，必须采取密闭抽尘净化的措施。密闭抽尘系统的排风方式，在有条件时应尽量直接排至回风巷或地面；条件不具备时可考虑就地或就近净化。前者需设较长的排尘管道或硬质风筒，使得阻力大，并且粉尘对风机也有磨损作用；后者虽无前者缺点，但对净化设备要求除尘效率较高，否则有可能污染井下风源。

井下溜井（或溜眼）卸矿时由于诱导风流的作用，矿尘向外扩散飞扬，此时开凿一条与溜井相通的巷道，使其与总排风道（或分区风道）联通，利用矿井总风压（负压）或局部抽出风机抽风，在溜井口就会形成向内流动的风流如图 5-4 所示。这种抽尘方式配合良好的井口密闭，可取得较好的防尘效果。如果回风道里兼行人，可在局扇或密闭排风端外侧设3~5 道净化风流水幕，使含尘风流得到过滤。

溜井卸矿口和翻笼矿仓口，都应建立起密闭除尘系统。对于翻斗车卸矿或肝石的溜井，卸矿地点及溜井井口应用密闭材料完全罩住或隔离开，只留通过矿车的门洞如图

图 5-4　溜井抽风净化系统示意图
1—溜井口格筛；2—溜井；
3—抽风排尘巷道；
4—除尘器及风机；5—排风巷道

5-5（a）所示，或者只在溜井口设井罩，矿车在井罩之外，并留有开口的水平缝隙如图5-5（b）所示，图中7为运输机皮带做的密封物，8为井罩隔板，它既起到局部密闭作用，又使溜井口反风罩吸风量减少。据天宝山矿试验，溜井采用抽尘净化措施后，粉尘浓度可由 3.0mg/m³ 降至 0.8mg/m³。

(a)　　　　　　　　(b)

图 5-5　溜井卸矸石局部抽尘

1—井罩；2—门洞；3—气缸；4—溜井；5—矿车；
6—局部抽气装置；7—密封物；8—井罩隔板

皮带直接上车的转载点，粉尘浓度一般均很高。这是因为矿体下落产生的粉尘飞扬与碎矿降落速度关系极大。只有相对缩小高差和减小降落速度，粉尘飞扬才能得到控制或减轻。简单的办法是在皮带下面安装一个下端稍为弯起的导向板（图5-6），这个导向板对破碎媒体的滑落起缓冲作用，从而可减小碎矿的落差和风流对矿粉的吹扬，减轻粉尘飞扬。为了防止破碎矿在导向板的上缘漏出，导向板和滚筒间的空隙处应采用橡胶带密封（图5-7），以减少气流影响。

图 5-6　减低物料运动速度用的导向板

图 5-7　用橡胶带挡住导向板和滚筒间的空隙

在集中皮带巷中，当一条皮带向另一条皮带转载过程中产生较大粉尘时，可采取图5-8所示布置抽出式除尘系统。除尘系统通过抽尘罩将粉尘全部罩住，利用轴流式扇风机把粉尘抽出来，然后经过喷雾器喷雾使抽出的粉尘湿润，进而沉入集尘器，使粉尘得到湿式处理。国外使用的抽尘装置中，也有利用压风机的废气进行引射吸尘的，把浮游粉尘吸出后，再用压力水喷雾进行净化处理，这种方法一般除尘效果都很理想。

图 5-8　在转载点进行抽尘

1—抽尘罩；2—抽尘管；3—轴流式扇风机；4—斜板；5—喷雾器；

6—集尘容器；7—观察窗；8—悬挂装置

　　装车站的抽出式除尘系统如图 5-9 所示。抽尘风筒的吸尘喇叭口要与水平成 45°，紧贴矿仓口下风侧。喇叭口直径不小于 1000mm，抽出风筒是 400mm 硬质风筒。

图 5-9　在装车站进行抽尘和过滤

1—抽尘管；2—悬挂装置；3—除尘器；4—扇风机；5—电动机

5.2.2.6　巷道吸尘器吸尘

　　轨道上行进的大型巷道吸尘器如图 5-10 所示。这种吸尘设备主要由离心式除尘器、负压发生装置、细尘过滤器和带有吸尘罩的吸尘软管组成。这种吸尘器不仅可以吸出呈飞扬状态的粉尘，而且可以吸出巷道周壁上的沉积粉尘，因为吸尘气流的有效作用距离虽然很短，但在吸尘罩里装个压气喷嘴，喷嘴在反尘器工作时，喷射压气足以吹起距离较远的积尘，使得飞起的积尘很容易被吸进抽走。

图 5-10　巷道里用的吸尘设备

5.2.3　运输转载系统防尘

落矿经工作面溜子道运送到运输巷道中间，由于机械振动摩擦又造成了矿的进一步破碎和飞扬。在各个转载点，由于两台溜子或皮带运输机搭接之间有高差，所以碎矿和粉尘由上往下滚，细微粉尘被风流吹起，产生局部矿尘飞扬。转载点矿尘飞扬的治理一般是定点喷雾，但有时效果不佳，主要原因是喷嘴安设角度不对，或喷嘴数量不足，喷水量满足不了消尘的要求。因此，如采用单喷嘴喷雾，则应选实心圆锥雾体的喷雾器，并安装在转载点回风侧 1m 处，成 45°角斜对尘源，这样可提高雾粒和矿尘尘粒碰撞机率，提高水雾降尘能消除粉尘飞扬，还可如图 5-11 所示成三星形设 3 个喷嘴，实现密封尘源式喷雾，试验证明这样效果最佳。

图 5-11　运输转载点喷嘴安设方式
1—供水管；2—皮带；3—喷嘴

除喷雾洒水外，对转载点尘源还可以采用局部密闭罩密封除尘或局部抽出式通风除尘的措施。密闭罩实际就是一个塑料或胶皮伞状帽，两头根据溜子或皮带宽度留有进出口，同时留进风和出风孔。此法除尘效果很好，但要有人检查通风孔和瓦斯，不能造成通风孔被浮矿堵塞，瓦斯积聚，埋伏事故隐患。

喷雾洒水条件不具备的矿井，当在转载点粉尘飞扬严重而又不便于局部密闭的情况下，最宜采用小型局部除尘器（如 MLC-Ⅰ型除尘器），实行定点除尘。

5.2.4　矿仓、溜井水雾封闭

5.2.4.1　溜井自动喷雾封闭

溜矿井和缓冲矿仓的卸矿口要进行密闭，防止卸放矿、矸石反冲含尘风流污染主平巷。江西省西华山矿试制的用于小矿车卸矿用的溜井井口重锤自动密闭装置如图 5-12 所示。

图 5-12　自动密闭溜井井盖

1—钢梁（或木梁）；2—侧密闭板；3—钢轨；4—钢板或木板；5—轴（轴的一端联水截门，转轴截门开）；
6—喷雾器；7—水管；8—钢梁或木板；9，10—木板；11—可调配重

卸放矸石因为矿石重量和冲击力大于配重锤的力，而压开主动门。当矸石溜过活动门后，由于配重锤的阻力作用，又将活动门恢复原位，把溜井密闭起来。喷雾器的水阀由连杆与主轴相连。当活动门打开时，主轴转动，带动连杆，使水阀启动喷雾。当活动门恢复原位时，水阀随之关闭而停止喷雾。溜井密封活动门可利用旧铁轨和旧矿车轶板焊接而成，长和宽度可依溜井断面确定。重锤用矿车废轮组成，其设计重量除需使两边平衡外，尚要比整个活动门再重 20~30kg，确保活动门在不卸矿时能良好地封闭。矿部暗井通常是自滑或经溜槽运输的，溜槽的倾角一般稍大于运输矿物的静止角。运矿时暗井应封闭起来，控制风流从中通过，有利于减少粉尘飞扬。

5.2.4.2　缓冲矿仓喷雾净化

底卸式矿车矿仓卸料口和皮带缓冲仓卸矿口卸矿矸时的防尘措施，目前常用的有封闭隔离、水雾净化和负压抽吸。采区矿仓或井下矿仓口在溜子或皮带卸货时，一般粉尘每立方米高达几十甚至上百毫克，特别是两台溜子或皮带机相对同时开动时，粉尘浓度会更高。如矿仓口无防尘措施，并且溜子（或皮带）巷道

又为入风巷道时，那么高浓度粉尘对巷道污染将蔓延几十米甚至上百米，造成整个巷道周壁和电器设备上大量积尘，潜伏事故隐患。消除矿仓口粉尘飞扬的简单方法是实现全封闭式喷雾和局部隔离净化。其布置方式如图 5-13 所示。

图 5-13　矿仓口封闭喷雾
1—新鲜风流；2—环形喷雾环；3—隔离滤网；4—皮带；5—迎风挡板

图 5-13 中喷雾水环为分管制作的圆形微孔喷雾器，其直径等于或略大于矿仓口直径。迎风板为木制、胶皮或塑料制板，板面与风流成钝角安设，引导风流从喷雾水环上部通过。滤尘隔离网用透气塑料编织物或细金属丝编织物制作，最宜 2~3 层，使水环喷射的水雾尚不能沉降的那部分粉尘在这里碰撞沉降。经过滤织物的风流应保持清洁。

由于底卸矿仓每次卸矿强度大，并且连续卸载，粉尘浓度高，所以在底卸仓口和仓口上部均要设自动喷雾装置。控制方式可采用光电自动控制或触点式自动控制。

5.2.4.3　滤网捕尘

为捕集采矿工作面飞扬的矿尘，日本有些矿井在工作面和回风道里设置了喷雾器和塑料滤网，用以阻拦和捕集飞散的矿尘。所用喷雾器喷嘴直径为 8mm，喷射角为 103°，塑料网的网眼率为 52%~57%，网眼为 5mm。喷雾器和滤网安设如图 5-14 所示。采用这种措施，可以使下风侧风流中矿尘浓度大幅度降低，减轻粉尘危害，提高安全程度。

5.2.5　综合防尘

综合防尘措施包括技术措施和组织措施两个方面，其基本内容是：通风除尘；湿式作业；密闭尘源与净化；个体防护；改革工艺及设备以减少产尘量；科学管理、建立规章制度，加强宣传教育；定期进行测尘和健康检查。

在当前矿井生产技术的条件下，矿井综合防尘应包括这样的含义：即从矿井采、掘、机、运、通五大系统，到各系统的各生产工序、各个环节都必须采取综

图 5-14　炮采工作面和回风道移动式捕尘滤膜

合性防治粉尘的有效措施。这种措施不是单纯的某一项或某两项，也不是带有工序性空白环节的间隔性防尘措施，而是在任一产尘工序、任一产尘环节上都必须采取一项和几项行之有效的防尘措施，或者以某一项措施为主，某几项措施为辅，实现多种措施同时并举，使作业空间的粉尘浓度达到国家规定的卫生标准，真正消除或控制住粉尘危害，杜绝矿尘事故。

根据我国矿井现阶段的防尘技术条件和技术装备，矿井综合防尘措施可大致归纳为五大类，具体为减尘、降尘、捕尘、排尘和阻尘，这也是综合防尘的五大环节。

（1）减尘。减尘就是减少和抑制尘源，这是防尘工作治本性措施。它包括两个方面：一是减少各个产尘工序的产尘总量和单位时间内的产尘量，从产尘数量上把关；二是减少对人体危害最大的呼吸性粉尘所占的比例，在降尘质量上设防。在矿井综合防尘实践中应优先考虑采用这类措施。

在矿井生产中，通过采取各种技术措施，减少采掘作业时的粉尘发生量是减尘措施中的主要环节，是矿山尘害防治工作中最为积极、有效的技术措施。减尘措施主要包括矿床注水、改进采掘机械结构及其运行参数减尘、湿式凿岩、水封爆破、添加水炮泥爆破、封闭尘源以及捕尘罩等减尘措施。

（2）降尘措施。降尘是使悬浮于空气（或风流）中的粉尘及早地沉降，以减少浮游粉尘浓度的防治性措施。现阶段矿井降尘主要是利用水雾适宜风速和其他办法加速粉尘的沉降。井下多采用洒水喷雾降尘。即利用压力水通过各种喷雾装置形成具有一定速度的细小雾粒，与浮游粉尘碰撞接触来湿润粉尘，迫使粉尘加速沉降。试验表明不同的雾粒直径、雾粒速度和密度，对不同粒度的粉尘有不同的效果。一般来说，对于小于 $5 \sim 7 \mu m$ 的呼吸性粉尘采用喷雾洒水效果并不明显。除洒水降尘外，还可以采用湿润剂降尘和泡沫降尘等新技术。

尽管采取了减尘措施，采、掘、装运等诸环节中仍然会产生大量的粉尘，这时就要采取各种降尘方法进行处理。降尘措施是矿井综合防尘工作的重要环节，现行的降尘措施主要包括干、湿式除尘器除尘以及在各产尘点的喷雾洒水，如放炮喷雾、支架喷雾、装岩洒水、巷道净化水幕等。

（3）捕尘措施。捕尘是一项将空气中浮游粉尘聚集起来处理的聚歼性措施，它主要是利用吸尘器和捕尘器来完成。吸尘器和捕尘器主要是利用扩散、碰撞、直接拦截、重力、离心力等原理使粉尘与空气分离，以降低空气中的浮游粉尘浓度，或者使粉尘连同空气一起通过含水雾滤层被收集捕捉、沉淀排出。国外矿井大多采用的是温式捕尘器，捕尘效率达到80%~90%。目前，虽然我国矿井使用除尘器除尘还很不普遍，但在矿井生产实践中，一部分除尘器已经在井下发挥了一定的作用。

（4）排尘措施。排尘是借自然通风和机械通风或两者联合作用所形成的全面通风或局部通风来实现的。有组织的自然通风、机械通风或两者联合作用是排出矿井各工序产尘点粉尘的有效措施之一，在矿山得到广泛应用。

（5）阻尘措施。阻尘是指通过佩戴各种防护面具以减少粉尘吸入人体的一项补救措施。个体防护的具体用具主要有防尘口罩、防尘风罩、防尘帽、防尘呼吸器等，其目的是使佩戴者能呼吸净化后的清洁空气而不影响正常工作。

5.2.5.1 通风除尘

A 通风除尘的作用

通风除尘的作用是稀释并排出矿内空气中的粉尘。矿内各种尘源在采取了防尘措施后，仍会有一定量的矿山粉尘进入矿井空气中，而且多为粒径≤10μm微细矿山粉尘，这些粉尘能较长时间悬浮于空气中，同时由于粉尘的不断积聚，造成矿井内空气严重污染，严重危害人身健康，所以必须采取有效通风措施稀释并排走矿山粉尘，不使其积聚。通风除尘是矿井综合防尘的重要措施之一。

B 掘进通风除尘

在矿山各生产环节中，井巷开拓掘进是产生粉尘的主要环节之一。掘进打眼、放炮、支护、装矸和运输等工序不仅产生大量矿山粉尘，影响安全生产；而且还产生大量矽尘，严重危害着矿工的身心健康。因此，在采用必要的湿式作业的同时，还必须因地制宜采取有效的通风、干式捕尘及除尘器等综合防尘措施，才能保证掘进工作面粉尘浓度达到国家的卫生标准。

一般来讲，不依靠矿井主要通风机进行的有效通风，均称为局部通风。目前采用较多的是局部通风机通风除尘方式，这种通风对降低掘进时的粉尘浓度起了重要作用，表5-1为部分矿井掘进工作面凿岩时的粉尘浓度测定对比，从中可以看出通风的作用。

表 5-1　局部通风除尘效果的对比

矿山	矿尘浓度/mg·m⁻³		矿山	矿尘浓度/mg·m⁻³	
	湿式作业（未通风）	湿式作业（通风）		湿式作业（未通风）	湿式作业（通风）
锡矿山	3.6~6.6	0.4~1.5	恒仁矿	4.54	2.60
盘古山	3.9~6.8	1.4~1.9	龙烟铁矿	6.57	2.1
大吉山	3.5	2.0			

为保证通风除尘的有效作用，要求新鲜风流有良好的风质，《金属非金属地下矿山安全规程》规定：入风井巷和采掘工作面的风源含尘量不得超过 $0.5mg/m^3$。

根据通风方式的不同，局部通风排尘方法可分为矿井总风压（正压、负压）通风、扩散通风、引射器通风及局部通风机通风等 4 种方法。

对掘进防尘通风的要求如下。

a　从防尘角度对通风方式的选择

抽出式局部通风只有当风筒吸风口距工作面很近时（如 2~3m）才能有效地排出粉尘，稍远排尘效果很差。压入式通风的风筒出风口离工作面的距离在有效射程内时，能有效排出掘进头的粉尘，但含尘空气途经整个巷道，巷道空气污染严重。混合式通风兼有压入式和抽出式的优点，是一种较好的通风排尘方法。

b　排尘效果对风速的要求

要使排尘效果最佳，必须使风速大于最低排尘风速，低于二次飞扬风速。根据实验观测，掘进巷道风速达到 0.15m/s 时，5μm 以下的粉尘即能悬浮，并能与空气均匀混合而随风流运动。

使粉尘浓度最低的巷道平均风速称为最优排尘风速。它的大小与粉尘的种类、颗粒大小、巷道潮湿状况和有无产尘作业等有关。掘进防尘风量应使掘进巷道风速处于最优排尘风速范围内。除控制风速外，及时清除积尘和增加矿山粉尘湿润程度是常用的防尘方法。

总之，决定通风除尘效果的主要因素有工作面通风方式、通风风量、风速等。

（1）最低排尘风速。5μm 以下粉尘对人体的危害性最大，能使这种微细粉尘保持悬浮状态并随风流运动的最低风速称为最低排尘风速。对于矿井在水平井巷中，粉尘的重力和气流对粉尘的阻力作用方向互相垂直。此时使粉尘在风流中处于悬浮状态的主要动力是紊流脉动速度。如果尘粒受横向脉动速度场的作用力与粉尘重力相平衡，则尘粒处于悬浮状态。使粉尘粒子处于悬浮状态的条件是：紊流风流横向脉动速度的均方根值等于或大于尘粒的沉降速度。根据有关实验资料，最低排尘风速可用下面的经验公式计算：

$$v_s = \frac{3.17v_f}{\sqrt{\alpha}} \qquad (5-1)$$

式中，α 为井巷的摩擦阻力系数；v_s 为最低排尘风速，m/s；v_f 为粉尘粒子在静止空气中均匀沉降的速度，m/s。

（2）最优排尘风速。当排尘风速由最低风速逐渐增大时，粒径稍大的粉尘也能悬浮，同时增强了对粉尘的稀释作用。在产尘量一定的条件下，粉尘浓度随风速的增高而降低。当风速增加到一定数值时，工作面的粉尘浓度降到最低值。粉尘浓度最低值所对应风速称为最优排尘风速。

国内外对最优排尘风速进行了大量的实验研究，试验结果表明，在干燥的井巷中，无论是否有外加扰动，都存在一最优排尘风速，如有外加扰动时，最优排尘风速较低，如图 5-15 所示。

在井巷潮湿的条件下，风速在 0.5~6m/s 范围内，随尘浓度不断下降，如图 5-16 所示。

图 5-15　干燥井巷中最优排尘风速　　图 5-16　潮湿井巷中粉尘浓度与风速的关系曲线

（3）扬尘风速。当风速超过最优排尘风速后，再继续增高风速，原来沉降的粉尘将被重新吹起，粉尘浓度再度增高。大于最优排尘风速时，粉尘浓度再度增高的风速称为扬尘风速。粉尘飞扬的条件是风流作用在粉尘粒子上的扬力大于或等于粉尘粒子所受重力。扬尘风速可用下面经验公式计算：

$$v_b = (4.5 \sim 7.5)\sqrt{\rho_d g d} \qquad (5-2)$$

式中，v_b 为扬尘风速，m/s；ρ_d 为粉尘粒子的密度，kg/m³；g 为重力加速度，m/s²；d 为粉尘粒子的直径，μm。

通风排尘的关键是最佳排尘风速问题。如果风速偏低，粉尘不能被风流有效地冲淡排出，并且随着粉尘的不断产生，造成作业空间粉尘浓度的非定量叠加，导致粉尘浓度持续上升；风速过高，又会吹扬巷道、液压支架及巷道里的积尘，同样会造成粉尘浓度升高。

粉尘控制是一个复杂、多种因素影响的问题，首要的是最好不让粉尘在尘源处就变成浮游状态。一旦成为浮游状态，并且已经离开尘源时，降尘的有效方法就是集尘和通风冲淡。不管怎样，只要粉尘变成浮游状态，降尘将会更加困难。所以，防尘要尽一切可能把粉尘抑制在尘源处，这是非常重要的。

C　通风排尘

通风排尘是通过合理通风来稀释和排出矿井作业场所空气中粉尘的一种除尘方法。在井下作业过程中，虽然各主要产尘环节都采用了相应的防降尘措施，但仍有一部分粉尘，其中绝大部分是呼吸性粉尘，悬浮于作业场所空气中难以沉降下来。针对这种情况，通风排尘是降低作业场所粉尘浓度非常有效的方法。

确定合理的通风排尘风速，通风排尘风速包括最低排尘风速、极限排尘风速和最优排尘风速。

（1）最低排尘风速。能使作业场所空气中的呼吸性粉尘保持悬浮状态，并随风流运动而被排出的最低风速，称为最低排尘风速。一般由实验方法确定。《煤矿安全规程》规定，运输巷、采区进回风巷、采矿工作面、掘进中的矿巷和半矿岩巷允许的最低风速为 0.25m/s；掘进中的岩巷、其他通风人行道为 0.15m/s。国内目前推荐的最低排尘风速为 0.25~0.5m/s。对于产尘量大的作业场所可适当增大最低排尘风速。

（2）极限排尘风速。极限排尘风速是指能使已经沉积下的粉尘在风流的作用下再次飞扬起来的风速。试验证明，当风速在 4m/s 以下时，粉尘浓度随着风速增加而降低；当风速超过 4m/s 时，粉尘浓度随风速增加而升高。《煤矿安全规程》规定，采矿工作面、掘进中的矿巷、半矿岩巷和岩巷的允许最高风速为 4m/s；运输巷、采区进回风巷的允许最高风速为 6m/s。

（3）最优排尘风速。最优排尘风速是指能使工作面粉尘达到最低浓度、获得最佳降尘效果的风速。一般干燥巷道为 1.2~2m/s，在潮湿巷道和回采工作面采取防尘措施后将有所增加，一般为 2~2.5m/s。

5.2.5.2　湿式作业

湿式作业是矿山应用最普遍的一种防尘措施，按除尘机理可将其分为两类：一类是用水湿润、冲洗初生和沉积的矿山粉尘；另一类是用水捕集悬浮于矿井空气中的粉尘。这两类除尘方式的效果均是以粉尘得到充分湿润为前提。

A　用水湿润矿山粉尘

喷雾洒水是将压力水通过喷雾器（又称喷嘴）在旋转或冲击作用下，使水流雾化成细散的水滴喷射于空气中。喷雾洒水的捕尘作用主要体现在以下几方面：

（1）高速流动的水滴与浮尘碰撞后，尘粒被湿润，由于凝聚、增重，并在重力作用下沉降；

（2）高速流动的雾体将其周围的含尘空气吸引到雾体内湿润下沉；

（3）将已沉降的粉尘湿润固结、增重，使之不易二次飞扬；

（4）增加沉积矿粉尘的水分，预防矿粉尘、瓦斯爆炸事故的发生。

喷雾洒水的捕尘效果取决于雾体的分散度（即水滴的大小与比值）以及尘粒与水滴的相对速度。粗分散度雾体水滴大、水滴数量少，尘粒与水滴相遇时会因旋流作用而从水滴边绕过，不被捕获。过高分散度的雾体，水滴十分细小，容易气化，捕尘效率也不高。实验结果表明，用 0.5mm 的水滴喷洒粒径为 10μm 以上的粉尘时，捕尘率为 60%；粉尘粒径为 5μm 时，捕尘效率为 23%；粉尘粒径为 1μm 时，捕尘率仅有 1%。将水滴直径减小到 0.1mm，雾体速度提高到 30m/s 时，对 2μm 尘粒的捕尘率可提高 55%。因此，粉尘的分散度越高，要求水滴的直径也越小，一般来说，水滴的直径在 10~15μm 时，捕尘效果最好，因其有利于冲破水的表面张力而将尘粒湿润捕捉。

喷雾洒水除尘简单方便，广泛用于采掘机械切割、爆破、装载、运输等生产过程中，缺点是对微细尘粒的捕集效率较低。雾体的分散度、作用范围和水滴运动速度取决于喷雾器的构造、水压和安装位置。应根据不同生产过程中产生的粉尘分散度选用合适的喷雾器，才能达到较好的除尘效果。

因此，在矿岩的装载、运输和卸落等生产过程和地点以及其他产尘设备和场所都需进行喷雾洒水。矿山粉尘湿润后，尘粒间互相附着凝集成较大尘团，同时增强了对巷道周壁或矿岩表面的附着性，从而抑制矿山粉尘飞扬，减少产尘强度。某矿实测装岩过程洒水防尘效果是：

不洒水、干装岩工作地点矿山粉尘浓度>10mg/m³；

装岩前一次洒水工作地点矿山粉尘浓度约为 5mg/m³；

分层多次洒水工作地点矿山粉尘浓度<2mg/m³。

洒水要利用喷雾器进行，这样喷洒均匀、湿润效果好、耗水量少。洒水量应根据矿岩的数量、性质、块度、原湿润程度及允许含温量等因素确定，一般每吨矿岩可洒水 10~20L。生产强度高、产尘量大的设备或地点应设自动喷淋洒水装置。

凿岩、爆破、出渣前应清洗工作面 10m 内的巷道，进风道、人行道及运输巷道的岩壁，每季至少应清洗一次。

B 湿式凿岩

湿式凿岩就是在凿岩工作中，将压力水通过凿岩机送入并充满孔底，以湿润、冲洗和排出产生的粉尘。它是凿岩工作普遍采用的有效防尘措施。

湿式凿岩有中心供水和旁侧供水两种供水方式，目前使用较多的是中心供水式凿岩机。湿式凿岩的防尘效果取决于单位时间内送入钻孔的水量。只有向钻孔底部不断充满水，才能起到对粉尘的湿润作用，并使之顺利排出。为了提高湿式凿岩的捕尘效果，应注意以下几个问题：

（1）水量。要有足够的水量，使之充满孔底，同时，要使钻头出水尽量靠近钎刃部分。这样，粉尘生成后就能立即被水包围并湿润，同时可以防止粉尘与空气接触，避免在其表面形成吸附气膜而影响湿润效果。钻孔中冲水程度越好、粉尘向外排出过程中与水接触的时间越长，湿润效果就越好。各种凿岩机在出厂时，都提出了供水要求，应按规定供水。

（2）气动凿岩机应避免压气或空气混入凿岩水中。压气或空气混入凿岩用水进入孔底，一方面可能在粉尘表面形成吸附气膜；另一方面，在水中形成气泡，微细粉尘附于气泡而逸出孔外，从而严重影响除尘效果。压气或空气混入的主要原因是中心供水凿岩机水针磨损、过短、断裂或者各活动部件间隙增大。为此必须提高水针质量，加强设备的维修，以减少和消除这种现象的发生。再者，凿岩时，一定要先给水，后供风，避免干打眼，并且给水开关不要开得过小。

（3）水压。水压直接影响供水量的大小。从防尘效果看，水压越高越好，尤其是上向凿岩，水压高能保证对孔底的冲洗作用。但是，由于水压过高时会产生钎尾返水，返水冲洗机腔内的润滑油，阻止活塞运动，降低凿岩效果，因此对中心供水凿岩机要求水压比风压低 $50 \sim 100 kPa$。但水压过低，供水量又会不足，易使压气进入水中，影响除尘效果，故一般要求水压不低于 $300 kPa$。

（4）使用降尘剂。为提高对疏水性粉尘和微细粉尘的湿润效果，可在水中加入降尘剂。原苏联的试验表明，凿岩用水中加入湿润剂比用清水可降低粉尘浓度一半左右。

（5）防止泥浆飞溅和二次雾化。从钻孔中流出的泥浆可能被压气雾化而形成二次矿山粉尘，这在凿岩产尘中占有很大比例，特别是上向凿岩，要采取泥浆防护罩，控制凿岩机排气方向等防治措施。

（6）尽量减少微细粉尘产生量。保持钎头尖锐、保证足够风压（大于 $500 kPa$）、水量充足等都可减少微细粉尘量的产生。

C　用水捕捉悬浮矿山粉尘

把水雾化成微细水滴并喷射于空气中，使之与尘粒相接触碰撞，使尘粒被捕捉而附于水滴上或者被湿润尘粒相互凝集成大颗粒，从而提高其沉降速度，同时采取必要的通风措施。这种措施对高浓度作业地点会大大提高对矿山粉尘的搜集及稀释排出，降低粉尘浓度的效果。图 5-17 所示为爆破后采取不同喷雾降尘措施的降尘效果。

图 5-17 爆破区喷雾、通风与矿尘浓度的关系
1—无喷雾, 无通风; 2—无喷雾, 有通风; 3—有喷雾, 无通风; 4—有喷雾, 有通风

　　喷雾器是喷雾洒水的主要装置, 喷雾器的性能可由喷雾体结构、雾粒分散度、雾滴密度、水压、水量等参数表示。中国井下矿山常用的喷雾器按形式一般分为内喷雾、外喷雾两种。按其动力可分为水力的和风水联动的两类。

　　(1) 水力喷雾器。压力水经过喷雾器, 靠旋转的冲击力作用形成水幕喷出。水力喷雾器类型很多, 目前市场有成品供应, 其中, 使用较好的武安-4 型喷雾器水力性能见表 5-2。水力喷雾器结构简单、轻便, 具有雾粒较细、耗水量少、扩张角大的特点, 但射程较小, 适用于固定尘源喷雾, 如采掘工作面运输机转载点、翻罐笼、料仓、装车站等处的喷雾降尘。单水喷雾器对捕捉 5μm 以下粉尘的降尘率一般不超过 30%, 但若提高水压、减小出水孔径, 可增加喷射速度和雾滴分散度, 提高降尘率。

表 5-2　武安-4 型喷雾器水力性能

出水孔径/mm	水压/MPa	耗水量/L·min⁻¹	作用长度/m	射程/m	扩张角/(°)	雾粒尺寸/μm
2.5	0.3	1.49	1.5	1.0	98	100~200
2.5	0.5	1.95	1.7	1.2	108	
3.0	0.3	1.67	1.6	1.3	102	150~200
3.0	0.5	2.11	1.8	1.3	110	
3.5	0.3	1.90	1.7	1.2	106	150~200
3.5	0.5	2.43	1.8	1.3	114	

（2）引射式喷雾器。引射式喷雾器是根据引射涡流原理制作的一种新型喷雾器。其特点是带有引风筒或引风罩，在喷雾的同时造成一股引射风流，具有二次雾化作用，可提高雾化质量。其具有结构紧凑合理、尺寸小、质量轻、使用方便可靠、降尘效果好等优点。

（3）气水喷雾器。这种喷雾器是根据压气雾化液体的原理设计的。即借助于压气的作用，使压力水分散成雾状水滴并喷射出去。

气水喷雾器具有雾化程度高、喷雾射程远等优点。在压力不小于 0.3~0.4MPa、耗水量 10~12L/min 的情况下，能达到 5m 以上的射程，且水雾细、密度大，对呼吸性粉尘的捕获效果显著。一般捕尘效率可达 90%。

（4）喷雾自动控制。矿井有些作业，应考虑实行自动控制喷雾，如装车、卸车、卸矿等间断作业，装卸时须喷雾，不作业时应停止喷雾；净化水幕需长时间工作，车辆或人员通过时，应暂停喷雾；爆破后工作地点烟尘大，人员不能进入操作等。自控方式有机械、电角点、光电、超声波、爆破波等，应根据作业条件与环境采用。

D　"水炮泥"和水封爆破

"水炮泥"是用盛水的塑料袋代替或部分代替炮泥充填于炮眼内，爆破时水袋在高温高压爆破波的作用下破裂，使大部分水被汽化，然后重新凝结成极细的雾滴并和同时产生的粉尘相接触碰撞，形成雾滴的凝结核或被雾滴所湿润而起到降尘作用。水炮泥爆破除具有降尘效果外，对减小爆焰、降低湿度、防止引燃事故以及减少烟量和有毒有害气体含量效果也十分显著。

水封爆破和水炮泥的作用相同，它是将炮眼内的炸药先用炮泥填好，然后再给炮眼口填一小段炮泥，在两段炮泥之间的空间插入细水管注水、封堵水管孔后进行爆破。由于水封爆破在炮眼的水流失过多时会造成放空炮，加之其作业过程较复杂等原因，现已处于逐渐被淘汰的状态。

水炮泥在炮眼中的布置方法对爆破效果很重要。一般情况下采用下面三种方法：

（1）先装炸药，再装水炮泥，最后装黄泥，如图 5-18 所示。

图 5-18　水炮泥布置图
1—黄泥；2—水炮泥；3—炸药

（2）先装水炮泥和炸药，再装水炮泥和黄泥。

（3）先装水炮泥和炸药，再装水炮泥（不装黄泥）。

具体装填方法，应视炮眼深度而定，国内矿井一般多采用第一种方式。

E　物理化学降尘技术

物理化学防尘方法主要有水中添加降尘剂降尘、泡沫除尘、磁化水降尘及黏尘剂降尘等。

a　添加降尘剂降尘

水中添加降尘剂是在水力除尘的基础上发展起来的一种降尘技术。通常情况下，水的表面张力较高，微细粉尘不易被水迅速、有效地湿润，致使降尘效果不佳。但是，不可否认的是，水力除尘方法是迄今为止最为简便、有效、易于推广的除尘方法之一。

（1）添加降尘剂机理。据实验，几乎所有的降尘剂都具有一定的疏水性，加之水的表面张力又较大，对粒径在 $2\mu m$ 以下的粉尘捕获率只有 $1\% \sim 28\%$。添加降尘剂后，则可大大增加水溶液对粉尘的浸润性，即粉尘粒子原有的固-气界面被固-液界面所代替，使液体对粉尘的浸润程度大大提高，从而提高降尘效率。

降尘剂主要由表面活性物质组成。矿用降尘剂大部分为非离子型表面活性剂，也有一些阴离子型表面活性剂，但很少采用阴离子型。表面活性剂是由亲水基和疏水基两面活性剂分子完全被水分子包围，亲水基一端被水分子吸引，疏水基一端被水分子排斥。亲水基被水分子引入水中，疏水基则被排斥伸向空气中（图 5-19），于是表面活性剂分子会在水溶液表面形成紧密的定向排列层，即界面吸附层。由于存在界面吸附层，使水的表层分子与空气接触状态发生变化，接触面积大大缩小，导致水的表面张力降低，同时朝向空气的疏水基与粉尘之间有其吸附作用，而把尘粒带入水中，得到充分湿润。

图 5-19　在水中的降尘剂分子示意图

（2）降尘剂的添加方法。降尘剂在实际应用中，不但要通过实验选择最佳浓度，而且还要解决添加方法。目前中国矿山主要采用以下 5 种添加方法：

1）定量泵添加法。通过定量泵把液态降尘剂压入供水管路，通过调节泵的流量与供水管流量配合达到所需浓度。

2）添加调配器。其添加原理是，在降尘剂溶液箱的上部通入压气（气压、水压），承压降尘剂溶液经液导管和三通添加于供水管路中。这种方法结构简单、操作方便，无供水压力损失，但必须以气压作动力。

3）负压引射器添加法。降尘剂溶液被文丘里引射器造成的负压吸入，并与水流混合添加于供水管路中。添加浓度由吸液管上的调节阀控制。由于这种方法成本低、定量准确，较多被各矿井采用。

4）喷射泵添加剂。与前面的添加器相比，主要区别在于喷射泵有混合室，因此用喷射泵调配降尘剂可使其与水混合较好、定量更准确、供水管路压损小、工作状态稳定。

5）孔板减压调节器。降尘剂溶液在孔板前的高压水作用下，被压入孔板后的低压水流中，通过调节阀门获得所需溶液的流量。

b　泡沫除尘

泡沫除尘是用无空隙的泡沫体覆盖源使刚产生的粉尘得以湿润、沉积，失去飞扬能力的除尘方法。

（1）泡沫剂与泡沫剂溶液。能够产生泡沫的液体叫泡沫剂。纯净的液体是不能形成泡沫的，只要溶液内含有粗粒分散肢体、胶质体系或者细粒胶体等形成的可溶性物质时才能形成泡沫。在中国矿山曾进行 17 种不同表面活性剂的发泡剂除尘实验，取得的最佳参数是：倍数 100~200 倍、泡沫尺寸小于 6~10μm。

（2）发泡原理。现根据图 5-20 对发泡原理说明如下。

图 5-20　发泡原理示意图

1—发泡喷头；2—管路定量分配器；3—过滤器；4—发泡液储槽；5，6—压力表；7，8—高压软管

由高压软管 7 供给的高压水，进入过滤器 3 中加以净化，随后流入管路定量分配器 2，此处由于高压水引射作用将发泡液储槽 4 中的发泡液按定量（一般混合比为 0.1%~1.5%）吸出。含有发泡原液的高压水通过高压软管 8 流入发泡喷头。

在一定的风速下，喷洒在网格上的雾滴直径和均匀性，直接影响到成泡率的大小：雾滴过小时，容易穿过网孔漏掉，而不能成泡；雾滴过大，气泡耗液量增大，开始还可导致泡沫的强度和倍数增加，但增加到一定界限时两个参数急剧下降，而且随着泡沫耗液量的增加，会使更多的溶液在发泡过程中不起作用。

泡沫除尘可应用于综采机组、掘进机组、带式运输机以及尘源较固定的地

点，一般泡沫降尘效果较高，可达90%以上，尤其是对降低呼吸性粉尘效果显著。

（3）磁化水除尘。

1）磁化水降尘原理。磁性存在于一切物质中，并与物质的化学成分及分子结构密切相关，因此派生出磁化学。实践过程中又将其分为静磁学和共振磁学两种。目前国内外降尘用磁水器都是在静磁学和共振磁学理论基础上发展起来的。

磁化水是经过磁水器处理过的水，这种水的物理化学性质发生了暂时的变化，此过程称为水的磁化。磁化水性质变化的程度与磁化器磁场强度、水中含有的杂质性质、水在磁化器内流动速度等因素有关。

磁化处理后，由于水系性质的变化，可以使水的硬度突然升高，然后变软；水的电导率、黏度降低；水的晶格发生变化，使复杂的长链状变成短链状，水的氢键发生弯曲，并使水的化学键夹角发生改变。因此，水的吸附能力、溶解能力及渗透能力增加，水的结构和性质暂时发生显著的变化。

此外，水被磁化处理后，其黏度降低、晶构变小，会使水珠变小，有利于提高水的雾化程度，增加与粉尘的接触机会，提高降尘效率。

2）国产磁水器。目前，中国矿山推广应用的磁水器主要有TFL系列磁水器、RMJ系列磁水器及尘敌系列磁水器等，现对前两种磁水器简介如下。

① TFL型高效磁化喷嘴降尘器。TFL系列磁水器分为TFL-A、TFL-B、TFL-C三种类型，是根据静磁学原理设计的。该磁水器选用钕铁硼高速磁铁，正交法使磁力线切割；通过折流直速度变换法假打水的磁化率；采用了切线注入法使喷嘴喷出的雾状呈150°的空心圆锥形。因此具有磁化率高、体积小、雾化效果好、耗水量低等优点，其技术性能见表5-3。

表5-3　TFL型磁水器技术性能

工作水压/MPa	磁场强度/GS	耗水量/L·min^{-1}	切割次数/次	使用水温/℃
0.3~3.5	2200~3000	<0.36	3	5~30

工作水压/MPa	规格（直径×高）/mm			除尘效率[①]/%	
	A型	B型	C型	全尘	呼吸性粉尘
0.3~3.5	15×62	20×64	25×70	36.5	49.2

①除尘效率是指与常水相比提高的幅度。

TFL系列磁水器已在中国一些矿山进行工业性试验。在邢台矿务局邢台矿试验的情况表明，使用该磁水器比使用非磁化喷嘴全尘降尘率平均可提高36.5%。呼吸性粉尘平均可提高近50%，见表5-4。

表 5-4　TFL 型高效磁化喷嘴降尘效果

试验地点及工序	全尘浓度/mg·m⁻³		[(a-b)/a]/%	试验地点及工序	全尘浓度/mg·m⁻³		[(a-b)/a]/%
	非磁化水 (a)	磁化水 (b)			非磁化水 (a)	磁化水 (b)	
23306	14.5	9.4	35.0	23306	4.0	1.5	62.5
综采	16.0	14.0	12.5	综采	6.0	4.0	33.3
工作面	17.5	9.5	45.7	工作面	5.5	2.0	63.6
7708	23.4	13.0	44.4	7708	9.0	4.5	50.0
综采	19.0	10.5	44.7	综采	7.0	4.0	57.1
工作面	19.0	14.5	23.7	工作面	8.0	4.5	43.8
7102	16.9	10.5	37.8	7102	7.0	5.0	28.6
综采	12.0	7.0	41.7	综采	6.0	3.0	50.0
工作面	12.0	6.5	45.8	工作面	6.5	2.5	61.5
平均	16.6	10.5	36.5	平均	6.56	33.3	49.2

② RMJ 型磁水器。RMJ 型磁水器按规格分为 RMJ-1 型、RMJ-2 型、RMJ-3 型三种类型。

该磁水器是在原苏联的内磁式和美国的外磁式基础上开发的一种共振式磁场处理装置。它兼容了内外磁式的优点。据实验室测试表明，共振式磁场处理物对磁性的吸收率较高，从场型来看，共振场型优于交变场型。RMJ 型磁水器的结构特点是场强适中、中等流速、切割次数合理，喷雾装置采六角塑料喷头，磁场处理的有效范围为 50m。喷雾时的技术参数如下：水压为 1MPa 时，雾体的张角为 30°，有效射程 1.8m，水的流量 1.9L/min。

c　黏尘剂抑尘

如前所述，在较大的风速下，沉积于矿井中的粉尘会重新飞扬，形成二次尘源，此外，在矿井中还可引起矿尘瓦斯爆炸事故。为此，各矿井普遍采用定期洒水、冲洗以及在巷道中撒布岩粉等措施，抑制粉尘的二次飞扬。

班后冲洗是目前最常用的方法，但是这种方法的缺点也很明显：由于矿井粉尘大多具有较强的疏水性，水的表面张力又很大，加之水分容易蒸发，洒水冲洗后粉尘会迅速风干，重新具备飞扬的能力，致使矿井巷道周壁、棚梁、柱后及破碎岩石缝隙中存在着大量粉尘，造成安全隐患。虽然至今仍有一些矿山还在应用撒布岩粉抑制粉尘的方法，但由于其劳动强度大、撒布技术要求高等原因而趋淘汰阶段，因此越来越多的国家正在倾向于应用黏尘剂抑制粉尘技术。

（1）吸湿性盐类黏尘剂作用原理。多数黏尘剂抑尘的原理是：通过无机盐（如氯化钙或氯化镜等）不断地吸收空气中的水分，使得沉积于黏尘剂的粉尘始终处于湿润状，同时由于在黏尘剂添加有表面活性物质，所以它比普通的水更容易湿润矿井粉尘。

只有在空气相对湿度小于40%时黏尘剂才会发生结晶现象。由于矿井空气湿度一般均在80%以上，因此黏尘剂是不会发生结晶的。黏尘剂溶液的浓度随着所处环境空气温度和湿度的变化而变化，主要体现为从空气中吸收或者排出水分。图5-21所示为NCZ-1型黏尘剂在不同相对湿度下的吸湿平衡浓度。

图 5-21　NCZ-1 型黏尘剂的吸湿平衡浓度

黏尘剂可以持续黏结由井下空气带来的不断沉积于巷帮与底板的粉尘，随着黏结粉尘量的增加，黏尘剂需要不断吸收空气中的水分，达到新的吸湿平衡浓度，当粉尘沉积量超过平衡浓度时，黏尘剂将固化，需要重新喷洒黏尘剂。

（2）黏尘剂抑尘方法的发展动向。如前所述，吸湿性无机盐类黏尘剂虽然具有抑尘效果好、成本低廉等优点，得到了推广应用；但其缺点也是较明显的，如容易受许多因素影响而降低黏尘效果，在空气湿度较大的井巷中或者在倾斜巷道中容易流失等，此外，若添加的缓蚀剂不当，还将具有一定的腐蚀性。

　d　湿润剂

为提高水对疏水性矿山粉尘及微细矿山粉尘的湿润能力，可向水中加入湿润剂。湿润剂的主要作用是降低水的表面张力，提高湿润除尘的效果。中国现有CH-I型、HY型等多种湿润剂，可应用于湿式作业用水中。

　F　其他物理化学防尘技术

除上述理化除尘方法外，国内外一些粉尘研究部门还在进行超声波除尘、电离水除尘、微生物法除尘等方面的降尘试验，并取得了一定效果。

（1）超声波除尘。利用超声波除尘的基本原理是：在超声波的作用下，空气将产生激烈振荡，悬浮的尘粒剧烈碰撞，导致尘粒的凝结沉降。试验证明，超声波可使那些用水无法除去或难以除去的微小尘粒沉降下来，但必须控制好超声波的频率以及相应的粉尘浓度。根据一些国家的研究，用超声波除尘的声波频率在2000~8000Hz范围内为宜。

目前已有德、法、俄等国家在矿山进行了超声波除尘的试验与研究。据报道，高效的超声波除尘装置捕捉钻孔粉尘的效率可达98%~99%。但存在功率消耗大、处理时间长以及对人体有影响等问题。

（2）电离水除尘。电离水除尘的原理是：通过电离水使弥散于空气中的粉尘粒子及降尘雾滴带电，利用带电极性相反时相互吸引的原理，实现粉尘的凝聚沉降。据报道，国外矿山使用R、E、A静电喷涂的喷枪，在30kV的电压、500mA的电流及28.2L/min的流量下，使降尘雾滴充正电达到了良好的降尘效果。

（3）声波雾化降尘技术。调查发现，当前的喷雾降尘技术，普遍存在着降低呼吸性粉尘效果差、耗水量大的缺点，其降尘率一般只有30%左右。

为改善和提高喷雾降低呼吸性粉尘效果，矿炭科学总院重庆分院研究了声波雾化降尘技术。该项技术是利用声波凝聚、空气雾化的原理，从提高尘粒与尘粒、雾粒与尘粒的凝聚效率以及雾化程度来提高呼吸性粉尘的降尘效率。

（4）预荷电高效喷雾降尘技术。基础研究的结果表明，荷电水雾对呼吸性粉尘的降尘效果是随水雾荷质比的提高而线性上升的，最高可达75.7%。说明这一技术途径是可行的。实现这一目标的技术关键是能研制出耗水量小、雾化效果显著、雾粒密度大而且水雾能够荷上足够多的电荷的电介喷嘴。即这种喷嘴是建立在传统喷雾降尘机理和电力作用机理的综合作用基础上的特殊雾化元件。

5.2.5.3　密闭抽尘及净化

A　密闭

密闭的目的是把局部尘源产生的矿山粉尘限制在密闭空间之内，防止其飞扬扩散，污染作业环境，同时为抽尘净化创造条件。密闭净化系统由密闭罩、排尘风筒、除尘器和风机等组成。矿山用密闭有以下几种形式。

（1）吸尘罩。尘源位于吸尘罩口外侧的不完全密闭形式，靠罩口的吸气作用吸捕矿山粉尘。由于罩口外风速随距离而急速衰减，控制矿山粉尘扩散的能力及范围有限，故主要适用于不能完全密闭起来的产尘点或设备，如装车点、采掘工作面、锚喷作业等。

（2）密闭罩。将尘源完全包围起来，只留必要的观察或操作口。密闭罩防止粉尘飞扬的效果好，适用于较固定的产尘点各设备，如胶带运输机转载点、干式凿岩机、破碎机、翻笼、溜矿井等。

B　抽尘风量

（1）吸尘罩。为保证吸尘罩吸捕矿山粉尘的作用，按式（5-3）计算吸尘罩的风量 $q_V(\text{m}^3/\text{s})$

$$q_V = (10x^2 + A)\,v_a \tag{5-3}$$

式中，x 为尘源距罩口的距离，m；A 为吸尘罩口断面积，m^2；v_a 为要求的矿山粉尘吸捕风速，m/s，矿山一般取 1~2.5m/s。

（2）密闭罩。如矿岩有落差、产尘量大、矿山粉尘可逸出时，需采取抽出风量的方法在罩内形成一定的负压，使经缝隙向内造成一定的风速，以防止矿山粉尘外逸。风量主要考虑如下两种情况。

1）罩内形成负压所需风量 q_{V_1} 可按式（5-4）计算：

$$q_{V_1} = (\sum A)u \qquad (5-4)$$

式中，A 为密闭罩缝隙与孔口面积总和，m^2；u 为要求通过孔隙的气流速度，m/s；矿山可取 1~2m/s。

2）矿岩下落形成的诱导风量 q_{V_2}。某些产尘设备，如运输机转载点、破碎机供料溜槽、溜矿井等，矿岩从一定高度下落时会产生诱导气流，使空气量增加且有冲击气浪，所以，在风量 q_{V_1} 的基础上，还要加上诱导风量 q_{V_2}。

诱导风量 q_{V_2} 与矿岩量、块度、下落高度、溜槽断面积和倾斜角度以及上下密闭程度等因素有关，目前多采用经验数值。各设计手册给出了典型设备的参考数。表5-5为胶带运输机转载点抽风量参考值。

表 5-5 胶带运输机转载点抽风量

溜槽角度/(°)	高差/m	物料末速/m·s⁻¹	皮带宽度（mm）下的抽风量/m³·s⁻¹					
			500			1000		
			q_{V_1}	q_{V_2}	$q_{V_1}+q_{V_2}$	q_{V_1}	q_{V_2}	$q_{V_1}+q_{V_2}$
45	1.0	2.1	50	750	800	200	1100	1300
	2.0	2.9	100	1000	1100	400	1500	1900
	3.0	3.6	150	1300	1450	600	1800	2400
	4.0	4.2	200	1500	1700	800	2100	2900
	5.0	4.7	250	1700	1950	1000	2400	3400
60	1.0	3.3	150	1200	1350	500	1700	2200
	2.0	4.6	250	1600	1850	950	2300	3250
	3.0	5.6	350	2000	2350	1400	2800	4200
	4.0	6.5	500	2300	2800	1900	2300	5200
	5.0	7.3	600	2600	3200	2400	3700	6100

C　除尘器

密闭中含尘空气经风筒与风机抽出后，如不能直接排到回风巷道，必须用除尘器净化，达到卫生要求后才能排到巷道中。

（1）除尘器的类型和性能。除尘器的类型按除尘作用机理可分为以下4种。

1）机械除尘器。机械除尘技术是指依靠机械力进行除尘的技术，包括重力沉降室、惯性除尘器和旋风除尘器等，其结构简单、成本低，但除尘效率不高，常用作多级除尘系统的前级。

2）过滤除尘器。包括袋式除尘器、纤维层除尘器、颗粒层除尘器等，其原理是利用矿山粉尘与过滤材料间的惯性碰撞、拦截、扩散等作用捕集矿山粉尘。这类除尘器结构比较复杂，除尘效率高，但如果矿山粉尘含湿量大时，滤料容易黏结，影响其性能。

3）湿式除尘器。湿式除尘技术亦称为洗涤式除尘技术，是一种利用水（或其他液体）与含尘气体相互接触，伴随有热量、质量的传递，经过洗涤使尘粒与气体分离的技术。包括水浴除尘器、泡沫除尘器等。这类除尘器主要用水做除尘介质，结构简单、效率较高，但需处理污水，且矿井供排水系统应完善，应用较多。

4）电除尘器。它是利用静电作用的原理捕集粉尘的设备，包括干式与温式静电除尘器。它利用电离分离捕集矿山粉尘，除尘效率高，造价较高，但在有爆炸性气体和过于潮湿的环境中不适于采用。每类除尘器都有多种形式，并向多机理复合作用除尘器发展。

（2）除尘器性能。

1）除尘效率：

① 总除尘效率。指含尘气流通过除尘器时所捕集下来的粉尘量占进入除尘器的总粉尘量的百分数，简称除尘效率，可按式（5-5）计算。

$$\eta = \frac{m_c}{m_i} \times 100 \tag{5-5}$$

式中，η 为除尘效率，%；m_i 为进入除尘器的粉尘量，mg/s；m_c 为被捕集的粉尘盘，mg/s。

在除尘器运行中，通常测定其入口风量与粉尘浓度和排出口风量与粉尘浓度。在入、排风量相等条件下，除尘效率可依式（5-6）计算。

$$\eta = \left(1 - \frac{C_o}{C_i}\right) \times 100 \tag{5-6}$$

式中，C_i 为除尘器入口风流中的粉尘浓度，mg/m³；C_o 为除尘器排出风流中的粉尘浓度，mg/m³。

多级串联工作除尘器的总除尘效率按式（5-7）计算。

$$\eta = [1 - (1 - \eta_1)(1 - \eta_2) \cdots] \times 100\% \tag{5-7}$$

式中，η 为总除尘效率，%；η_i 为每一级除尘器清除风流中粉尘的能力，除决定于其结构形式外，还与粉尘的浓度、粒径分布、密度等性质及运行条件等因素有关。

② 分级除尘效率。除尘器的除尘效率与粉尘粒径有直接关系。对某一粒径

或粒径区间原粉尘的除尘效率称为分级除尘效率轨，用式（5-8）表示。

$$\eta = \frac{m_{cd}}{m_{id}} \times 100 \tag{5-8}$$

式中，m_{id} 为进入除尘器的粒径区间为 d 的粉尘量，mg/s；m_{cd} 为除尘器所捕集的粒径区间为 d 的粉尘量，mg/s。

实际运行中通过测定除尘器入、排风口的粉尘浓度与质量分散度，在入、排风风量相等条件下，用式（5-9）计算分级除尘效率：

$$\eta = \left(1 - \frac{C_o w_{cd}}{C_i w_{id}} \right) \times 100 = \left[1 - (1 - \eta) \frac{w_{cd}}{w_{id}} \right] \times 100 \tag{5-9}$$

式中，w_{id} 为进入除尘器原粉尘中粒径区间为 d 的尘粒质量百分数；w_{cd} 为除尘器排出粉尘中粒径区间为 d 的尘粒质量百分数；其他符号意义同前。

③ 分级除尘效率曲线。将各带径区间的分级除尘效率分别计算出后，画在除尘效率-粒径坐标上，连成平滑曲线即为分级除尘效率曲线，它可形象地表示除尘器对不同粒径尘粒的除尘效率，便于根据粉尘状况选择除尘器和除尘器间进行比较。

④ 通过率 D。是指除尘器排出风流中仍含有的粉尘量占进入除尘器粉尘量的百分数，它可明显表示出除尘后的净化程度，用式（5-10）表示。

$$D = (1 - \eta) \times 100\% \tag{5-10}$$

2）阻力。是指除尘土器入口与出口间的压力损失，主要取决于除尘器的结构形式。

工程中常用除尘器阻力系数由式（5-11）表示。

$$h = \xi \left(\frac{1}{2} \rho v^2 \right) \tag{5-11}$$

式中，ξ 为除尘器阻力系数，量纲为1，实验值；v 为与 ξ 相对应的风速，m/s；ρ 为空气密度，kg/m³。

3）处理风量。除尘器的处理风量应满足净化系统风量的要求。各类除尘器及其不同规格、型号都有最适宜的处理风量范围，可作为选用的依据。

4）经济性能。包括除尘器设备费、辅助设备、运转费、维修费以及占地面积等。各类除尘器的主要性能见表5-6。

表5-6　各类除尘器的主要性能

除尘器		净化程度	最小捕集粒径/μm	初含尘浓度/g·m⁻³	阻力/Pa	除尘效率/%
重力沉降室		粗净化	50~100	>2	50~100	<50
惯性除尘器		粗净化	20~50	>2	300~800	50~70
旋风除尘器	中效	粗、中净化	20~40	>0.5	400~800	60~85
	高效	中净化	5~10	>0.5	1000~1500	80~90

续表 5-6

除 尘 器		净化程度	最小捕集粒径 /μm	初含尘浓度 /g·m⁻³	阻力/Pa	除尘效率/%
湿式除尘器	水浴除尘器	粗净化	2	<2	200~500	85~95
	立式旋风水膜除尘器	各种净化	2	<2	500~800	90~85
	卧式旋风水膜除尘器	各种净化	2	<2	750~1250	98~99
	泡沫除尘器	各种净化	2	<2	800~300	80~95
	冲击除尘器	各种净化	2	<2	1000~1600	95~98
	文丘里洗涤器	细净化	<0.1	<15	5000~20000	90~98
袋式除尘器		细净化	<0.1	<30	800~1500	>99
电除尘器	湿式	细净化	<0.1	<30	125~200	90~98
	干式	细净化	<0.1		125~200	90~98

D　矿用除尘器

由于矿山的特殊工作条件（如工作空间较小、分散、移动性强、环境潮湿等），除某些固定产尘点（如破碎硐室、装载硐室、溜矿井等）可以选用通用的标准产品外，常常要根据矿井工作条件与要求设计制造比较简便的除尘器。矿山常用除尘器类型如下。

a　旋风除尘器及其工作原理

如图 5-22 所示，含尘气流以较高的速度（14~24m/s）从切向方向沿外圆筒流进除尘器后，由于受到外筒上盖及内筒壁的限流，迫使气流做自上而下的旋转运动。在气流旋转运动过程中形成很大的离心力，尘粒受到离心力作用，因其密度比空气大千倍以上，使其从旋转气流中分离出来并依靠旋转气流的诱导及重力作用甩向器壁而下落于集尘箱中。净化后气流旋转向上，由内圆筒排出。在旋转气流中，尘粒获得的离心力 F 如下：

图 5-22　旋风除尘器示意图

$$F = \frac{\pi}{6} \times d_p^3 \times \rho_p \times \frac{v_t^2}{R} \qquad (5-12)$$

式中，d_p 为尘粒直径，m；ρ_p 为尘粒密度，kg/m³；v_t 为尘粒的线速度，m/s；R 为旋转半径，m。

旋风除尘的分离粉尘过程是比较复杂的，其有多种结构形式，对粒径 $10\mu m$ 以上的矿山粉尘除尘效率较高，矿山多用作前级预除尘。

b　袋式除尘器

袋式除尘器是一种使含尘气流通过由致密纤维滤料做成的滤袋，将粉尘分离捕集的除尘装置，袋式除尘器主要由袋室、滤袋、框架、清灰装置等部分组成。其捕尘机理如图 5-23 所示。

初始滤料是清洁的，含尘气流通过时，主要靠粉尘与滤料纤维间的惯性碰撞、拦截、扩散及静电吸引等作用将粉尘阻留在滤料上。机织滤料主要是将粉尘阻留于表面，非机织滤料除表面外还能深入内部，但都是在滤料表面形成一初始粉尘层。初始粉尘层比滤料更致密，孔隙曲折，细小而且均匀，捕尘效率增高，这是袋式除尘器的主要捕尘过程。图 5-24 所示为新的与积尘后滤布的除尘效率的变化。

图 5-23　滤布过滤作用示意图
1—滤布；2—初始层；3—捕集粉尘

图 5-24　滤布的除尘效率曲线
1—积尘后；2—振打后；3—新滤布

初始粉尘层形成后捕尘效率提高，继续捕集粉尘；随着捕集粉尘层的增厚，效率虽仍有增加，但阻力随之增大。阻力过高，将减少处理风量且可使粉尘穿透滤布而降低效率，所以，当阻力达到一定程度（1000~2000Pa）时，要进行清灰。清灰要在不破坏初始粉尘层情况下，清落捕集的粉尘层。清灰方式有机械振动、逆气流反吹、压气脉冲喷吹等。常用滤料有涤纶绒布、针刺毡等。为增加过滤面积多将滤料做成圆筒（扁）袋形，多条并列。过滤风速一般为 0.5~2m/min，阻力控制在 1000~2000Pa 之内。适用于非纤维性、非黏结性粉尘。

袋式除尘器一般由箱体滤袋架及滤袋、清灰机构、灰斗等组成，用风机或引射器作动力。图 5-25 所示为一简易袋式除尘器。

c　纤维层过滤器中的纤维层滤料

纤维层过滤器中的纤维层滤料是用短纤维制成的蓬松的絮状过滤材料。含尘气流通过纤维层时，粉尘被纤维所捕获并沉积在纤维层内部。随着粉尘沉积量的增多，在纤维上形成链状聚合体，滤料的孔隙变得致密和均匀，除尘效率和阻力都随之增高。当达到一定容尘量时，部分沉积粉尘能透过滤料，效率开始下降，下降到设计规定的数值时，需更换新滤料适用于低含尘浓度气流的净化。国产涤纶纤维层滤料有多种型号，除尘效率为 70%~90%。阻力为 100~500Pa，过滤风速为 0.5~2m/s。常利用框架固定滤料，做成 V 形袋状。

图 5-25　凿岩用布袋式除尘器

1—引射器；2—压气阀；
3—振动器；4—布袋；
5—椎体；6—尘气入口；
7—箱体；8—储尘器；9—支架

d　水浴除尘器

在湿式除尘器中，为增强含尘气流中粉尘与水的碰撞接触机会，要使水形成水滴、水膜或泡沫，以提高除尘效率。水浴除尘器是构造简单的一种除尘器，如图 5-26 所示，含尘气流经喷头高速喷出，冲击水面并急剧转弯穿过水层，激起大量水滴分散于筒内，粉尘被湿润后沉于筒底，风流经挡水板除雾后排出。除尘效率与喷射速度（一般取 8~12m/s）、喷头淹没深度 h（一般取 20~30mm）等因素有关，除尘效率一般为 80%~90%，阻力为 500~1000Pa。

图 5-26　水浴除尘器示意图

1—进风管；2—排风管；3—挡风板；4—喷头；5—供水管；6—溢流管；7—污水管

e　湿式旋流除尘风机

湿式旋流除尘风机由湿润凝集筒、扇风机、脱水器及后导流器 4 部分组成。含尘气流进入除尘风机即与迎风的喷雾相遇，然后又通过已形成水膜的冲突网；粉尘被湿润并凝聚，再进入扇风机。扇风机起通风动力和旋流源作用。为增强对粉尘的湿润，在第一级叶轮的轴头上装发雾盘，与叶轮一起旋转，将水分散成微细水滴。含尘风流高速通过风机并产生旋转运动进入脱水器。被水滴捕获的粉尘及水滴，受离心力作用被抛向脱水器筒壁并被集水环阻挡流到储水槽中，风流经后导流器流出，风机的电动机要加防水密封。冲突网一般由 2~5 层 16~60 目的金属网或尼龙网组成，网孔小、效率高，尼龙网易被粉尘堵塞，金属网易腐蚀。除尘效率为 85%~95%，阻力为 2000~2500Pa，耗水量约 15L/min。

f 旋流粉尘净化器

旋流粉尘净化器也是一种利用喷雾的湿润凝集和旋流的离心分离作用的除尘器（图 5-27），为圆筒形构造，可直接安装在掘进通风风筒的任一位置。为此，其进、排风口的断面应与所选用的风筒断面相配合。在除尘器进风断面变化处安设圆形喷雾供水环，其上面 120° 装 3 个喷嘴。在筒体内固定支架上装带轴承叶轮，叶轮上安装 6 个扭曲叶片，叶片扭曲 100°~120°，并使叶片扭曲斜面与喷嘴射流的轴线正交。在排风侧设迎风 45° 的流线型百叶板，筒体下设集水箱和排水管。

图 5-27 旋流粉尘净化器

1—吊挂环；2—流线型百叶板；3—支撑架；4—带轴承叶轮；5—喷嘴；6—给水环；
7—风筒卡紧板；8—螺栓；9—回收尘泥孔板；10—集水箱；11—排水 U 形管；12—滤清器

除尘器工作时，由矿井供水管供水，经滤水器和供水环上的喷嘴喷雾，同时，含尘风流进入除尘器因断面变大而风速降低，大颗粒矿山粉尘沉降，大部分矿山粉尘与水滴相碰撞而被湿润。在喷雾与风流的共同作用下，叶片旋转，使风流产生旋转运动，被湿润的矿山粉尘和水滴被抛向器壁，流入集水箱，经排水管排出。

未能被分离捕获的矿山粉尘和水滴，又被百叶板阻挡，再一次被捕集而流入集水箱。在迎风百叶板的前后设清洗喷嘴，可定期清洗积尘。除尘效率为 80%~90%，阻力约为 200Pa，耗水量约为 15L/min。

g 湿式过滤除尘器

湿式过滤除尘器是利用抗湿性化学纤维层滤料、不锈钢丝网或尼龙网作过滤层并连续不断地向过滤层喷射水雾，在过滤层上形成水珠水膜的除尘作用综合在一起的除尘装置。由于在滤料中充满水珠和水膜，含尘气流通过时增加了矿山粉尘与水及纤维的碰撞接触机率，提高了除尘效率。水滴碰撞并附着在纤维上因自重而下降，在滤料内形成下降水流，将捕集的矿山粉尘冲洗带下，流入集水筒中，起到了经常清灰的作用，可保持除尘效率和阻力的稳定，并能防止粉尘二次飞扬。图 5-28 所示为湿式过滤除尘器的一种结构形式，其由箱体、滤料及框架、供水和排水系统等部分组成。利用矿井供水管路供水，需设置水净化器，以防水中杂物堵塞喷嘴。喷嘴数目及布置根据设计喷水量及均匀喷雾的要求确定。在箱体下设集水筒，可直接将污水排到矿井排水沟，排水应设水封，以防漏风。为防止排风带出水滴，箱体内风速应不大于 4m/s，同时在排风侧设挡水板。滤料用疏水性化学纤维层，流量为 $5 \sim 10L/(cm^2 \cdot min)$，除尘效率在 95% 以上。分级除尘效率曲线如图 5-29 所示，阻力小于 1000Pa。

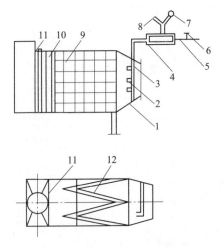

图 5-28　湿式过滤除尘器

1—箱体；2—喷嘴；3—供水管；4—水净化器；5—总供水管；6—水阀门；7—水压表；
8—水电继电器；9—滤料架；10—松紧装置；11—挡水板；12—集水桶

图 5-29　分级除尘效率曲线

总之，随着矿山机械化程度的不断提高，与之配套的除尘器集中净化除尘已势在必行。目前，国内外研制的除尘器种类繁多、除尘原理各异，其除尘效果也有差别。但是，各类除尘器只有满足一定的技术要求和参数，才能在矿井下应用。

各类除尘器之除尘效率应符合表 5-7 的规定。

表 5-7 各类除尘器之除尘效率

项 目	除尘器种类							
	空气过滤除尘器	旋风除尘器	湿式旋流除尘器	布袋除尘器	湿式除尘风机	冲击式除尘器	文丘里除尘器	湿式过滤除尘器
总粉尘除尘效率/% ≥	85	85	90	90	95	95	99	97
呼吸性粉尘除尘效率/% ≥	60	60	65	90	75	70	90	80

E 密闭抽尘净化系统

密闭抽尘净化系统一般由密闭（吸尘）罩、风筒、除尘器及风机等部分组成，风筒与扇风机的选择参看通风部分，应根据具体条件设计。矿井有许多产尘量大且比较集中的尘源，为保证作业环境原棉矿山粉尘浓度达到卫生要求和不污染其他工作地点，采取抽尘净化系统就地消除矿山粉尘是经济而有效的方法，如掘进工作面、溜矿井、装载站、破碎机、运输机、锚喷机、翻笼等尘源，皆可考虑采取这一防尘措施，其应用情况简介如下。

（1）溜矿进井密闭与喷雾。适用于作业量较少、产尘量不高的溜井，如图 5-30 所示，井口密闭门采用配重方式关启，平时关闭，卸矿时靠矿石冲击开启。喷雾与卸矿联动，可采取脚踏、车压、机械杠杆、电磁阀等控制方式。如产尘盘较大，也可设吸尘罩抽尘净化。

（2）溜井抽尘净化。适用于卸矿频繁、作业量大、产尘量高的溜井，如图 5-31 所示，在溜井口下部，开凿一专用排尘巷道，通向附近的进（排）风巷道。

图 5-30 溜井进井密闭与喷雾
1—活动密闭门；2—轴；3—配重；4—喷雾器

图 5-31 溜井抽尘净化
1—除尘器；2—巷道；3—含尘风流

在排尘巷道中设风机与除尘器，抽出溜井内含尘风流诱导风流，并配合良好的溜井口密闭，可取得较好的防尘效果。

（3）干式凿岩捕尘。湿式凿岩的方法并不是在所有的矿井都能使用。在水源缺乏的矿井，冰冻期长而又无采暖设备的北方地方矿山，以及不宜用水作业溜井进井密闭与喷雾的特殊岩层（如遇水膨胀的泥页岩层等），都要考虑采用干式凿岩方法。为了减少干式凿岩产生的大量粉尘，可采用干式捕尘系统。图 5-32所示为中心抽尘干式凿岩捕尘系统。抽尘系统用压气引射器做动力（负压为 30~50kPa），矿山粉尘经钎头吸尘孔、轩杆中孔、凿岩机导管及吸尘软管排到旋风积尘筒；大颗粒在积尘筒内沉防，微细尘粒经滤袋净化后排出。

中国矿山采用较多的还有 75-1 型孔口捕尘器，如图 5-33 所示。

（4）破碎机除尘。井下破碎机硐室应有进、排风巷道，风量按每小时换气

图 5-32　干式凿岩捕尘系统示意图

1—钎头；2—钎杆；3—凿岩机；4—接头；5—压风管；6—引射器；
7—吸尘器；8—压风管；9—旋风积尘筒；10—滤袋；11—总压风管

图 5-33　75-1 型孔口捕尘器装配图

1—捕尘罩；2—捕尘塞；3—钎杆；4—凿岩机；5—固定叉；
6—吸尘管；7—引射器；8—吸尘袋；9—滤尘筒

次数为 4~6 次计算。破碎机要采取密闭抽尘净化措施。图 5-34 所示为井下颚式破碎机密闭抽尘净化系统。为避免矿山粉尘在风筒内沉积，筒风排尘风速取 15~18m/s。

图 5-34　颚式破碎机密闭抽尘净化系统示意图

1—破碎机密闭；2—吸尘罩；3—除尘器与风机；4—抽风管道；5—溜矿井；6—进风巷道

5.3　矿山常见化学因素的控制

5.3.1　矿山常见刺激性气体的防控措施

大部分刺激性气体中毒都因意外事故所致，因此建立经常性的设备检查、维修制度和严格执行安全操作规程，防止生产过程中的跑、冒、滴、漏，杜绝意外事故发生是预防工作的重点。预防与控制原则主要包括两方面：操作控制和管理控制。

5.3.1.1　操作预防与控制

通过采取适当的措施，消除或降低作业场所正常操作过程中的刺激性气体的危害。

（1）技术措施。采用耐腐蚀材料制造生产设备并经常维修，防止生产工艺流程的跑、冒、滴、漏；生产和使用刺激性气体的工艺流程应进行密闭抽风；物料输送、搅拌采用自动化。

（2）应急救援措施。设置报警装置，易发生事故的场所应配备必要的现场急救设备，如防毒面具、冲洗器及冲洗液、应急撤离通道和必要的泄险区等。

（3）环境监测措施。对作业场所进行定期空气中刺激性气体浓度监测，及时发现问题，采取相应维修或改革措施，确保工人的作业场所安全。

（4）个人防护措施。应选用有针对性的耐腐蚀防护用品（工作服、手套、眼镜、胶鞋、口罩等）；穿着聚氯乙烯、橡胶等制品的工作服；佩戴橡胶手套和防护眼镜；接触二氧化硫、氯化氢、酸雾等应佩戴碳酸钠饱和溶液及10%甘油浸渍的纱布夹层口罩；接触氯气、光气时使用碱石灰、活性炭作吸附剂的防毒口罩；接触氨时可佩戴硫酸铜或硫酸锌防毒口罩；接触氟化氢时使用碳酸钙或乳酸钙溶液浸过的纱布夹层口罩；防毒口罩应定期进行性能检查，以防失效。选用适宜的防护油膏防护皮肤和鼻黏膜污染，3%氧化锌油膏可防酸性物质污染，5%硼酸油膏可防碱性物质污染；防止牙齿酸蚀症可用1%小苏打或白陶土溶液漱口。

5.3.1.2　管理预防和控制

管理预防和控制是指按照国家法律、法规和标准建立起来的管理制度、程序和措施，是预防和控制作业场所中刺激性气体危害的一个重要方面。

（1）职业安全管理预防和控制。加强刺激性气体在生产、储存、运输、使用中的严格安全管理，严格按照有关规章制度执行。安全储存，所有盛装刺激性物质的容器应防腐蚀、防渗漏、密封同时加贴安全标签；储运过程应符合防爆、防火、防漏气的要求；做好废气的回收利用等。

（2）职业卫生管理预防和控制。健康监护措施：执行工人就业前和定期体格检查制度，发现明显的呼吸系统疾病，明显的肝、肾疾病，明显的心血管疾病应禁止从事刺激性气体作业以及早期不良影响，并采取相应措施。

（3）职业安全与卫生培训教育。培训教育工人正确使用安全标签和安全技术说明书，了解所使用化学品的易爆危害、健康危害和环境危害，掌握相应个体防护用品的选择、使用、维护和保养等，掌握特定设备和材料（如急救、消防、溅出和泄漏控制设备）的使用，掌握必要的自救、互救措施和应急处理方法。应根据岗位的变动或生产工艺的变化，及时对工人进行重新培训。

5.3.2　矿山常见窒息性气体的控制措施

5.3.2.1　操作预防与控制

窒息性气体事故的主要原因是设备缺陷和使用中发生跑、冒、滴、漏；缺乏安全作业规程或违章操作。中毒死亡多发生在现场或送院途中。现场死亡除窒息性气体浓度高外，主要由于施救者不明发生窒息事故的原因，缺乏急救的安全措施，施救过程不作通风或通风不良而致施救者也窒息死亡；缺乏有效的防护面具；劳动组合不善，在窒息性气体环境单独操作而得不到及时发现与抢救，或窒息昏倒于水中溺死。据此，预防窒息性气体中毒的重点在于：

（1）定期检修设备，防止跑、冒、滴、漏。

（2）在窒息性气体环境设置警示标识，装置自动报警设备，如一氧化碳报警器、氧浓度报警器等。

（3）添置有效防护面具，并定期维修与检测效果。

（4）高浓度或通风不良的窒息性气体环境作业或抢救，应先进行有效的通风换气，通风量不少于环境容量的 3 倍，佩戴防护面具，并有人保护。

（5）加强个人防护，进入高浓度 CO 的环境工作时，要佩戴特制的 CO 防毒面具，两人同时工作，以便监护和互助。

5.3.2.2 管理预防与控制

（1）加强预防一氧化碳中毒的卫生宣传，普及自救、互救知识。

（2）认真执行安全生产制度和操作规程。

（3）加强卫生宣教，做好上岗前安全与健康教育，普及急救互救知识和技能训练。

（4）严格执行职业卫生标准的规定，非高原 CO 的时间加权平均容许浓度（PC-TWA）为 $20mg/m^3$；高原海拔 $2000 \sim 3000m$ 最高容许浓度为 $20mg/m^3$，海拔大于 $3000m$ 的最高容许浓度为 $15mg/m^3$。

5.3.3 矿山常见的金属及其化合物的控制措施

5.3.3.1 铅及其化合物的防控措施

降低生产环境空气中铅浓度，使之达到卫生标准是预防的关键；同时应加强个人防护。

（1）降低铅浓度：

1）用无毒或低毒物代替铅。如用停钡白、铁钡白代替铅白制造油漆，用铁红代替铅丹制造防锈漆，用激光或电脑排版代替铅字排版等。

2）加强工艺改革。使生产过程机械化、自动化、密闭化。如铅熔炼用机械浇铸代替手工操作，蓄电池制造采用铸造机、涂膏机、切边机等，以减少铅尘飞扬。

3）加强通风。如熔铅镉、铸字机、修版机等均可设置吸尘排气罩，抽出烟尘需净化后再排出。

4）控制熔铅温度、减少铅蒸气逸出。我国车间空气中铅的最高容许浓度为：铅烟 $0.03mg/m^3$，铅尘 $0.05mg/m^3$；短时间接触容许浓度为：铅烟 $0.09mg/m^3$，铅尘 $0.15mg/m^3$。

（2）加强个人防护和卫生操作制度。铅作业工人应穿工作服，戴滤过式防尘、防烟口罩。严禁在车间内吸烟、进食；饭前洗手，下班后淋浴。坚持车间内湿式清扫制度，定期监测车间空气中铅浓度和设备检修。定期对工人进行体检，有铅吸收的工人应早期进行驱铅治疗。妊娠及哺乳期女工应暂时调离铅作业。

职业禁忌证：贫血、卟啉病、多发性周围神经病。

5.3.3.2　汞及其化合物的防控措施

（1）改革工艺及生产设备，控制工作场所空气汞浓度。用无毒原料代替汞，如电解时采用离子膜电解代替来作阴极，用硅整流器代替汞整流器，用电子仪表、气功仪表代替汞仪表，实现生产过程自动化、密闭化。加强通风排毒，如从事汞的灌注、分装应在通风柜内进行，操作台设置板孔下吸风或旁侧吸风。为防止汞污染和沉积，敞开容器的汞液面可用甘油或5%硫化钠液等覆盖，防止汞蒸气的蒸发；车间地面、墙壁、天花板、操作台宜用不吸附汞的光滑材料，操作台和地面应有一定倾斜度，以便清扫与冲洗，低处应有储水的汞吸收槽；可用 $1g/m^3$ 的碘加酒精点燃熏蒸，使空气中的汞生成不易挥发的碘化汞。对排出的含汞蒸气，应用碘化或氯化活性炭吸附净化。

（2）加强个人防护，建立卫生操作制度。接汞作业应穿工作服，戴防毒口罩或用 2.5%～10%碘处理过的活性炭口罩。工作服应定期更换、清洗除汞并禁止携出车间。班后、饭前要洗手、漱口，严禁在车间内进食、饮水和吸烟。

（3）定期健康体检及就业前体检。汞作业工人每年应坚持健康体检，查出汞中毒的病人应调离汞作业并进行驱汞治疗。坚持就业前体检，患有明显肝、肾和胃肠道器质性疾患、口腔疾病、精神神经性疾病等应列为职业禁忌证，均不宜从事汞作业。妊娠和哺乳期女工应暂时脱离汞作业。

5.3.3.3　砷及其化合物的防控措施

在采矿、冶炼及农药制造过程中，生产设备应采取密闭、通风等技术措施，减少工人对含砷粉尘的接触。在维修设备和应用砷化合物过程中，要加强个人防护。医学监护应注重皮肤、呼吸道以及肝、肾、血液和神经系统功能改变。尿砷监测有助于对工业卫生设施效果的评价。

5.3.3.4　镉及其化合物的防控措施

在焊接和切割含镉金属以及产生氧化镉烟的场所，要加强密闭、局部通风和个人防护。开展生物监测和定期体检，尤应注意尿蛋白、尿糖的早期监测。要重视生殖系统周期损害的检测，重视非职业性镉接触的危害。中毒者应及时治疗，防止肾损伤。

5.3.3.5　铬及其化合物的防控措施

采取加强通风、戴防毒口罩等防护措施以降低对呼吸道和鼻黏膜的刺激；工人必须穿上工作服并戴橡胶长手套防止皮肤污染。鼻黏膜和皮肤溃疡局部可用10%抗坏血酸擦洗，或涂10%复方依地酸二钠钙软膏。

5.3.3.6 锰及其化合物的防控措施

预防锰中毒主要是加强通风排毒和采取个人防护措施。接触锰作业应采取防尘措施和佩戴防毒口罩，焊接作业尽量采用无锰焊条，或用自动电焊代替手工电焊，使用抽风及吸尘装置。禁止在工作场所吸烟和进食。

5.4 矿山物理因素的防控措施

5.4.1 噪声的控制措施

5.4.1.1 控制噪声源

根据具体情况采取技术措施，控制或消除噪声源，是从根本上解决噪声危害的一种方法。可以采用无声或低声设备代替发出强噪声的机械，如用无声液压代替高噪声的锻压，以焊接代替铆接等，均可收到较好效果。

对于噪声源，如电机或空气压缩机，如果工艺过程允许远置，则应移至车间外或更远的地方。此外，设法提高机器制造的精度，尽量减少机器部件的撞击和摩擦，减少机器的振动，也可以明显降低噪声强度。在进行工作场所设计时，合理配置声源，将噪声强度不同的机器分开放置，有利于减少噪声危害。

5.4.1.2 控制噪声的传播

在噪声传播过程中，应用吸声和消声技术，可以获得较好效果。采用吸声材料装饰在车间的内表面，如墙壁或屋顶，或在工作场所内悬挂吸声体，吸收辐射和反射的声能，可以使噪声强度减低。在某些特殊情况下（如隔音室）为了获得较好的吸声效果，需要使用吸声尖劈。

消声是降低流体动力性噪声的主要措施，用于风道和排气管，常用的有阻性消声器和抗性消声器，如二者联合使用消声效果更好（图 5-35）。在某些情况下，还可以利用一定的材料和装置，将声源或需要安静的场所封闭在一个较小的空间中，使其与周围环境隔绝起来，即隔声，如隔声室、隔声罩等。

图 5-35 阻抗复合消声器

为了防止通过固体传播的噪声，在建筑施工中机器或振动体的基础与地板、墙壁连接处设隔振或减振装置，也可以起到降低噪声的效果。

5.4.1.3 制订工业企业卫生标准

尽管噪声可以对人体产生不良影响，但在生产中要想完全消除噪声既不经济，也不可能。因此，制订合理的卫生标准，将噪声强度限制在一定范围之内，是防止噪声危害的重要措施之一。我国现阶段执行的《工作场所有害因素职业接触限值第2部分：物理因素》（GBZ 2.2—2007）规定，噪声职业接触限值为每周工作5天，每天工作8小时，稳态噪声限值为85dB（A），非稳态噪声等效声级的限值为85dB（A）；每周工作日不足5天，需计算40小时等效声级，限值为85dB（A）（表5-8）。

表 5-8 工作场所噪声职业接触限值

接触时间	接触限值［dB（A）］	备　　注
5d/w，=8h/d	85	非稳态噪声计算8小时等效声级
5d/w，≠8h/d	85	计算8小时等效声级
≠5d/w	85	计算40小时等效声级

脉冲噪声工作场所，噪声声压级峰值和脉冲次数不应超过表5-9的规定。噪声测量方法，按GBZ/T 189.8—2007规定的方法进行。

表 5-9 工作场所脉冲噪声职业接触限值

工作日接触脉冲次数（n，次）	声压级峰值［dB（A）］
$n \leqslant 100$	140
$100 < n \leqslant 1000$	130
$1000 < n \leqslant 10000$	120

5.4.1.4 健康监护

定期对接触噪声工人进行健康检查，特别是听力检查，观察听力变化情况，以便早期发现听力损伤，及时采取有效的防护措施。从事噪声作业的工人应进行就业前体检，取得听力的基础资料，便于以后的观察、比较。凡有听觉器官疾患、中枢神经系统和心血管系统器质性疾患或自主神经功能失调者，不宜从事强噪声作业。在对噪声作业工人定期进行体检时，发现高频听力下降者，应注意观察。对于上岗前听力正常，接触噪声1年便出现高频段听力改变，即在3000Hz、

4000Hz、6000Hz 任一频率任一耳听阈达 65dB（HL）者，应调离噪声作业岗位。对于诊断为轻度以上噪声聋者，更应尽早调离噪声作业，并定期进行健康检查。

5.4.1.5 合理安排劳动和休息

噪声作业应避免加班或连续工作时间过长，否则容易加重听觉疲劳。有条件的可适当安排工间休息，休息时应离开噪声环境，使听觉疲劳得以恢复。噪声作业人员要合理安排工作以外的时间，在休息时间内尽量减少或避免接触较强的噪声，包括音乐，同时保证充足的睡眠。

5.4.2 高低温的防控措施

5.4.2.1 防暑降温的防控措施

按照高温作业卫生标准采取一系列综合防暑降温措施是预防与控制热致疾病与热损伤的必要途径。多年来，我国总结了一套综合性防暑降温措施，对保护高温作业工人的健康起到了积极作用。

A 技术措施

（1）合理设计工艺流程：合理设计工艺流程，改进生产设备和操作方法是改善高温作业劳动条件的根本措施。热源的布置应符合下列要求：1）尽量布置在车间外面。2）采用热压为主的自然通风时，尽量布置在天窗下面。3）采用穿堂风为主的自然通风时，尽量布置在夏季主导风向的下风侧。4）对热源采取隔热措施。5）使工作地点易于采用降温措施，热源之间可设置隔墙（板），使热空气沿着隔墙上升，经过天窗排出，以免扩散到整个车间。热成品和半成品应及时运出车间或堆放在下风侧。

（2）隔热：隔热是防止热辐射的重要措施。可以利用水或导热系数小的材料进行隔热，其中尤以水的隔热效果最好，水的比热大，能最大限度地吸收辐射热。

（3）通风降温。1）自然通风：任何房屋均可通过门窗、缝隙进行自然通风换气，高温车间仅仅靠这种方式是不够的，热量大、热源分散的高温车间，每小时需换气 30~50 次以上才能使余热及时排出，此时必须把进风口和排风口配置得十分合理，充分利用热压和风压的综合作用，使自然通风发挥最大的效能。2）机械通风：在自然通风不能满足降温的需要或生产上要求车间内保持一定的温湿度时，可采用机械通风。

B 保健措施

（1）供给饮料和补充营养：高温作业工人应补充与出汗量相等的水分和盐

分。补充水分和盐分的最好办法是供给含盐饮料。一般每人每天供水 3~5L，盐 20g 左右。在 8 小时工作日内汗量少于 4L 时每天从食物中摄取 15~18g 盐即可，不一定从饮料中补充。若出汗量超过此数时，除从食物摄取盐外，尚需从饮料适量补充盐分。饮料的含盐量以 0.15%~0.2% 为宜。饮水方式以少量多次为宜。

在高温环境劳动时，能量消耗增加，故膳食总热量应比普通工人高，最好能达 12600~13860kJ。蛋白质增加到总热量的 14%~15% 为宜。此外，可补充维生素和钙等。

（2）个人防护：高温工人的工作服，应以耐热、导热系数小而透气性能好的织物制成。防止辐射热，可用白帆布或铝箔制的工作服，工作服宜宽大又不妨碍操作；此外，按不同作业的需要供给工作帽、防护眼镜、面罩、手套、鞋盖、护腿等个人防护用品。

（3）加强医疗预防工作：对高温作业工人应进行就业前和入暑前体格检查。凡有心血管系统器质性疾病、血管舒缩调节功能不全、持久性高血压、溃疡病、活动性肺结核、肺气肿、肝、肾疾病，明显的内分泌疾病（如甲状腺功能亢进）、中枢神经系统器质性疾病、过敏性皮肤瘢痕患者、重病后恢复期及体弱者，均不宜从事高温作业。

C　组织措施

我国防暑降温已有较成熟的经验，关键在于加强领导，改善管理，严格遵照国家有关高温作业卫生标准搞好厂矿防暑降温工作。根据地区气候特点，适当调整夏季高温作业劳动和休息制度。休息室或休息凉棚应尽可能设置在远离热源处，必须有足够的降温设施和饮料。大型厂矿可专门设立具有空气调节系统的工人休息公寓，保证高温作业工人在夏季有充分的睡眠与休息，这对预防中暑有重要意义。

5.4.2.2　防寒保暖的防控措施

（1）做好防寒和保暖工作。应按《工业企业设计卫生标准》和《采暖、通风和空气调节设计规范》的规定，提供采暖设备，使作业地点保持合适的温度。除低气温外，应注意风冷效应。常以风冷等感温度表示风冷效应。以冷环境下的裸露、无风状态作为比较的基础，风冷等感温度为因风速所增加的冷感，相当于无风状态下产生同等冷感的环境温度。美国 ACGIH 在冷环境负荷标准，采用风冷等感温度来评价低气温与风对机体的联合制冷效应，来准备御寒服装（表5-10）。在风冷等感温度 32℃ 环境下，不得长时间地工作。若在风冷等感温度 -7℃ 环境持续工作。必须在附近建立暖和的庇护所。

表 5-10 风冷对机体裸露部位作用强度

风速/m·s⁻¹	实际气温/℃											
	10	4	−1	−7	−12	−18	−23	−29	−34	−40	−46	−51
	风冷等感温度/℃											
无风	10	4	−1	−7	−12	−18	−23	−29	−34	−40	−46	−51
2	9	3	−3	−8	−14	−21	−26	−32	−38	−44	−49	−55
5	4	−2	−8	−16	−23	−31	−36	−43	−50	−57	−64	−71
7	2	−6	−13	−21	−28	−36	−42	−50	−58	−65	−72	−80
9	0	−8	−16	−23	−32	−39	−47	−54	−63	−71	−79	−85
11	−1	−8	−18	−26	−33	−42	−51	−58	−67	−76	−82	−91
13	−2	−11	−19	−28	−36	−44	−53	−62	−70	−78	−88	−96
16	−3	−12	−20	−29	−37	−46	−55	−63	−72	−81	−89	−98
18	−3	−12	−21	−29	−38	−47	−56	−65	−73	−82	−91	−100
>18 无额外影响	危险性小 干爽皮肤暴露<1h，基本无危险。安全感可出现错误			危险性变大 暴露1min，肉可结冻				危险性极大 暴露0.5min，肉可冻结				
	在此温度范围，均可出现脚冻伤											

（2）个人防护。环境温度低于−1℃，尚未出现中心体温过低时，表浅或深部组织即可冻伤，因此手、脚和头部的御寒很重要。低温作业人员的御寒服装其面料应具有导热性小、吸湿和透气性强的特性。在潮湿环境下劳动，应发给橡胶工作服、围裙、长靴等防湿用品。工作时若衣服浸湿，应及时更换并烘干。教育、告诉工人体温过低的危险性和预防措施：肢端疼痛和寒战（提示体温可能降至35℃）是低温的危险信号，当寒战十分明显时应终止作业。劳动强度不可过高，防止过度出汗。禁止饮酒，酒精除影响注意和判断力外，还由于使血管扩张，减少寒战，增加身体散热而诱发体温过低。

（3）增强耐寒体质。人体皮肤在长期和反复寒冷作用下，会使表皮增厚，御寒能力增强而适应寒冷。故经常冷水浴或冷水擦身或较短时间的寒冷刺激结合体育锻炼，均可提高对寒冷的适应。此外，应适当增加富含脂肪、蛋白质和维生素的食物。

5.4.3　高低压的防控措施

5.4.3.1　高气压作业的防控措施

A　遵守安全操作规程

高气压作业后，须遵照安全减压时间表逐步返回到正常气压状态，目前多采用阶段减压法。加强安全卫生教育，让工人了解发病的原因和预防方法。为潜水作业的安全，必须做到潜水技术保证、潜水供气保证和潜水医务保证三者相互密切协调配合。潜水供气包括高压管路系统、装备的检查、维修、保养、配气等。

B　保健措施

工作前防止过劳，严禁饮酒，加强营养。对深海作业应保证高热量、高蛋白、中等脂肪量饮食，并适当增加各种维生素，如维生素 E 有抑制血小板凝集作用。工作时注意防寒保暖，工作后饮热饮料，洗热水澡等。做好就业前全面的体格检查，包括肩、膝关节及肢骨、股骨和腔骨的 X 线片检查，合格者才可参加工作；以后每年应做 1 次体格检查，并继续到停止高气压作业后 3 年。

职业禁忌症：凡患神经、精神、循环、呼吸、泌尿、血液、运动、内分泌、消化系统的器质性疾病和明显的功能性疾病者；患眼、耳、鼻、喉及前庭器官的器质性疾病者；此外，凡年龄超过 50 岁者、各种传染病患者、过敏体质者等也不宜从事此项工作。

5.4.3.2　低气压作业的防控措施

A　习服

（1）适应性锻炼。无高原生活经历的人进入高原环境时应尽可能逐步进入，先在海拔相对较低的区域进行一定的体力锻炼，以增强人体对缺氧的耐受能力。初入高原者应适当减少体力活动，以后视适应情况逐渐增加活动量。

（2）适当控制登高速度与高度。登山时应坚持阶梯式升高的原则，视个人适应情况控制登高速度与高度。

（3）营养与药物。高糖、低脂、充足的新鲜蔬菜水果及适量蛋白的饮食有助于人体适应高原环境。红景天等藏药可改善人体高原缺氧症状。

（4）预缺氧。缺氧预适应作为一种新的促习服措施正日益成为高原习服研究的热点。

B　减少氧耗，避免机体抵抗力下降

过重过久的体力活动、寒冷、感染、吸烟和饮酒均为高原病的诱因。因此，降低体力劳动强度、保暖、防止上呼吸道感染、节制烟酒可有效预防急性高原病的发生。

C 增加氧供，提高劳动能力

提高室内氧分压或间歇式吸氧可显著改善体力与睡眠。

职业禁忌症：凡有明显的心、肺、肝、肾等疾病，高血压Ⅱ期，各种血液病、红细胞增多症者等不宜进入高原地区。

5.4.4 振动的防控措施

5.4.4.1 控制振动源

改革工艺过程，采取技术革新，通过减振、隔振等措施，减轻或消除振动源的振动，是预防振动职业危害的根本措施。例如，采用液压、焊接、黏接等新工艺代替风动工具铆接工艺；采用水力清砂、水爆清砂、化学清静等工艺代替风铲清砂；设计自动或半自动的操纵装置，减少手部和肢体直接接触振动的机会；工具的金属部件改用塑料或橡胶，减少因撞击而产生的振动；采用减振材料降低交通工具、作业平台等大型设备的振动。

5.4.4.2 限制作业时间和振动强度

通过研制和实施振动作业的卫生标准，限制接触振动的强度和时间，可有效地保护作业者的健康，是预防振动危害的重要措施。国家职业卫生标准《工作场所有害因素职业接触限值第2部分：物理因素》（GBZ 2.2—2007）规定的作业场所手传振动职业接触限值以4h等能量频率计权振动加速度不得超过$5m/s^2$。这一标准限值的保护水平是几乎所有劳动者可能反复接触也不会发展为超过斯德哥尔摩会议分类系统中第一期的VWF。当振动工具的振动暂时达不到标准限值时，可按振动强度大小相应缩短日接振时间（表5-11）。

表 5-11　振动容许值和日接振时间限制

频率计权振动加速度/m·s⁻²	日接振容许时间/h
5.00	4.0
6.00	2.8
7.00	2.0
8.00	1.6
9.00	1.2
10.00	1.0
>10.00	<0.5

5.4.4.3 改善作业环境，加强个人防护

加强作业过程或作业环境中的防寒、保温措施，特别是在北方寒冷季节的室

外作业，需有必要的防寒和保暖设施。振动工具的手柄温度如能保持 40℃，对预防振动性白指的发生和发作具有较好的效果。控制作业环境中的噪声、毒物和气湿等，对预防振动职业危害也有一定作用。

　　合理配备和使用个人防护用品，如防振手套、减振座椅等，能够减轻振动危害。

5.4.4.4　加强健康监护和日常卫生保健

　　依法对振动作业工人进行就业前和定期健康体检，早期发现，及时处理患病个体。加强健康管理和宣传教育，提高劳动者保健意识。定期监测振动工具的振动强度，结合卫生标准，科学地安排作业时间。长期从事振动作业的工人，尤其是手臂振动病患者应加强日常卫生保健：生活应有规律，坚持适度的体育锻炼；坚持温水（40℃）浴，既可使精神紧张得以松弛，又能促进全身血液循环；应尽可能避免着凉，雨季或寒潮期间多饮姜汤热茶水；烟气中含尼古丁，可使血管收缩；吸烟者血液中一氧化碳浓度增高，可影响组织中氧的供应和利用从而诱发 VWF，因此，应力求戒烟。

5.5　矿山放射因素的控制措施

5.5.1　辐射职业危害防护原则和要求

5.5.1.1　铀矿冶职业病危害防护原则

　　（1）铀矿冶工业在选址、新建、改建、扩建、技术改造、退役治理等工程项目中，其防护和劳动卫生安全设施，以及"三废"治理环境保护设施必须与主体工程同时设计、同时施工、同时投产使用。

　　（2）编制或审定铀矿冶工程项目的可研、设计时，必须编制和审定劳动安全防护护和卫生设施的工程设计方案、"三废"治理和环境保护工程设计方案。竣工验收时必须有劳动安全卫生设施、环境保护设施完成情况及质量评价报告，并经劳动、卫健委、环保部门参加验收签字后方准投入使用。

　　（3）铀矿冶企业的防护工作应实行最优化原则，即在铀矿冶生产实践中采取的防护措施要在经济和技术可能的条件下，尽可能把工作人员和公众受照剂量控制可合理达到的尽可能低的水平。

　　（4）对放射性和非放射性的危害同等重视，按要求最严格的一项要求采取防护措施。只要有一种有害物质浓度超标，该工作场所就不合格。

　　（5）要求工作人员佩带个人防护用具，但不应因此而降低对其他防护设施性能的要求。

（6）对工作场所和外环境坚持开展常规的和不定期的监测，根据标准进行评价和监督。依据规程和标准，对不合格项提出改进意见和事故防范措施。

（7）加强铀矿冶生产场所防护监测和工作人员个人剂量监督，加强对外环境及公众的监测，确保工作人员和公众的安全和健康。

（8）根据实际需要，不断修订法规、标准，使之形成符合实际的配套的法规、标准体系，更好地规范铀矿山及伴生放射性矿的安全生产和实行劳动保护制度，确保工作人员和公众的安全和健康。

5.5.1.2　铀矿冶职业病危害因素防护要求

（1）严格贯彻、执行安全防护法规和标准，必须把有害物浓度和工作人员的受照剂量控制在国家和行业规定的标准以下，确保工作人员和公众的安全和健康。

（2）确保辐射监测仪器仪表处于良好状态，可随时进行各种监测，以掌握各工作场所和外环境的辐射水平及有害物浓度分布和个人剂量状况；并提出改进意见，防止超剂量事故和重大环境污染事故发生，保护人类的生存环境和良好的生态环境。

（3）参与各项防护工程技术措施的制定和研究，如矿井通风、防尘、降氡、空气净化、辐射防护、表面去污、个体防护、时间控制、"三废"处理和排放、应急抢险等，使各项措施处于最佳防护状态。

（4）根据生产中存在的实际辐射防护问题，开展专题调查研究，探求解决办法，积极改善矿井作业条件和外环境，千方百计降低工作人员和环境公众受照剂量。

（5）定期开展矿井辐射防护和环境保护评价工作，不断总结经验和提出存在问题。针对存在问题，提出解决问题的办法和建议，以便改进铀矿山防护工作，提高其防护水平。

5.5.2　铀矿冶工业主要辐射防护标准、规定

中国铀矿冶的辐射防护和环境保护工作经历了 50 多年的历程，无论在氡的析出机理及其防护技术，以及辐射防护管理等方面都取得了显著成绩。在铀矿冶的辐射防护和环境保护制定了数十项国家和行业标准、规定。这些标准的规定对确保铀矿工安全和职业病健康发挥了重要作用。铀矿山、选冶厂常用的剂量限值和导出控制浓度约束值：

（1）铀矿勘探、开采和加工生产工作人员剂量限值。一般情况下，铀矿冶工作人员有效剂量约束值连续 5 年的平均有效剂量（但不可作任何追溯性平均）为 15mSv/a，特殊情况下，1 年的有效剂量约束值可高于 15mSv/a，但不得高于

20mSv/a。

（2）铀矿井下工作场所空气中氡及氡子体浓度限值。铀矿井下工作场所空气中氡及氡子体浓度限值为：氡 2.7kBq/m³，氡子体 5.4J/m³。

（3）矿井总入风风流粉尘、氡及氡子体控制浓度。矿井总入风风流粉尘、氡及氡子体控制浓度应分别不大于 0.2mg/m³、0.1kBq/m³、0.5J/m³。

（4）工作面入风风流粉尘、氡及氡子体控制浓度。工作面入风风流粉尘、氡及氡子体控制浓度应分别不大于 0.5mg/m³、1kBq/m³、3J/m³。

（5）水冶厂空气中氡及其子体浓度限值。氡为 1.1kBq/m³，氡子体为 2.1J/m³。

5.5.3　氡及射气的防护

5.5.3.1　矿井氡的析出规律

A　矿石氡射气系数

（1）矿石氡射气系数 f 随矿石粒度的减少而增高，但当矿石粒度小到一定程度，或大到一定程度时将趋近于某一定值。当矿石小到某一定值后，可以认为矿石中自由状态的氡全部都释放出来；当矿石粒度大到某一值后，矿石有效层深度的自由状态的氡也已全部释放出，认为矿石深部的氡已不能被释放，所以氡射气系数趋于定值。

（2）矿石氡射气系数 f 随矿石含水率呈一个峰值形变化，即氡射气系数在矿石含水率在 14%~17% 之间时出现峰值。矿石在不含水时，矿石孔隙和矿石有效层内的氡是按上述规律释放的；当矿石中含水时，由于水分子将矿石孔隙和矿石有效层内的氡排挤出来，其排挤量随含水率的增高而增大，但当含水率高到一定程度，自由状态的氡全部被排挤出来即开始下降。

B　矿石氡析出率

矿石氡析出率表示在单位时间间隔内穿过单位矿石（围岩）表面，析出到空气中的氡的活度，用符号 ξ 表示。

（1）石氡析出率 ξ 随矿石铀品位增高而增大，因为铀品位高，即镭含量高，因此氡析出量也随之增大。矿石品位在一定范围内呈直线关系。

（2）氡析出率 ξ 随矿石粒度的缩小而规律性增高，一般小颗粒矿石要比大颗粒高 3~4 倍。其变化趋势与氡射气系数的规律相近。

（3）氡析出率 ξ 随含水率的增高而降低，当含水率达到一定值以后氡的析出率降到很低的数值。这是由于采矿是一个将矿石破碎、洒水、储存、搬运组成的生产步骤和过程，井下原地爆破浸出更是大量铀矿石堆积和浸出过程，因此刚好是氡大量析出和释放的过程。

5.5.3.2 矿井氡析出量及释放量分析

采矿是不断将矿体爆破的开采、搬运过程。在这个过程中，氡不断地析出和释放，其主要途径有岩体爆破、矿石崩落、井巷岩壁、坑道废水、入风携带、老硐积累、矿岩裂隙等。

氡的析出是镭按指数规律衰变而产生的，氡还将按指数规律衰变，当处于放射平衡时，铀矿井下氡析出量可以用如下方法进行计算。

A 体暴露表面的氡析出量

矿体暴露表面统称射气表面，其射气表面的氡析出量为氡析出率与气表面积的乘积：

$$R_1 = \delta \times S_d \tag{5-13}$$

式中 R_1——矿体暴露表面的氡析出量，kBq/s；

δ——矿体表面的当量氡析出率，$kBq/m^2s1\%U$；

S_d——矿体当量面积，m^2。

$$S_d = Sak_p \tag{5-14}$$

式中 S——矿体表面积，m^2；

a——矿石铀品位，%；

k_p——矿石铀镭平衡系数。

$$S = PL \tag{5-15}$$

式中 P——巷道断面周长，m；

L——巷道长，m。

B 崩落矿石的氡析出量

在井下有崩落矿石堆的情况下，必须计算矿石堆的氡析出量。

$$R_2 = 0.258 Wak_p f\delta \tag{5-16}$$

式中 R_2——矿石堆的氡析出量，kBq/s；

W——矿石堆总量，t；

a——矿石铀品位，%；

k_p——矿石铀镭平衡系数；

f——矿石氡射气系数，%；

δ——矿石堆中氡的析出系数。

C 矿井地下水的氡析出量

地下水析出的氡量正比于矿井的涌水量和水中的氡浓度：

$$R_3 = 1 \times 10^7 Q(C - C_0) \tag{5-17}$$

式中 R_3——地下水氡析出量，kBq/s；

Q——矿井涌水量，m^3/h；

C ——地下涌水的氡浓度，Bq/L；

C_0 ——涌水排至地表后水中剩余氡浓度，Bq/L。

铀矿井下总氡析出量 R 是上述 3 个析出氡量的和，即：

$$R = R_1 + R_2 + R_3 \qquad\qquad (5\text{-}18)$$

式中　　R ——总氡析出量，kBq/s。

5.5.3.3　常规铀矿井降氡方法

20 世纪 50 年代，矿井主要以通风稀释控制氡；70 年代以后，由于氡及氡子体浓度控制标准更加严格，只靠加强通风稀释不能满足要求，所以，必然要从控制氡源来减少氡的析出。总体方法有：（1）通风降氡，根据氡及氡子体的总析出量和浓度设计通风量；（2）密闭氡源，密闭废旧巷道和采空区，喷涂防氡保护层；（3）控制入风污染；（4）排除矿坑水；（5）正压通风；（6）分区通风；（7）清除堆积的铀矿石。

A　铀矿通风防护的特点

（1）常规铀矿开采的通风量设计必须按排除矿井氡及氡子体进行计算，用排除炮烟、粉尘所需风量进行校核。

（2）氡析出量和氡子体浓度增长与矿井通风状况密切相关，正压时氡析出量少，负压时氡析出量高（负压通风可比正压通风的百米污染率高 2~10 倍），即可达 1.12Bq/100m。特别是岩矿体裂隙多的矿山、开采多年的老矿山，风压状态和风压分布对氡析出的影响非常大。因此密闭废旧巷道和采空区是降低氡及氡子体浓度的重要手段。

（3）氡子体是氡的衰变产物，因为氡子体浓度既取决于氡浓度，又取决于氡在井下的停留时间，而且与通风空间体积有关，因此，提高矿井换气次数是降低氡子体浓度的有效措施。

（4）矿山氡和氡子体的产生是连续自发进行的，故铀矿通风必须连续进行，一旦停风，氡和氡子体浓度会急剧增长。因此当矿井通风重新启动时，必须提前 2~3d 以排除高浓度氡及氡子体的危害。

（5）减少入风流污染是铀矿通风的重要措施。应当特别注意矿体、采空区和废旧巷道对入风流的污染。

B　铀矿通风降氡防护的原则

（1）铀矿通风防护在全面考虑采矿方法、井巷布置和降氡要求的条件下，应遵守辐射防护最优化原则，即千方百计采取现实可行的工程技术措施和管理手段，尽可能减少矿工受照剂量水平。因铀矿通风成本占总铀矿生产成本的 15% 左右，所以在保证个人剂量限值尽可能低的条件下，要最大限度地减少通风动力消耗。

（2）不但要使矿井氡析出量最小，而且要使氡在井下通风空间的停留时间最短以减少矿井氡子体浓度。

C　铀矿通风防护要求

（1）必须建立完善的通风系统。1）有进、回风井、坑口，其间距应满足"相关"要求，且保证通风条件不受气象条件变化的干扰；2）通风机工作方式，即压入式或抽出式的选择要合理，使通风空间氡析出量最小；3）有完整的通风网络，保证入风流不被污染；4）抽出式通风系统的有组织进风量不应小于总风量的80%；5）合理的局部通风；6）有科学的通风构筑物，如主扇风硐、主扇扩散器、排风扩散塔、风桥、导风墙、风门、风幕、风窗等。

（2）风设计。包括风量计算、风压分布、通风建（构）筑物设计，满足矿井防尘降氡要求。

（3）选用科学合理的采矿工艺和防氡措施相匹配，满足标准要求。

（4）根据生产发展和实际情况，及时调整矿井通风系统和网络。

（5）控制矿井空气中各项有害物浓度，特别是氡及氡子体浓度，符合正常生产需求。

D　控制和防氡的主要措施

（1）加大通风防护投入，强化通风管理，提升铀矿辐射防护水平。

（2）用合理的采矿工艺，考虑有利于降氡措施的实施，满足通风防氡要求。

（3）善矿井通风系统，提高矿井通风防护效果。1）选择合理可行的通风系统和通风方式。新建和改、扩建矿井的开拓方案应与矿井通风系统综合考虑，尽量将主进风井和进风巷布设在脉外。在通风方式选择时，要综合考虑排氡要求与通风调节和管理难易程度，选择合理的通风方式。2）完善矿井通风网路，实现有组织进回风，避免污风循环。

（4）及时密闭废弃巷道和采空区，减少氡的析出。加强密闭质量，提高防氡析出减少氡释放效果。

（5）根据矿井进风质量，采取必要的工程措施，防止和减少进风污染。

（6）优化通风建构筑物，提高建构筑物的通风防护作用。

（7）加强矿井局部通风管理，提高排氡效果。

（8）选用先进通风、防护监测仪器、设备，完善监测手段，指导矿井通风防护工作。

5.5.4　γ、β外照射的防护

对 γ、β 外照射防护可以采取时间防护、距离防护、屏蔽防护等措施。

5.5.4.1　γ辐射防护

铀矿石中 γ 辐射主要来自镭的短寿命子体镭 A、镭 C，其 γ 辐射能量占铀系

总 γ 辐射能量的 98.2%。铀矿 γ 射线谱相当复杂，能量范围在 $(0.2\sim2.45)\times10^6$ MeV。这是因为 γ 射线在矿岩中经康普顿散射，光电效应和电子对效应的作用，使分立的 γ 射线谱变成了连续谱。在铀矿饱和层内，能量超过 0.5×10^6 MeV 的 γ 射线呈强度较低的散射 γ 射线连续谱，能量大于 2.5×10^6 MeV 的 γ 射线能谱成分及强度实际上与矿岩的化学成分无关。能量小于 0.25×10^6 MeV 的软 γ 射线被矿岩散射后强随能力的减少很快增大，使能谱成分与铀矿石原始 γ 射线能谱无关。

铀矿石加工过程中的铀品位不高时，其 γ 射线外照射剂量一般不会超过国家标准。只有在铀品位在 1.0% 以上时才应考虑 γ 射线外照射问题。如在铀选矿后铀品位达到 20% 左右时，铀精矿的 γ 辐射剂量可达 0.25mGy/h 以上。

5.5.4.2　β 辐射防护

铀矿石中 β 辐射危害主要存在于铀水冶加工的后半部工序，因此，加工过程中的杂质基本被除去，但是因为有 UXI 和 UXII 的存在，将会产生能量为 $(0.45\sim2.32)\times10^6$ MeV 的 β 射线。β 射线与 γ 射线不同，它的强度与放射性物质的总量没有绝对关系，只与暴露面积有关。在黄饼生产岗位 β 粒子通量可达 80β 粒子/$(cm^2 \cdot s)$，煅烧和结晶工段可达 100β 粒子/$(cm^2 \cdot s)$。在个别无屏蔽情况下，如在检修各种罐体内部时，β 粒子通量可高达 4800β 粒子/$(cm^2 \cdot s)$。

5.5.5　表面污染防护

铀矿采冶生产过程中都会造成人体、工作服、设备、墙壁和地面沾有放射性物质且可以脱离或转移的表面放射性污染。浸出以前的各工序的表面污染主要是铀矿尘、α 气溶胶、氡子体的附着，基本属于物理接触性吸附，较容易清洗和去污。

对 α、β 放射性表面污染的防护，通过保持工作场所的清洁卫生，降低粉尘浓度，经常清洗设备地面，定期更换和清洗工作服，注意皮肤、手、工作服的去污。对于 α 表面活度小于 0.08Bq/cm^2 的设备、器材，只需要用清水冲洗清除其表面粉尘污染物即可；对于 α 表面活度大于 0.08Bq/cm^2 的设备、器材，应先行拆除，再人工采用不同的去污方案进行去污。

浸出以后的各工序，由于各种铀化学物料的化学作用，造成表面化学反应或料被渗入内表面，使得去污较为困难。

5.5.5.1　工作人员及工作服的去污处理

铀矿冶工作人员在工作前必须更换便衣，穿戴好工作服和劳动保护用品。工作结束后应在卫生通过间进行淋浴去污处理。一般淋浴后体表放射性污染的去污率可达 90% 以上。

污染的工作服应在专用洗衣房进行洗涤去污，其去污率可达70%以上。

5.5.5.2 设施、设备去污

机械擦洗（或刮磨）去污、可剥离聚合物成膜去污、物理化学去污、回炉熔炼去污等表面去污方法。人工或机械擦洗（或刮削）去污和可剥离聚合物成膜去污适用于污染程度较轻的表面去污；化学去污可去除较严重的表面污染，3%~5%硫酸试剂是最佳的去污液，其α和β去污效果可分别达到90%和80%以上，化学去污浸泡时间在1h以上，以3~4h为佳；回炉熔炼去污是最彻底的去污方法，经熔炼处理后，成品钢的α和β表面活度达到本底水平，适用于污染时间长、污染程度严重、污染深度大的表面去污，尤其适用于废旧钢铁的去污，回炉熔炼去污后的废旧钢铁可再利用与循环。

5.5.6 其他防护

5.5.6.1 个人防护用品

对于外照射，铀矿冶通常不配置特殊的防护用品，一般通过采取减少接触时间和缩短接触距离进行防护。对于氡和氡子体所导致的内照射，通常对空气中有氡和氡子体的作业场所配发高效过滤口罩。

5.5.6.2 警示标识

铀矿冶工作场所应在存在职业病危害因素的工作场所设置警示标识并附文字说明。在放射性工作场所的进出口及其他适当位置处设立醒目的、符合国家有关标准要求的电离辐射警示标志。

5.6 个 体 防 护

个人防护用品是指作业者在工作过程中为免遭或减轻事故伤害和职业危害，个人随身穿（佩）戴的用品。个人防护用品的作用，是使用一定的屏蔽体、过滤体，采取阻隔、封闭、吸收等手段，保护人员机体的局部或全部免受外来因素的侵害。在工作环境中尚不能消除或有效减轻职业性有害因素和可能存在的事故因素时，这是主要的防护措施，属于预防职业有害因素综合措施中的第一级预防。因此，个人防护用品的设计和制作应严格遵守四项原则：（1）便于操作、穿戴舒适，不影响工作效率；（2）符合国家或地方规定的技术（产品）标准，选用优质的原材料制作，保证质量，经济耐用；（3）不应对佩戴者产生任何损害作用，包括远期损害效应；（4）在满足防护功能的前提下，尽量美观大方。

5.6.1 个体防护用品分类

个人防护用品的种类很多，有人将其分为安全防护用品和职业卫生专用防护用品两大类。安全防护用品是为了防止工伤事故的，有防坠落用品（安全带、安全网等），防冲击用品（安全帽、安全防砸马甲、防冲击护目镜等），防电用品，防机械外伤用品（防刺、绞、割、碾、磨损及脏污等的服装、手套、鞋等），防酸、防碱和防油用品，防水用品，涉水作业用品，高空作业用品等。职业卫生专用防护用品是用来预防职业病的，有防尘用品（防尘、防微粒口罩等）、防毒用品（防毒面具、防毒衣等）、防高温用品、防寒用品、防噪声用品、防放射用品、防辐射用品等。但这种分类是相对的，多种防护用品同时具备防止工伤和预防职业病的用途。

一般根据个人防护用品所防护人体器官或部位，分为7大类：（1）头部防护类，如安全帽、防护头盔、防寒帽等；（2）呼吸器官防护类，如防毒口罩、防尘口罩、滤毒护具等；（3）防护服类，如防机械外伤服、防静电服、防酸碱服、阻燃服、防尘服、防寒服等；（4）听觉器官防护类，如耳塞、耳罩、头盔等；（5）眼、面防护类，如防冲击护眼具（防护眼镜）、焊接护目镜及面罩、炉窑护目镜及面罩等；（6）手足防护类，如绝缘手套、防酸碱手套、防寒手套、绝缘鞋、防酸碱鞋、防寒鞋、防油鞋、皮安全鞋（防砸鞋）等；（7）防坠落类，如安全带、安全绳；还有皮肤防护用品等。近年来，随着科学技术的发展，一些具有高科技含量的多功能防护用品已经问世。

防护品应正确选择性能符合要求的用品，绝不能选错或将就使用，特别是绝不能以过滤式呼吸防护器代替隔离式呼吸防护器，以防止发生事故。可按2000年颁布的《劳动防护用品配备标准（试行）》《劳动防护用品选用规则》（GB 11651—1989）的要求进行选择，并且按照每种防护用品的使用要求规范使用。在使用时，必须在整个接触时间内认真充分佩戴。其防护效果以有效防护系数（EPF）来衡量，在接触时间内99%以上时间佩戴，有效防护程度可达到100%；不佩戴时间增多，其有效防护系数递减。

应有专人负责管理分发、收集和维护保养防护用品。这样不仅可以延长防护用品使用年限，更重要的是能保证其防护效果。耳罩、口罩、面具等用后应以肥皂清水洗净，并以药液消毒、晾干。过滤式呼吸防护器的滤料要按时更换，药罐在不用时应将通路封塞，以防失效。防止皮肤污染的工作服，用后应立即集中处理洗涤。

5.6.2 防护眼镜和防护面罩

（1）防护眼镜一般用于各种焊接、切割、炉前工、微波、激光工作人员防御有害辐射线的危害。防护眼镜根据作用原理将防护镜片分为以下三类：

1）反射性防护镜片。根据反射的方式，还可分为干涉型和衍射型。在玻璃镜片上涂布光亮的金属薄膜，如铬、镍、银等，在一般情况下，可反射的辐射线范围较宽（包括红外线、紫外线、微波等），反射率可达95%，适用于多种非电离辐射作业。另外还有一种涂布二氧化亚锡薄膜的防微波镜片，反射微波效果良好。

2）吸收性防护镜片。根据选择吸收光线的原理，用带有色泽的玻璃制成，例如接触红外辐射应佩戴绿色镜片，接触紫外辐射佩戴深绿色镜片，还有一种加入氧化亚铁的镜片能较全面地吸收辐射线。此外，防激光镜片有其特殊性，多用高分子合成材料制成，针对不同波长的激光采用不同的镜片，镜片具有不同的颜色，并注明所防激光的光密度值和波长，不得错用。使用一定时间后，须交有关检测机构校验，不能长期一直戴用。

3）复合性防护镜片。将一种或多种染料加到基体中，再在其上蒸镀多层介质反射膜层。由于这种防护镜将吸收性防护镜和反射性防护镜的优点结合在一起，故可在一定程度上改善防护效果。

还有一种防冲击镜片（防冲击眼护具），主要用以防止异物对眼部的冲击伤害。镜片用高强度的 CR-39 光学塑料或强化玻璃片。防冲击眼护具的各项指标，尤其是镜片、镜架的抗冲击性能及强度应符合 GB 5890《防冲击眼护具》的要求，使之具有可靠的防护作用。

（2）防护面罩。

1）防固体屑末和化学溶液面罩用轻质透明塑料或聚碳酸酯塑料制作，面罩两侧和下端分别向两耳和下额下端及颈部延伸，使面罩能全面地覆盖面部，增强防护效果。

2）防热面罩除与铝箔防热服相配套的铝箔面罩外，还有用镀铬或镍的双层金属网制成，反射热和隔热作用良好，并能防微波辐射。

3）电焊工用面罩用制作电焊工防护眼镜的深绿色玻璃，周边配以厚硬纸纤维制成的面罩，防热效果较好，并具有一定电绝缘性。

5.6.3 防护服

防护服系指用于防止或减轻热辐射、微波辐射、X 射线以及化学物污染人体而为作业者配备的职业安全防护用品。防护服由帽、衣、裤、围裙、套袖、手套、套裤、鞋（靴）、罩等组成。常见的防护服有防毒服、防尘服、防机械外伤服、防静电服、带电作业服、防酸碱服、阻燃耐高温服、防水服、水上救生服、潜水服、放射性防护服、防微波服、防寒服及高温工作服等。

（1）防热服应具有隔热、阻燃、牢固的性能，但又应透气，穿着舒适，便于穿脱；可分为非调节和空气调节式两种。

1）非调节防热服。①阻燃防热服：用经阻燃剂处理的棉布制成，不仅保持了天然棉布的舒适、耐用和耐洗性，而且不会聚集静电，在直接接触火焰或炽热物体后，能延缓火焰蔓延，使衣物炭化形成隔离层，不仅有隔热作用，而且不致由于衣料燃烧或暗燃而产生继发性灾害，适用于有明火、散发火花或在熔融金属附近操作以及在易燃物质并有发火危险的场所工作时穿着。②铝箔防热服：能反射绝大部分热辐射而起到隔热作用，缺点是透气性差。可在防热服内穿一件由细小竹段或芦苇编制的帘子背心，以利通风透气和增强汗液蒸发。③白帆布防热服：经济耐用，但防热辐射作用远比不上前两种。④新型热防护服：由新型高技术耐热纤维如 Nomex、PB1、Kermel、P84、预氧化 Pan 纤维，以及经防火后整理的棉和混纺纤维制成。如新型的消防防护服外层通常是 Nomex、Kevlar 或 Kevlar/PB1 材料混纺机织成面密度为 $254.6g/m^2$ 的斜纹布，具防火保护和耐磨性能，外层下面有聚四氟乙烯涂层的防水层，防止水进入和在服装内部产生水蒸气，以免产生热压；防水层下面是一层衬里，以增加静止空气含量，提高热绝缘性，通常采用的材料是 Nomex 针刺毡或高蓬松材料。曾经广泛使用的石棉防热服由于有石棉纤维污染的铝箔防热服能性，正被逐步淘汰。

2）空气调节防热服。可分为通风服和制冷服两种。①通风服：将冷却空气用空气压缩机压入防热服内，吸收热量后从排气阀排出。通风服需很长的风管，只适于固定的作业。还有一种装有微型风扇的通风服，直接向服装间层送风，增加其透气性而起到隔热作用。②制冷服：又可分为液体制冷服、干冰降温服和冷冻服，基本原理一致，不同之处是防热服内分别装有低温无毒盐溶液、干冰、冰块的袋子或容器。最实用者为装有冰袋的冷冻服，在一般情况下，这种冷冻服装有 5kg 左右的冰块可连续工作 3h 左右，用后冷冻服可在制冷环境中重新结冰备用。

（2）化学防护服一般有两类：一类是用涂有对所防化学物不渗透或渗透率小的聚合物化纤和天然织物做成，并经某种助剂浸轧或防水涂层处理，以提高其抗透过能力，如喷洒农药人员防护服；另一类是以丙纶、涤纶或氯纶等织物制作，用以防酸碱。对这些防护服要有一定的透气、透湿、防油拒水、防酸碱及防特定毒物透过的标准。根据防护程度的不同分成 A 到 D 级，A 级提供最高的防护，整体密封，内含呼吸装备以防化学气体和蒸气；B 级类似于 A 级，用于防有毒的化学品的喷溅；不是全密封的 C 级提供化学品喷溅防护；不用呼吸器 D 级只提供较少的防护。

（3）辐射防护服：

1）微波屏蔽服。有两类：①金属丝布微波屏蔽服：是用蚕丝铜丝（直径 0.05mm）拼捻制成，具有反射屏蔽作用。②镀金属布微波屏蔽服：以化学镀铜（镍）导电布为屏蔽层，衣服外层为有一定介电绝缘性能的涤棉布，内层为真丝薄绸衬里。这种屏蔽服具有镀层不易脱落、比较柔软舒适、重量轻等特点，是目前较新、效果较好的一种防微波屏蔽服。

2）射线防护服。射线的防护需要特殊的共聚物涂层，如用在核工厂、高压电线或电子设备以及 X 射线的环境中，常用的聚乙烯涂层高密度聚乙烯合成纸。防焦防护服是在涤纶材料的两面涂以 CEP/EVA/PVDC/EVA 共聚物。日本采用聚乙烯涂层棚纤维来生产射线防护服，也可以在纤维中加入铅芯提高防护水平，用于 X 射线防护。

（4）防尘服一般用较致密的棉布、麻布或帆布制作。需具有良好的透气性和防尘性，式样有连身式和分身式两种，袖口、裤口均须扎紧，用双层扣，即扣外再缝上盖布加扣，以防粉尘进入。

5.6.4　防护鞋（靴）

防护鞋（靴）是用于防止劳动过程中足部、小腿部受各种因素伤害的防护用品，主要有以下品种。

（1）防静电鞋和导电鞋。防静电鞋和导电鞋用于防止人体因带静电而可能引起事故的场所，其中，导电鞋只能用于电击危险性不大的场所，为保证消除人体静电的效果，鞋的底部不得粘有绝缘性杂质，且不宜穿高绝缘的袜子。

（2）绝缘鞋（靴）。用于电气作业人员的保护，可防止在一定电压范围内的触电事故；在保证电气线路的绝缘性的前提下，绝缘鞋只能作为辅助安全防护用品，机械性能要求良好。

（3）防砸鞋。主要功能是防坠落物砸伤脚部，鞋的前包头有抗冲击材料，常用薄钢板。

（4）防酸碱鞋（靴）。用于地面有酸碱及其他腐蚀液，或有酸碱液飞溅的作业场所，防酸碱鞋（靴）的底和帮面料应有良好的耐酸碱性能和抗渗透性能。

（5）炼钢鞋。能抗一定静压力和耐高温、不易燃，主要功能是防烧烫、耐刺割。

（6）雷电防护鞋。由纳米改性橡胶做成的雷电防护皮鞋，根据被保护物电阻愈大，雷击概率就愈小，电阻愈小，雷击概率愈大的原理，利用纳米改性橡胶高电阻性能。人体穿上这种雷电防护鞋，能大大减少由于电流流入大地后形成的跨步电压的伤害。常用于野外施工人员。

5.6.5　呼吸防护器

呼吸防护用品是指为了防止生产过程中的粉尘、毒物、有害气体和缺氧空气进入呼吸器官对人体造成伤害，而制作的职业安全防护用品。包括防尘、防毒、供氧口罩和（或）面具三种。按呼吸防护器的作用原理，可将其分为过滤式（净化式）和隔离式（供气式）两大类。

5.6.5.1　过滤式呼吸防护器

以佩戴者自身呼吸为动力，将空气中有害物质予以过滤净化。适用于空气中有害物质浓度不很高，且空气中含氧量不低于18%的场所，有机械过滤式和化学过滤式两种。

A　机械过滤式

机械过滤式主要为防御各种粉尘和烟雾等质点较大的固体有害物质的防尘口罩。其过滤净化全靠多孔性滤料的机械式阻挡作用。又可分为简式和复式两种，简式直接将滤料做成口鼻罩，结构简单，但效果较差，如一般纱布口罩；复式将吸气与呼气分为两个通路，分别由两个阀门控制。性能好的滤料能滤掉细尘，通气性好，阻力小。呼气阀门气密性好，可防止含尘空气进入。在使用一段时间后，因粉尘阻塞滤料孔隙，吸气阻力增大，应更换滤料或将滤料处理后再用。我国国家标准 GB 2626 将自吸过滤式防尘口罩分为 4 类，其阻尘率分别为99%、95%、90%、80%，并规定了各类口罩的适用范围。

B　化学过滤式

简单的有以浸入药剂的纱布为滤垫的简易防毒口罩，还有一般所说的防毒面具，由薄橡皮制的面罩、短皮管、药罐三部分组成，或在面罩上直接连接一个或两个药盒，如某些有害物质并不刺激皮肤或教膜，就不用面罩，只用一个连储药盒的口罩（也称半面罩）。无论面罩或口罩，其吸入和呼出通路是分开的。面罩或口罩与面部之间的空隙不应太大，以免其中 CO_2 太多，影响吸气成分。防毒面罩（口罩）应满足以下卫生要求：（1）滤毒性能好，滤料的种类依毒物的性质、浓度和防护时间而定（表 5-12）；我国现产的滤毒罐，各种型号涂有不同颜色，并有适用范围和滤料的有效期；一定要避免使用滤料失效的呼吸防护器，以前主要依靠嗅觉和规定使用时间来判断滤料失效，但这两种方法都有一定局限性，现在开始用装在滤料内的半导体气敏传感器来进行判断，收到了较好的效果。（2）面罩和呼气阀的气密性好。（3）呼吸阻力小。（4）不妨碍视野，重量轻。

表 5-12　有害物质与滤料关系一览表

防护对象	滤料名称
有机化合物蒸气	活性炭
酸雾	钠碳
氨	硫酸铜
一氧化碳	"霍布卡"
汞	含碘活性炭

C 复合式

现在也有将以上两种做在一起，其滤料既能阻挡粉尘颗粒，又能阻挡有毒物质，称为防毒防尘口罩。

5.6.5.2 隔离（供气）式呼吸防护器

经此类呼吸防护器吸入的空气并非经净化的现场空气，而是另行供给。按其供气方式又可分为自带式与外界输入式两类。

A 自带式

由面罩、短导气管、供气调节阀和供气罐组成。供气罐应耐压，固定于工人背部或前胸，其呼吸通路与外界隔绝。有两种供气形式：（1）罐内盛压缩氧气（空气）供吸入，呼出的二氧化碳由呼吸通路中的滤料（钠石灰等）除去，再循环吸入，例如常用的 2h 氧气呼吸器（AHG-2 型）。（2）罐中盛过氧化物（如过氧化钠、过氧化钾）及小量铜盐作触媒，借呼出的水蒸气及二氧化碳发生化学反应，产生氧气供吸入。此类防护器可维持 30min～2h，主要用于意外事故时或密不通风且有害物质浓度极高而又缺氧的工作环境。但使用过氧化物作为供气源时，要注意防止供气罐泄漏引起事故。现国产氧供气呼吸防护器均装有应急补给装置，当发现氧供应量不足时，用手指猛按应急装置按钮，可放出氧气供 2～3min 内应急使用，便于佩戴者立即脱离现场。

B 输入式

常用的有两种：（1）蛇管面具。由面罩和面罩相接的长蛇管组成，蛇管固置于皮腰带上的供气调节阀上。蛇管末端接一油水尘屑分离器，其后再接输气的压缩空气机或鼓风机，冬季还需在分离器前加空气预热器。用鼓风机蛇管长度不宜超过 50m，用压缩空气时蛇管可长达 100～200m。还有一种将蛇管末端置于空气清洁处，靠使用者自身吸气时输入空气，长度不宜超过 8m。（2）送气口罩和头盔。送气口罩为一吸入与呼出通道分开的口罩，连一段短蛇管，管尾接于皮带上的供气阀。送气头盔为能罩住头部并伸延至肩部的特殊头罩，以小橡皮管一端伸入盔内供气，另一端也固定于皮腰带上的供气阀，送气口罩和头盔所提供呼吸的空气可经由安装在附近墙上的空气管路通过小橡皮管输入。

5.6.6 防噪声用具

5.6.6.1 耳塞

耳塞为插入外耳道内或置于外耳道口的一种塞子，常用材料为塑料和橡胶。按结构外形和材料可分为圆锥形塑料耳塞、蘑菇形橡胶耳塞、伞形提篮形塑料耳塞、圆柱形泡沫塑料耳塞、可塑性变形塑料耳塞和硅橡胶成型耳塞、外包多孔塑料纸的超细纤维玻璃棉耳塞、棉纱耳塞。对耳塞的要求为：应有不同规格的适合于每个人外耳道的构型，隔声性能好、佩戴舒适、易佩戴和取出，又不易滑脱，易清洗、消毒，不变形等。目前我国有防噪声耳塞产品的国家标准 GB 5893·1。

5.6.6.2　耳罩

耳罩常以塑料制成呈矩形杯碗状，内具泡沫或海绵垫层，覆盖于双耳，两杯碗间连以富有弹性的头架适度紧夹于头部，可调节，无明显压痛，舒适。要求其隔音性能好，耳罩壳体的低限共振率愈低，防噪声效果愈好。目前防噪声耳罩的产品国家标准为 GB 5893·2。

5.6.6.3　防噪声帽盔

防噪声帽盔能覆盖大部分头部，以防强烈噪声经骨传导而达内耳，有软式和硬式两种。软式质轻，导热系数小，声衰减量为 24dB，缺点是不通风；硬式为塑料硬壳，声衰减量可达 30~50dB。

对防噪声用具的选用，应考虑作业环境中噪声的强度和性质，以及各种防噪声用具减噪声的性能。各种防噪声用具都有适用范围，选用时应认真按照说明书使用，以达到最佳防护效果。

5.6.7　皮肤防护用品

皮肤防护用品主要指防护手和前臂皮肤污染的手套和膏膜。

5.6.7.1　防护手套

防护手套品种繁多，对不同有害物质防护效果各异，可根据所接触的有害物质种类和作业情况选用。现国内质量较好的一种采用新型橡胶体聚氨酯甲酸酯塑料浸塑而成，不仅能防苯类溶剂，且耐多种油类、漆类和有机溶剂，并具有良好的耐热、耐寒性能。我国目前防护手套产品的国家标准为 GB 1246。常见的防护手套如下所述。

（1）耐酸碱手套。一般应具有耐酸碱腐蚀、防酸碱渗透、耐老化作用，并具有一定强力性能。用于手接触酸碱液的防护。常用的有：1）橡胶耐酸碱手套。用耐酸碱橡胶模压硫化成型，分透明和不透明两种，应符合 HG4-397-66《橡胶耐酸碱手套》中规定的指标。2）乳胶耐酸碱手套。用天然胶乳添加酸稳定剂浸模固化成型。3）塑料耐酸碱手套。用聚乙烯浸模成型，分为纯塑料和针织布胎浸塑 2 种。

（2）电焊工手套。多采用猪（牛）绒面革制成，配以防火布长袖，用以防止弧光贴身和飞溅金属熔渣对手的伤害。

（3）防寒手套。有棉、皮毛、电热等几类。外形分为连指、分指、长筒、短筒等。

5.6.7.2 防护油膏

在戴手套感到妨碍操作的情况下，常用膏膜防护皮肤污染。干酪素防护膏可对有机溶剂、油漆和染料等有良好的防护作用。对酸碱等水溶液可用由聚甲基丙烯酸丁酯制成的胶状膜液，涂布后即形成防护膜，洗脱时需用乙酸乙酯等溶剂。防护膏膜不适合有较强摩擦力的操作。

6 矿山职业性危害因素可能引起的职业病

<<<<<<<<<<<<<<<<<<<<<<<<<<<<<<<<<<<<<<<<<<<<<<<<<<<<<<<<<<<<<<<

6.1 金属非金属矿山涉及的职业危害因素可能导致的职业病

金属非金属矿山在生产过程中由于生产工人可能接触到粉尘、化学因素、物理因素、放射因素和其他因素，这些危害因素如果在人体内长期积累而得不到有效的排泄，极可能引起身体的不适，甚至引起职业病。

6.1.1 职业性尘肺病及其他呼吸系统疾病

职业性尘肺病及其他呼吸系统疾包括尘肺病和其他呼吸系统疾病两类。

（1）尘肺病。包括矽肺、石墨尘肺（天然石墨的开采）、石棉肺（石棉矿开采）、滑石尘肺（硅酸盐、碳酸盐的矿石开采）、云母尘肺（云母矿开采）、陶工尘肺（陶土采矿）、电焊工尘肺，等等。

（2）其他呼吸系统疾病。金属及其化合物粉尘肺沉着病［铅及其化合物（铅矿的开采与冶炼）、汞及其化合物（汞矿开采）、锰及其化合物（锰矿开采）、铬及其化合物（铬矿开采）、钡及其化合物（钡矿开采）等］、刺激性化学物所致慢性阻塞性肺疾病等。

6.1.2 职业性皮肤病

可能导致的职业性皮肤病有接触性皮炎、白内障（含放射性白内障）、化学性皮肤灼伤等。

6.1.3 职业性眼病

职业性眼病包括化学性眼部灼伤、电光性眼炎、白内障（含放射性白内障、三硝基甲苯白内障）等。

6.1.4 职业性耳鼻喉口腔疾病

职业性耳鼻喉口腔疾病包括噪声聋、爆震聋等。

6.1.5　职业性化学中毒

铅及其化合物中毒（不包括四乙基铅）、汞及其化合物中毒、锰及其化合物中毒、镉及其化合物中毒、钡及其化合物中毒、二氧化硫中毒、氨中毒、氮氧化合物中毒、一氧化碳中毒、硫化氢中毒、汽油中毒等。

6.1.6　物理因素所致职业病

物理因素所致职业病包括中暑、减压病、高原病、手臂振动病、冻伤等。

6.1.7　职业性放射性疾病

由于氡的致癌作用，1988 年被国际癌症机构（第七届致癌物年报告）定为具有确定性致癌效应的 A 类致癌物。矿工是比较容易高氡暴露所致肺癌。

6.1.8　职业性肿瘤

职业性肿瘤包括石棉所致肺癌、间皮瘤；砷及其化合物所致肺癌、皮肤癌等。

6.2　矿山粉尘引起的尘肺病

6.2.1　尘肺病概述

根据尘肺病诊断标准中规定的尘肺病的定义：尘肺病是由于在职业活动中长期吸入生产性粉尘并在肺内潴留而引起的以肺组织弥漫性纤维化为主的全身性疾病。但从尘肺发病机制及尘肺病的病理演变进展过程来看，肺组织纤维化只是吸入致病性粉尘，主要是吸入无机矿物性粉尘后肺组织一系列病理反应的结果。这一系列病理反应包括巨噬细胞性肺泡炎、尘细胞性肉芽肿和粉尘致肺纤维化。三种病理反应有先后发生的过程，但也会同时存在。ILO 对尘肺病的定义是：尘肺是粉尘在肺内的蓄积和组织对粉尘存在的反应。这个定义似乎概括了吸入粉尘后病理反应的全过程。此外，有些无机粉尘在肺内潴留，但并不引起肺泡组织结构的破坏或胶原纤维化形成，一般也不引起呼吸系统症状和肺功能损害，这类粉尘被称为惰性粉尘，此在肺内的潴留被称为"良性尘肺"。因此，普通职业病范畴所说的尘肺病是指因吸入粉尘所致的肺泡功能结构单位的损伤，其早期表现为巨噬细胞肺泡炎，晚期导致不同程度的肺纤维化。必须强调的是，尘肺作为目前我国主要的职业病，和劳动保护等密切相关。因此，尘肺病诊断必须根据我国颁布的职业病危害因素分类目录和职业病目录，按照尘肺病诊断标准进行。我国职业病目录中规定了 12 种尘肺病的具体名称，即矽肺、煤工尘肺、石墨尘肺、石棉肺、炭黑尘肺、滑石尘肺、水泥尘肺、云母尘肺、陶工尘肺、铝尘肺、电焊工尘肺、铸工尘肺。

6.2.2　尘肺病的分类及命名

6.2.2.1　尘肺病的分类

尘肺病是由吸入不同的致病性的生产性粉尘而引起的职业性肺病。粉尘的化学性质不同，其致病的能力及其所致的肺组织的病理学改变也有所不同，但其基本特征是肺组织弥漫性纤维化。因此，尘肺病是不同无机矿物性粉尘所引起的这一类疾病的总称。

根据矿物粉尘的性质，尘肺病可分为：由含游离二氧化硅粉尘为主引起的矽肺；由含矽酸盐为主的粉尘引起的矽酸盐尘肺，包括石棉肺、水泥、滑石、云母尘肺和陶工尘肺等；由煤尘及含碳为主的粉尘引起的煤肺和碳素尘肺，包括煤工尘肺、石墨尘肺、炭黑尘肺；由金属粉尘引起的金属尘肺，如铝尘肺。

6.2.2.2　尘肺病的命名

不同粉尘所致尘肺的命名尚没有规范化的方法，我国 2016 年公布的职业病目录中包括 13 种有具体病名的尘肺和 1 种 "根据《尘肺病诊断标准》和《尘肺病理诊断标准》可以诊断的其他尘肺"。13 种尘肺的名称大部分是以致病粉尘的名称命名，个别是以工种名称命名，即矽肺、石墨尘肺、炭黑尘肺、石棉肺、滑石尘肺、水泥尘肺、云母尘肺、铝尘肺等是以粉尘的名称命名，而煤工尘肺、陶工尘肺、电焊工尘肺、铸工尘肺则是以工种命名。其中以矽肺和煤工尘肺最为重要。矿山开采凿岩、筑路及水利电力施工的隧道开凿、采石及粉碎都会产生二氧化硅粉尘，均可引起矽肺。煤矿的采煤工主要接触煤尘，会引起煤工尘肺。

6.2.3　尘肺病的发病机制

尘肺的病因明确，系长期吸入生产性矿物性粉尘引起的肺组织纤维化。其发病机制近一个世纪来国内外进行了广泛深入研究，提出了各种学说，在发病过程的某一阶段或某一局部解释了 SiO_2 致肺纤维化的机理。然而至今仍有不少疑点得不到满意的解释。因此，尘肺的基础研究一直受到各国的重视，只有真正了解尘肺发病的本质，对尘肺的预防、诊断和治疗才能有突破性的进展。

矽肺是长期吸入结晶型二氧化硅粉尘引起的肺组织广泛纤维化，是危害面最广和最严重的尘肺病，故而作为尘肺的代表性疾病，研究最多也较深入。早期人们认为矽肺的纤维化是结晶型 SiO_2 的理化性状所致，提出了如机械刺激学说、化学溶解（中毒）学说等观点。后来，认为在疾病发生过程中不能忽视机体本身的反应，如免疫学说和个体对粉尘的易感性等问题日益受到重视。近 10 多年来，由于分子生物学技术的发展，对尘肺的发生在细胞过氧化、细胞因子、基因学说等方面的研究也有不少进展。现主要以矽肺为代表讨论尘肺的发病机制，其他尘肺的纤维化具有一定的共性，可作借鉴。

6.2.3.1 尘肺的免疫反应

自意大利学者 Vigliani（1950 年）提出矽肺与免疫的关系以来，免疫反应在尘肺发病中的作用一直受到人们的重视。

矽肺的免疫现象主要表现在矽肺病人血清中免疫球蛋白的增高，并存在有 IgM、IgA 及 IgG 免疫复合体，另在矽结节及其周围的免疫球蛋白和分泌免疫球蛋白细胞的增多，病人补体系统紊乱，如 C3、C4 水平增高。此外，矽肺病时常伴有嗜酸性粒细胞增多，有的还观察到矽肺患者的抗核抗体水平和抗胶原抗体水平均可增高。也有报道不少矽肺病人并发全身性播散性红斑狼疮、关节炎、多发性皮肌炎、全身性硬皮病、结节病等，这些均支持矽肺的发生和机体的免疫系统反应有关。有认为石英本身不是抗原，只是起佐剂效应作用，提高对抗原的非特异性免疫反应。而吸附在石英粒子表面的蛋白可能是石英粒子激活巨噬细胞的抗原。因此，认为矽肺是一种佐剂病。

6.2.3.2 肺泡巨噬细胞反应和细胞因子的释放

巨噬细胞来源于骨髓内单核细胞，具有吞噬外来的异物、变性物质，抗感染，抗肿瘤，维护其周围肺组织及内环境的平衡，增强和调节炎症反应和免疫应答等多方面的功能，并可由多种物质刺激使其活化。肺泡腔内的巨噬细胞不断地受到外源性物质的刺激，处于活化状态。巨噬细胞的活化可引起功能性变化和产生多种酶、细胞刺激物质和代谢产物。当肺部发生炎症或免疫反应时，巨噬细胞可释放出各种介质，以控制和增强其反应能力。

一般认为石英粉尘吸入肺部的早期，首先表现为急性炎症细胞（中性粒细胞）反应，其释放白细胞毒素及趋化因子（如 C3、C5a、白细胞三烯等），进一步促使中性白细胞增多和肺泡巨噬细胞增生。肺泡巨噬细胞吞噬尘粒，致使巨噬细胞损伤并释放出洛酶体酶（溶菌酶、酸性磷酸酶、组织蛋白酶、乙醇半乳糖苷酶及葡萄糖醛酸酶等）及分泌各种生物活性物质（如细胞因子），同时伴有炎症反应和各类细胞（包括成纤维细胞）的增生及胶原纤维的增多，终形成矽（尘）性纤维化。通过多年研究，现已公认在矽（尘）肺发病中肺泡巨噬细胞起着关键性靶细胞的作用。

细胞因子是一组具有调控炎症、免疫反应和创伤愈合作用的多效应蛋白，巨噬细胞是细胞因子的主要来源。此外，中性粒细胞、淋巴细胞、肺泡上皮细胞（Ⅰ型和Ⅱ型）等受到刺激时也可产生细胞因子。细胞因子种类繁多，来源各异，但在结构和功能上有其共同的特点，即细胞因子为小分子分泌性蛋白或多肽，其量微小，但具有极高的生物活性。每种细胞因子均与其相应的受体结合，产生信号，表达其生物学功能。每种细胞因子受体可分布于多种细胞上，使其表达多种功能。细胞因子的作用多由细胞本身或相邻的细胞以自分泌或旁分泌的形式提供细胞间通信机制。多数细胞因子具有生长因子活性，即具有上行调节作用，促进细胞生长。细胞因子还具有多相性和网络性。由于粉尘颗粒反复、持续地激发巨噬细胞及其他细胞产生和释放各种细胞因子或致纤维化的相关因子，使肺组织产生矽结节及间质纤维化成为一个慢性和不断的过程。目前已知在矽肺纤维化发展过程中，涉及的细胞因子有 IL-Ⅰ（白介素-1）、TNF-α（肿瘤坏死因子-α）、PDGF（血小板生长因子）、FNC 纤维粘连蛋白 PGE（前列腺素 E）、TGF-β（β-转化生长因子）、IGF-1（胰岛素样生长因子-1）、AM-FF（肺泡巨噬细胞源致纤维化因子）、AMDGF（肺泡巨噬细胞源生长因子）和神经肽等。

这些细胞因子有的可直接刺激或几种细胞因子协同作用刺激成纤维细胞增殖和促进胶原合成产生纤维化。由此可见，矽肺纤维化的发生发展过程是多细胞和多种生物活性物质（多细胞因子）参与的，有促进与抑制相互作用的复杂过程，是机体调控与相互制约作用的结果。

有人认为未受刺激的细胞内的细胞因子呈低水平转录，仅在基因转录和翻译被激活的情况下，细胞活化后才能达到前炎性水平。细胞因子具有介导前炎症和间质活化过程中的多效应性。尘性粒子引起巨噬细胞（靶细胞）细胞因子基因表达能力的增强被认为是尘肺形成的关键，如 TNF-α 在尘肺发生过程中有多种效应，成为尘肺研究的焦点。Piguet 等用 Northorn 杂交技术证明，给小鼠肺内注入二氧化硅后第 3 天和第 15 天，TNF-αmRNA 增高。又有人认为（Rosenthal 等）。石棉纤维与人Ⅱ型肺泡上皮细胞株 A549 作用，可引起 IL-8（一种极强的中性粒细胞趋化因子）基因转录。通过 PCR 检测发现，$10\mu g/cm^2$ 的温石棉和青石棉都能使 IL-8mRNA 增高，这一过程伴有 IL8 释放。而两种非致病性粉尘，如硅酸钙和二氧化铁不能刺激 IL-8 的生成，证明了尘粒反应的特异性。

Driscoll 等分别给大鼠吸入和注入二氧化硅和石棉后，大鼠全肺 MIP-1α（巨噬细胞炎性蛋白）和 MIP2 基因转录活性增高，两组 BAL 细胞的 MIP-1α 活性上调。从 TNF-α 在尘粒反应中的作用来看，TNF-α 基因的激活可能是粉尘粒子和巨噬细胞相互作用的结果，随后再激活其他细胞因子。

6.2.3.3　氧化应激反应与自由基

巨噬细胞在氧化酶（NADPH）的作用下，使分子氧减少一个电子形成超氧阴离子（O_2），经过一系列连续反应形成 H_2O_2 和羟自由基（OH·）。这些活性氧（ROS）都是氧化剂。而 OH· 是生物系统中最常见的，具有毒性很强的致病自由基。暴露于石英或石棉的巨噬细胞可产生多功能的 NO 自由基。NO 与 O_2，产生高活性的超氧亚硝基自由基（ONOO—）损伤组织细胞。也有认为 H_2O_2 通过与粉尘中铁的作用可产生更多的自由基。现已证明 H_2O_2 在大鼠实验尘肺中可以介导和促进尘肺纤维化的作用。

尘粒本身就是氧化剂的重要来源，其表面可产生自由基。而氧化效应可由尘粒本身或白细胞源的氧化剂或两者共同作用直接氧化损伤组织细胞或通过氧化应激刺激细胞活化。

随着电子自旋共振（ESR）光谱仪等技术的发展，进一步分析石英的化学活性部位，认为石英粒子表面的硅烷醇基因是石英致纤维化的生物活性部分。当石英被切割或研磨时，其晶体断裂，断裂的表面生成 Si 和 Si-O 自由基，其与空气中的水蒸气作用（或在水的介质中）形成硅烷醇基因和羟基自由基。硅烷醇的羟自由基（—OH）可由相应阳离子取代或与氨基酸、胆固醇、磷脂等的相应基团形成氢键结合，当与细胞膜上的磷脂基团形成氢键结合时导致细胞膜的溶解。而石英粉尘的溶血作用与其表面吸附磷脂成分有关。有人认为石英表面的硅烷醇与二酰基磷脂胆碱的三甲铵正电荷发生静电的作用可导致细胞膜的溶解和溶酶体的损伤，致使大量蛋白水解酶和溶酶体水解酶释放，造成细胞死亡。这种观点启发人们使用高分子化合物 PVNO（克矽平）或铝制剂（柠檬酸铝）与石英表面硅烷醇基因中的—OH 结合，以稳定巨噬细胞膜免遭石英的生物活性作用。

关于抗氧化问题，Janssen 研究了大鼠吸入尘粒后的氧化应激反应，通过分子杂交（NorthernWestern）技术发现吸入二氧化硅后大鼠全肺的抗氧化酶 Mn-SODmRNA 基因表达增强，表明尘肺时存在有抑制过高的过氧化物。周君富等给矽肺病人适当补充维生素 C、维生素 E、β-胡萝卜素等抗氧化剂或茶多酚和银杏叶制剂等抗氧化药物，对减缓病人体内的氧化、过氧化和脂质过氧化损伤程度和缓解矽肺病情有积极意义。有人用非酶性抗氧化剂丁硫堇（一种合成 GSH 抑制剂）进行处理，比较灌注二氧化硅小鼠实验组与对照组的炎性反应发现当 GSH 水平降低时，二氧化硅引起的炎性反应明显增强，证明了 GSH 在尘肺时抗二氧化硅的正常防御作用。

6.2.3.4 肺泡上皮细胞反应与纤维化的形成

肺泡上皮细胞是肺泡结构的重要组成部分，分为 Ⅰ 型和 Ⅱ 型两种。在人体肺总细胞群中，Ⅰ 型肺泡上皮细胞约占 8%，Ⅱ 型肺泡上皮细胞占 16%，内皮细胞占 30%，间质细胞占 37%，肺泡巨噬细胞占 2%~5%。这些细胞共同维持肺生理和代谢功能的平衡，一旦平衡失调即可造成肺损伤，引发疾病。

Ⅰ 型肺泡上皮细胞（又称膜性肺泡细胞）维持肺的气体交换和屏障作用。当受到石英毒或炎症反应释放的蛋白酶和水解酶作用时造成 Ⅰ 型上皮细胞的损伤，表现为细胞肿胀，或浆膜收缩，细胞连接间隙消失，有的部位 I 型上皮细胞脱落为 II 型肺泡上皮所修复。实验表明，大鼠染尘后 2~4 天，可出现 I 型上皮细胞的肿胀和脱落，II 型上皮细胞增生 7~15 天可见受损部位 II 型上皮细胞开始修复 30~60 天均为 II 型上皮细胞所覆盖，此时，肺泡巨噬细胞明显增生 90~180 天出现明显广泛的纤维化。

　　II 型肺泡上皮细胞（又称颗粒性肺泡细胞）主要制造和分泌肺表面活性物质，降低肺泡表面张力，维持肺泡的通气功能。它是一种磷脂蛋白的复合物，在细胞内质网合成，储存在板层体中，其蛋白质部分占 10%，磷脂部分占 90%，主要为卵磷脂，由磷脂酰胆碱（PHC）和磷脂酰甘油（PHG）构成。由于 II 型肺泡上皮细胞含有独特的碱性磷酸酶，通过组织化学特殊染色可以作出 II 型上皮细胞形态上的鉴别和定量研究。实验证明，II 型上皮细胞受到石英毒刺激时其细胞体积变大，DNA 合成增加，磷脂代谢加强，合成表面活性物质的速度为细胞数量增生速度的 19 倍。这是由于磷脂具有抑制石英诱发的巨噬细胞脂质过氧化而起保护作用，其机理可能是表面活性物的卵磷脂分子中的 $N+(COH_3)_3$ 基与石英表面的 SiO 自由基相结合，减弱了石英对细胞膜的损伤；也可能是降低了由石英激活的中性粒细胞产生的自由基的损害。E 型肺泡上皮细胞还可以分泌前列腺素（PGE2），抑制成纤维细胞合成胶原。

　　纤维化是结缔组织增生的终局，其受到一系列复杂因素的影响和调控。首先表现在受损部位产生炎性趋化性，由巨噬细胞及中性粒细胞释放出细胞因子如自转化生长因子（TGF-β）和细胞外基质成分如纤维粘连蛋白（FN），促使成纤维细胞吸附在受损部位及其细胞外基质，刺激成纤维细胞的增殖，并合成透明质酸（HA）。后者可以通过巨噬细胞释放细胞增殖因子参与纤维化过程，透明质酸可能是成纤维细胞活化的一种标志物。加上其他细胞因子（PDGF、TGF-α 和 TGF-β）与 FN 协同作用，加速了细胞内胶原的合成和释放到细胞外的过程，再通过肽链的交联，形成成熟的胶原纤维。而抗 TNF 抗体能抑制成纤维细胞增殖和胶原的合成。

　　目前已知胶原蛋白至少有 13 种，一般的疤痕组织主要由 I 型和 II 型胶原组成。正常肺中 I 型和 III 型胶原的比例为 2:1，在矽肺组织其比例基本不变。实验证明矽肺的早期主要是 III 型胶原快速增长，以后其增长速度变慢，I 型胶原增长速度加快。纤维化病变程度较轻的肺组织中，III 型胶原纤维含量较多，而晚期矽肺以 I 型胶原纤维为主。如对矽肺病人肺组织的分析可见。壹期矽肺组织以 III 型胶原纤维分布较多，I 型较少，而在贰期或叁期矽肺病人的肺组织主要是 I 型胶原纤维，III 型较少。由此可见，借助肺组织中胶原纤维的类型可判断不同粉尘的致纤维化能力和肺纤维化病变的程度。关于胶原的含量，可以通过传统的比色法来测定肺组织中胶原蛋白含量（氯胺 T 法），也可通过酶联免疫法（ELISA）

来测定特异的 I 型或 III 型胶原含量及分布；也可利用胶原基因的 cDNA 探针进行分子杂交，测量肺组织中胶原 mRNA 的表达情况，还可采用组织化学特殊染色方法，在一张肺组织切片中通过偏光显微镜观察 I 型和 III 型胶原纤维的分布情况。

研究表明矽肺胶原与正常胶原在结构和性质上有明显不同。矽肺胶原的碳链缩短、螺旋松散、有序结构减少，其中含有较多的硅氧烷基，说明 SiO_2 不是以原形存在于矽肺胶原中，而是形成硅氧烷的桥键，加强矽肺胶原的交联。同时矽肺胶原固有的极化潜力低于正常胶原，矽肺胶原不出现电子自旋共振（ESR）信号，其稳定自由基减少，其余的硅已由—Si—状态变成—R—Si—OH，从而解释了矽肺结节为何能不断增长和扩大。

总之，由于 SiO_2 粉尘的毒性导致肺组织纤维化病变的形成过程是十分复杂的，涉及多种细胞，多种生物活性物质，表现有炎症反应、免疫反应，细胞与组织结构的损伤与修复，胶原增生与纤维化的形成，是多种因素互相作用与互相制约的结果，最终形成矽结节。而这种纤维化组织的特点是其中含有大量的硅氧基形成的桥基，能把胶原更紧密地连接起来，且不断增大，致使矽肺病变不断进展。

6.2.4 尘肺病的表现特征

6.2.4.1 尘肺病的发病症状

尘肺病的病理基础是肺组织弥漫性、进行性的纤维化，尘肺病的病程及临床表现取决于生产环境粉尘的浓度、暴露的时间及累计暴露计量，以及有无合并症和个体特征。

一般来说尘肺病是一种慢性疾病，病程均较长，在临床监护好的情况下，许多尘肺病病人的寿命甚至可以达到社会人群的平均水平。但短期大量的暴露于高浓度粉尘和/或游离二氧化硅含量很高的粉尘，肺组织纤维化进展很快，易发生并发症，病人可在较短时间内出现病情恶化。

A 症状

尘肺病病人的临床表现主要是以呼吸系统症状为主的咳嗽、咳痰、胸痛、呼吸困难四大症状，此外尚有喘息、咯血以及某些全身症状。

（1）咳嗽。咳嗽是尘肺病病人最常见的主诉，主要和合并症有关。早期尘肺病病人咳嗽多不明显，但随着病程的进展，病人多合并慢性支气管炎，晚期病人常易合并肺部感染，均使咳嗽明显加重。特别是合并有慢性支气管炎者咳嗽可非常严重，也具有慢性支气管炎的特征，即咳嗽和季节、气候等有关。尘肺病病人合并肺部感染，往往不像一般人发生肺部感染时有明显的全身症状。可能仅表现为咳嗽明显加重。吸烟病人咳嗽较不吸烟者明显。少数病人合并喘息性中气管炎，表现为慢性长期的喘息，呼吸困难较合并单纯慢性支气管炎者更为严重。

（2）咳痰。尘肺病病人咳痰是常见症状，即使在咳嗽很少的情况下，病人也会有咳痰，主要是由于呼吸系统对粉尘的清除导致分泌物增加所致。在没有呼吸系统感染的情况下，一般痰量不多，多为黏液痰。煤工尘肺病病人痰多为黑色，晚期煤工尘肺病病人可咳出大量黑色痰，其中可明显看到有煤尘颗粒，多是大块纤维化病灶由于缺血溶解坏死所致。石棉暴露工人及石棉肺病病人痰液中可验到石棉小体。如合并肺内感染及慢性支气管炎，痰量则明显增多，并呈黄色黏稠状或块状，常不易咳出。

（3）胸痛。胸痛是尘肺病病人最常见的主诉症状，几乎每个病人或轻或重均有胸痛，其和尘肺期别以及临床表现多无相关或平行关系，早晚期病人均可有胸痛，其中可能以矽肺和石棉肺病人更多见。胸痛的部分原因可能是纤维化病变的牵扯作用，特别是有胸膜的纤维化及胸膜增厚，脏层胸膜下的肺大泡的牵拉及张力作用等。胸痛的部位不一定常有变化，多为局限性；疼痛性质多不严重，一般主诉为隐痛，亦有描述为胀痛、针刺样痛等。

（4）呼吸困难。呼吸困难是尘肺病的固有症状，且和病情的严重程度相关。随着肺组织纤维化程度的加重，有效呼吸面积的减少，通气/血流比例的失调，缺氧导致呼吸困难逐渐加重。合并症的发生则明显加重呼吸困难的程度和发展速度，并累及心脏，发生肺源性心脏病，使之很快发生心肺功能失代偿而导致心功能衰竭和呼吸功能衰竭，是尘肺病病人死亡的主要原因。

（5）咯血。较为少见，可由于上呼吸道长期慢性炎症引起黏膜血管损伤，咳痰中带少量血丝；亦可能由于大块状纤维化病灶的溶解破裂损及血管而咯血量较多，一般为自限性的。尘肺合并肺结核是咯血的主要原因，且咯血时间较长，量也会较多。因此，尘肺病病人如有咯血，应十分注意是否合并有肺结核。

（6）其他。除上述呼吸系统症状外，可有程度不同的全身症状，常见的有消化功能减弱、胃纳差、肿胀、大便秘结等。

B　体征

早期尘肺病病人一般无体征，随着病变的进展及合并症的出现，则可有不同的体征。听诊发现有呼吸音改变是最常见的，合并慢性支气管炎时可有呼吸音增粗、干性啰音或湿性啰音，有喘息性支气管炎时可听到喘鸣音。大块状纤维化多发生在两肺上后部位，叩诊时在胸部相应的病变部位呈浊音甚至实变音，听诊则语音变低，局部语颤可增强。晚期病人由于长期咳嗽可致肺气肿，检查可见桶状胸，肋间隙变宽，叩诊胸部呈鼓音，呼吸音变低，语音减弱。广泛的胸膜增厚也是呼吸音减低的常见原因。合并肺心病心衰者可见心衰的各种临床表现，缺氧、黏膜发绀、颈静脉充盈怒张、下肢水肿、肝脏肿大等。

6.2.4.2 尘肺病的并发症

尘肺病病人由于长期接触生产性矿物性粉尘，使呼吸系统的清除和防御机制受到严重损害，加之尘肺病慢性进行性的长期病程，病人的抵抗力明显减低，故尘肺病病人常常发生各种不同的并发症。尘肺并发症对尘肺病病人的诊断和鉴别诊断、治疗、病程进展及预后都产生重要的影响，也是病人常见的直接死因。我国尘肺流行病学调查资料显示，尘肺病病人死因构成比呼吸系统并发症占首位，为 51.8%，其中主要是肺结核和气胸；心血管疾病占第二位，为 19.9%，其中主要是慢性肺源性心脏病。因此，及时正确地诊断和治疗各种并发症，是抢救病人生命、改善病情、延长寿命、提高病人生活质量的重要内容。以下介绍尘肺并发呼吸系统感染、气胸、肺源性心脏病和呼吸衰竭。

A 呼吸系统感染

呼吸系统感染主要是肺内感染，是尘肺病病人最常见的并发症。由于长期接触粉尘，在粉尘的化学和物理作用刺激下，呼吸道黏膜损伤，常合并慢性支气管炎，呼吸道分泌物增加，长期的慢性炎症和机械刺激作用使呼吸系统的清除自净功能严重下降。肺部广泛的纤维化使肺组织损伤，通气功能下降，纤维化组织的收缩、牵拉使细支气管扭曲、变形、狭窄，引流受阻；加之慢性长期的病程，病人抵抗降低，都是尘肺病病人易于发生肺内感染的原因。

感染的病原微生物可以是细菌、病毒、支原体、真菌等。院外感染以流感嗜血杆菌和肺炎双球菌为多见，其次是葡萄球菌、卡他细球菌、链球菌等；亦有大肠杆菌、绿脓杆菌等革兰阴性杆菌。部分尘肺病病人长期住院极易发生院内感染，治疗往往更困难。院内感染主要是病人相互交叉感染和医源性感染，以革兰阴性杆菌为多见，其中绿脓杆菌和大肠杆菌最多，医疗用品消毒不彻底，特别是尘肺病病人常用的雾化吸入装置、吸氧设备等是发生院内感染的主要原因。长期、反复滥用抗生素和激素，是致复杂多菌群感染，微生物产生耐药性，造成临床治疗困难的主要原因。

a 临床表现

并发感染时，主要表现是咯痰量增多，咳嗽加重，痰可呈黄色脓性，亦可是白色黏稠痰，呼吸困难加重。病人可有无力、食欲不振等全身症状；可有发烧，但多不明显，或仅是低烧，少见有高烧者。检查时可在局部听到干湿性啰音，多在背部肺底部，有时可闻及痰鸣音，实验室检查可见血白细胞增加，中性白细胞比例增高。

b 诊断

根据病人临床表现，咳嗽、咯痰、呼吸困难突然明显增加，要考虑到肺部感染的可能，应做进一步的检查。X 射线检查是最重要的，和既往 X 射线胸片比较，新出现的淡薄的、不规则的斑片状阴影，多见于中下肺叶，有时可在多处发生，连续观察变化较快，即可做出感染的诊断，应及时给予治疗。痰液的细菌学检查具有病原学意义，对顽固的反复肺内感染，痰液的细菌学检查和药敏实验更为重要。痰液细菌学检查必须避免污染，取样前应先让病人咳出上呼吸道的痰液，清洁口腔，并用1%的双氧水（过氧化氢）漱口，保证所取痰液来自深部呼吸道。痰液应立即送检，首先涂片检查以确定痰液是来自深部呼吸道，即显微镜每低倍视野下鳞状上皮细胞小于10个，然后再行培养和药物敏感实验。

B　气胸

尘肺并发气胸是急诊，诊断不及时或误诊可造成严重后果，应予以十分重视。

肺组织纤维化使肺通气/血流比例失调，导致纤维化部位通气下降，而纤维化周边部位则代偿性充气过度造成泡性气肿，泡性气肿相互融合成为肺大泡。发生在肺脏层胸膜下的肺大泡破裂致气体进入胸腔是发生气胸的主要原因。肺组织表面和胸膜的纤维化及纤维化组织的牵拉和收缩也可发生气胸。气胸发生往往有明显的诱因，任何能使肺内压急剧升高的原因都可导致发生气胸，这些主要是：合并呼吸系统感染时，咳嗽、咯痰加重，用力咳嗽和呼吸困难，通气阻力增加，肺内压升高，使肺大泡破裂；用力憋气，如负重、便秘时发生气胸；意外的呛咳，如异物对咽部及上呼吸道的刺激等。

a　分类

根据发生原因的不同气胸分为自发性气胸和创伤性气胸两种。由肺组织原发疾病致肺气肿、肺大泡破裂使空气进入胸腔引起的气胸为自发性气胸，故尘肺病病人并发的气胸是自发性气胸。肺部无明确疾病的健康者，多为青壮年，有时也可发生气胸，称为"单纯性气胸"或"特发性气胸"，也属于自发性气胸。按肺脏裂口及胸腔压力的不同气胸可分为以下三种：

（1）闭合性气胸。裂口较小，肺组织弹性较好，肺脏收缩后裂口可自动完全闭合，空气不再进入胸腔。胸腔积气可由血淋巴管系统吸收，胸腔负压很快恢复，肺脏复张。

（2）开放性气胸。裂口接近胸膜粘连的底部，既受到肺组织收缩的牵拉，又受到胸膜粘连的牵拉，裂口不能闭合。肺组织纤维化致收缩不良或裂口位于纤维化的部位，也使裂口无法闭合。胸腔通过气管树和大气直接相通，气体可自由进出胸腔，胸腔内压和大气压相等，胸腔积气可随呼吸有变化，故也称为"交通性气胸"。由于裂口经久不能闭合，胸腔长时间和大气直接相通，加之胸腔插管排气等医源性原因，常造成胸腔感染。尘肺病病人肺组织及胸膜的广泛纤维化，肺组织收缩不好，加之黏膜的牵拉，使形成的裂口很难闭合，故尘肺病病人并发开放性气胸并不少见，临床病程较长。

(3) 张力性气胸。裂口呈活瓣样,吸气时裂口张开,呼气时裂口闭合,空气只能进入胸膜腔,而不能排出,胸腔积气逐渐增多,胸腔压力随之逐渐增高。咳嗽则加剧胸腔压力的升高,咳嗽前声门关闭,肺内压力增高,使裂口张开,气体进入胸腔;呼气时肺内压力降低,裂口关闭,气体无法排出。随着胸腔压力的增高,患侧肺可完全萎陷,纵隔向对侧移位,压迫对侧肺脏和大静脉,血液回流发生障碍。此类气胸是最严重的。

b 临床表现

症状和体征主要取决于气胸发生的快慢、气胸的类型、胸腔气体的多少及是否合并胸腔内感染等。如气胸发生缓慢,进入到胸腔的气体较少,病人可没有症状,可能只是在体检中才发现胸腔有积气。尘肺病病人由于胸膜纤维化常发生局限性包裹性气胸,一般胸腔气体较少,临床症状也不明显。有时可见同时发生多个包裹性气胸。急性发病者,以突然感到患侧胸部强烈的刺痛或胀痛,疼痛可向同侧的背部和肩部放射。一般在一侧肺体积压缩30%时病人会有明显的呼吸困难发生,随着肺压缩体积的增加,呼吸困难将加重,严重时病人有窒息感觉。若伴有胸腔出血者,病人可有休克表现,面色苍白、四肢阴冷、冷汗淋漓,甚至血压下降。合并胸腔感染时可有气胸,病人有持续高热,甚至产生感染性毒血症。临床上也可见到在一侧气胸治疗过程中又发生另一侧气胸,或双侧同时发生气胸,应特别注意。

体检患侧胸廓显饱满,呼吸运动减弱,呼吸音及语音减低。气管及纵隔向对侧移位。叩诊患侧呈鼓音,左侧气胸时心脏浊音界缩小甚至消失,右侧气胸时肝浊音界下降。气胸可致肺容量及通气量明显减少,但此时不应该作肺功能检查。

X 射线检查,可见积气的胸腔透亮度增加,肺纹理消失,肺脏被压缩,和积气的胸腔之间可见发线状的脏层胸膜。如有感染或胸腔积液,可见液平面。

c 诊断

尘肺病病人突然发生典型的气胸症状和体征,临床诊断并不困难,及时进行X 射线检查,则可明确诊断,并确定肺脏被压缩的程度。轻度气胸,胸腔积气较少,病人没有明显的症状,则需要依赖 X 射线的检查方能得到诊断。

胸膜腔内压测定,对气胸及其分类的诊断有很大价值。临床提示有气胸可能不能明确诊断时,用人工气胸器测定胸内压(胸膜腔内压),负压消失,通常胸内压高于大气压。抽气后压力下降,留针观察 1~2min,如压力不再上升,可能为闭合性气胸。如果胸内压接近大气压,即在"0"上下,抽气后压力不变,可能是开放性气胸。如果胸内压为正压,抽气后降为负压,留针观察则变为正压并逐渐上升,提示张力性气胸。

胸膜下的巨大肺大泡可能有气胸的体征,应注意和气胸鉴别。但病人无明确诱因,也无突发的胸痛、呼吸困难等典型的气胸症状。X 射线检查,透亮的肺大泡内仍可见细小的条纹影，为肺泡间隔的残留；大泡的边缘也没有发线状的脏层胸膜影。

C　慢性肺源性心脏病

慢性肺源性心脏病是由于肺、胸或肺动脉慢性病变引起的肺循环阻力增高，右心室超负荷造成肥大，最后导致心力衰竭。尘肺病病人发生慢性肺源性心脏病的主要原因：一是尘肺病变本身，二是尘肺病病人多合并慢性支气管炎。尘肺致肺组织广泛的纤维化使肺通气面积缩小，通气/血流比例失调，局部或广泛的肺气肿使肺内压升高，压迫肺毛细血管床；肺组织纤维化也使肺毛细血管床减少，肺血管受纤维化的压迫和牵拉，管腔面积缩小；肺血管本身纤维化，管壁增厚，弹性减小，这些都使肺动脉压升高，肺循环阻力增加，从而增加右心后负荷。尘肺病病人合并慢性支气管炎是非常普遍的。长期的慢性支气管炎使气道狭窄，通气阻力增加，继之发生肺气肿、肺内压增高进一步导致肺动脉压升高，也是尘肺病病人合并慢性肺源性心脏病的主要原因。此外，尘肺病病人长期慢性缺氧可引起心肌变性，并常继发红细胞增多，使血液黏稠度增加，也导致肺循环阻力增加。我国尘肺流调资料显示，尘肺并发肺源性心脏病以煤工尘肺、石棉肺、水泥尘肺为多见，分别占死因构成比的25%、28%和29%。

a　临床表现

主要和心功能有关，心功能分为代偿期和失代偿（衰竭）期。

（1）代偿期。心脏在动员储备力量超负荷工作情况下，可以保持基本正常的血液循环和机体活动对血液和氧气的需要，此时病人仍以原发病的临床表现为主。检查可有肺动脉压增高和右心肥大的特征，心脏受累的主要表现是肺动脉第二音亢进和上腹部剑突下可见比较明显的心脏搏动，大部分尘肺合并肺心病的病人均有肺气肿的体征，胸廓呈桶状，肋间隙较宽，叩诊呈过静音或鼓音，呼吸音减弱。由于肺气肿，心脏虽有增大，但心浊音界则多无扩大。肝浊音上届下降到第五肋间以下。心电图检查可见肢体导联低电压和右心肥大改变。

（2）失代偿期。随着病程的进展，心脏功能逐渐出现失代偿，即心脏不能搏出同静脉回流及身体组织代谢所需相称的血液。特别是在合并肺部感染时，使心脏功能很快恶化，表现为呼吸困难加重、心悸、甲床及黏膜紫绀（发绀）；由于静脉回流受阻出现颈静脉怒张、肝脏肿大和压痛、下肢水肿、少尿等；心律增快，可闻及由于相对三尖瓣关闭不全引起的剑突下收缩期吹风样杂音或心前区奔马律。心功能衰竭往往和呼吸功能衰竭同时发生，加重呼吸困难和缺氧的表现，出现严重的二氧化碳滞留导致高碳酸血症和呼吸性酸中毒；神经系统累及时出现头痛、烦躁不安、语言障碍，以至嗜睡和昏迷，发生肺性脑病。

b　诊断

尘肺病病人并发肺心病的诊断主要是在心功能代偿期确定是否心脏已经受累

及，即是否有肺动脉高压及右心肥大，如有右心功能衰竭的表现，诊断则不困难。肺动脉高压及右心增大应根据体征、X 射线检查、心电图（超声心动图、心向量图）等。

（1）体征。肺动脉区第二音亢进，剑突下有明显的心脏搏动并闻及吹风样收缩期杂音，三尖瓣区也可有收缩期杂音。

（2）X 射线检查。

1）右前斜位肺动脉圆锥明显凸出不小于 7mm；2）后前位肺动脉段凸出高度不小于 3mm；3）左前斜位右心室扩大；4）右下肺动脉干扩张：横径不小于 15mm；5）中心肺动脉扩张和外围分支纤细，形成鲜明对比。

（3）心电图检查。

1）主要条件如下：

额面平均电轴明显右偏≥900；

右心肥大，V1 导联 $R/S \geqslant 1$，或 aVR 导联 R/S 或 $R/Q \geqslant 1$，或 $R_{vl} + S_{v5}$ >1.05mV；

心脏重度顺钟向转位，V5 导联 $R/S \leqslant 1$，或 Vl-3 可呈酷似心肌梗死的 Qr、Qs 或 qr 型；

肺型 P 波。

2）次要条件：肢体导联低电压及右束支传导阻滞（完全性或不完全性）。

D 呼吸衰竭

尘肺并发呼吸衰竭是尘肺病病人晚期常见的结局。随着尘肺所致肺组织纤维化的进展，正常的肺组织被纤维化组织取代以及胸膜纤维化的发生，肺的容量、通气量降低，有效呼吸面积减少；纤维化部位的有效通气减少，血流则可能相应正常，而没有纤维化的部位则发生代偿性气肿或通气过度；二者均导致通气不足和通气/血流比例失调。尘肺病病人长期咳嗽、咯痰，呼吸道分泌物增多，多数合并慢性支气管炎，均导致呼吸道狭窄，呼吸阻力增高，发生阻塞性通气障碍。由于尘肺纤维化病变呈进行性的加重，病程较长，晚期尘肺病病人多并发慢性代偿性呼吸衰竭。上呼吸道及肺部感染、气胸等诱因是导致发生失代偿性呼吸衰竭的主要原因；滥用镇静及安眠类药物也是导致尘肺病病人呼吸衰竭的原因之一。严重尘肺病例由于肺组织大面积纤维化及合并慢性呼吸系统感染，可表现长期的严重失代偿性呼吸衰竭。尘肺病病人的呼吸衰竭多表现为缺氧和二氧化碳潴留同时存在。缺氧对中枢神经系统、心脏和循环系统以及细胞和组织代谢、电解质平衡都有明显的影响，二氧化碳潴留对中枢神经系统、呼吸及酸碱平衡则有明显的影响。

a 定义及分类

呼吸衰竭是由于呼吸功能严重障碍，以致在静息呼吸空气的情况下，病人不能维持正常的动脉血氧和二氧化碳分压。临床上分为代偿性及失代偿性呼吸衰竭。前者是指病人虽有缺氧和/或二氧化碳潴留，但在呼吸空气的情况下仍可维持自理日常的正常的基本生活；有些病人长期处于代偿性呼吸衰竭，故也称为慢性呼吸衰竭；后者是指在一定诱因作用下发生严重的缺氧和二氧化碳潴留甚至呼吸性酸中毒，必须进行临床医疗才能维持生命活动的危重情况，故也称为急性呼吸衰竭。

根据呼吸衰竭的病理生理特点，结合血气实验室检查，临床所见的呼吸衰竭可分为三种类型。

（1）缺氧和二氧化碳潴留同时存在（Ⅱ型呼吸衰竭）。肺泡有效通气量不足，肺泡氧分压下降，二氧化碳分压增高，肺泡—肺毛细血管血之间的氧和二氧化碳压差减少，影响氧和二氧化碳的气体交换。这一类型主要是由通气功能障碍所致，通气不足引起的缺氧和二氧化碳潴留的程度是平行的。治疗以增加通气量为主。

（2）缺氧为主，伴有轻度或没有二氧化碳潴留（Ⅰ型呼吸衰竭）。主要见于动静脉分流、通气/血流比例失调或弥散功能障碍的病例。由于氧和二氧化碳的动静脉分压差差别很大及二者的解离曲线特性不同，在通气/血流比例失调的情况下，当血液通过通气不足的肺泡时，既不能充分释放二氧化碳，也不能吸收足够的氧气；而当血液通过通气过度的肺泡时，二氧化碳的释放易于进行，但仍不能吸收足够的氧气。故通气/血液比例严重失调的结果是机体有明显的缺氧，没有或仅有轻度的二氧化碳潴留。

（3）只有二氧化碳潴留而没有缺氧。主要是治疗过程中过度吸入高浓度氧，使肺泡氧分压及血氧分压增加，缺氧对颈动脉窦和主动脉化学感受器的刺激减弱致消失，使通气量进一步减低，加重二氧化碳潴留。在呼吸空气条件下，不会发生这种情况。

b　临床表现

（1）缺氧的临床表现。呼吸困难是缺氧的主要症状。在呼吸衰竭代偿期，病人有轻度的呼吸困难，活动较多或轻体力活动时觉气短、呼吸费力、胸闷等，休息后可得到缓解。在失代偿期，呼吸困难明显加重，早期表现为呼吸频率加快、呼吸表浅，随缺氧的加重和时间延长，呼吸变深，频率变慢；严重时出现呼吸窘迫甚至潮式或间隙式呼吸，患者可出现烦躁不安、神志恍然、谵妄、昏迷，可并发肝肾功能的损害，尿中出现蛋白、红细胞及管型，血非蛋白氮升高。呼吸衰竭晚期可发生胃肠黏膜缺氧而致糜烂、出血。紫绀是缺氧的主要体征，尘肺病病人呼吸衰竭表现为中心性紫绀，紫绀程度主要取决于血中还原型血红蛋白的量，故受到血红蛋白总量的影响，一般在血氧饱和度低于75%时即有明显的紫绀。

（2）二氧化碳潴留的临床表现。主要表现为精神和神经方面的症状。早期表现为头胀、头痛，继之表现为烦躁不安、兴奋、失眠、幻觉、神志恍然及精神症状，最后进入神志淡漠、昏迷，即肺性脑病。二氧化碳潴留时碳酸酐酶作用加强，离解出更多的 H^+，使血液 pH 值下降致呼吸性酸中毒。由于个人对呼吸性酸中毒的代偿能力不同，临床症状和二氧化碳潴留程度的关系也因人而异。

二氧化碳潴留病人常有面部肌束及四肢震颤，手部可有扑翼样震颤或间隙抽动。昏迷病人瞳孔缩小，对光反应迟钝或消失。神经系统检查肌腱反射减弱或消失，锥体束征可呈阳性。患者周围血管扩张，四肢浅表静脉充盈，皮肤潮湿、红润。深度昏迷病人或伴严重酸中毒时，血压下降。有休克和循环衰竭的表现。

c 诊断

根据尘肺病史及导致呼吸衰竭的诱因，具有缺氧及二氧化碳潴留的临床表现，结合有关体征，一般均可做出正确的诊断。但许多尘肺病病人的呼吸衰竭发生缓慢，临床表现也相对隐匿，诊断往往疏忽，此时严密的观察病情，及时的实验室血气分析对诊断和治疗都是很重要的。动脉血氧分压（PaO_2）正常为 $12.64 \sim 13.3kPa(95 \sim 100mmHg)$，二氧化碳分压（$PaCO_2$）为 $4.66 \sim 5.99kPa(35 \sim 45mmHg)$。当 $PaO_2 < 8kPa(60mmHg)$，$PaCO_2 < 6.66kPa$（50mmHg），为 I 型呼吸衰竭，即低氧血症；当 $PaO_2 < 8kPa(60mmHg)$，$PaCO_2 > 6.66kPa(50mmHg)$，为 II 型呼吸衰竭，既有低氧血症，又有二氧化碳精馏。

6.2.5　金属非金属矿山常见的尘肺病

6.2.5.1　矽肺

矽肺是由于长期吸入游离二氧化硅粉尘所致的以肺部弥漫性纤维化为主的全身性疾病。粉尘中游离二氧化硅含量的多少、生产环境中粉尘浓度的高低以及生产者暴露时间的长短是矽肺病发生、发展及转归的主要影响因素。

石英近似纯的游离结晶型二氧化硅，此外几乎各种矿物和岩石均含有不同程度的游离二氧化硅。钨矿、铜矿、金矿、铅钵矿等是我国发生矽肺较多的矿山。其他矿山如煤矿、铁矿、镍矿、铀矿及非金属矿的岩石中均含有石英，也可引起矽肺。在矿山的作业中以凿岩工、放炮工、支柱工、运输工接触粉尘最多，尤其是干式凿岩，粉尘浓度很高，矽肺发病非常严重。

A 矽肺的分类

由于接触粉尘中的游离二氧化硅含量不同，作业场所粉尘浓度不同，其所引起的矽肺临床表现、疾病的发展和转归，甚至病理改变也不同，一般认为有以下几种：

（1）慢性（或典型）矽肺。粉尘中的游离二氧化硅含量低于30%，接触工龄一般在 20~45 年发病。病变以胶原化矽结节为主，并常先发生在肺上叶，可能与肺下叶对粉尘的清除较好有关。这种单纯矽结节一般小于 5mm，对肺功能的损害也多不明显。一些研究表明，没有临床症状和肺功能损害。X 射线胸片上只有小阴影改变的病人寿命并不受影响。矽肺可形成进行性大块状纤维化，通常发生在两肺上部，是由于纤维结节融合所致。慢性矽肺的病理改变在即使脱离粉尘接触之后也仍然会进展。

（2）快进型矽肺。粉尘中二氧化硅含量在 40%~80% 之间，接触工龄一般在 5~15 年发病，纤维化结节较大，X 射线上可形成所谓"暴风雪"样改变，进行性大块状纤维化可发生在两肺中野，病变进展很快，肺功能损害常较严重。此型矽肺多见于石英磨粉工和石英喷砂工。

（3）急性型矽肺。亦称矽性蛋白沉着症，是一种罕见的由矽尘引起的矽肺，发生在接触二氧化硅含量很高且浓度亦很高的粉尘作业工人中。Betts 在 1900 年首先报道了矽肺的这种临床类型。此后，Buechner 和 Ansari 报道了 4 例喷砂工在接触矽尘 4 年后发生急性矽肺。一般在接触 1~4 年发病，迅速进展并因呼吸衰竭而死亡。病理特征和非特异性肺泡蛋白沉着症所见相同，即肺泡由脂质蛋白物所填充。临床表现为明显的进行性的呼吸困难和缺氧，气体弥散功能严重受损。

B　发病机制

矽肺的发病机制长期以来国内外都在研究，资料不少，学说很多，如表面活性学说、机械刺激学说、化学中毒学说、免疫学说及近年研究提出的细胞因子、氧自由基、癌基因等，但各有偏颇，仍不清楚。目前以 Heppleston 提出细胞毒学说是研究热点，该学说认为吞噬石英粉尘颗粒后的肺巨噬细胞发生崩解、坏死后，释放出一种能促进成纤维细胞增生和促进胶原形成的细胞因子，称为 H 因子。进一步研究认为，所谓的 H 因子并非一种，而是种类很多，如肿瘤坏死因子（TNF-α）、成纤维细胞生长因子（FGF）、表面细胞生长因子（EGF）、转化生长因子（TGF-β）、拟胰岛素生长因子（lGF）、血小板生长因子（PDGF）、白细胞三烯（LTB4、LTC4）、白细胞介素（IL-lα，IL-6）、淋巴因子（CD4，CD8）等。实际上这些因子属于炎性介质，其中白细胞介素（IL-l）和肿瘤坏死因子（TNF-α）对肺损伤量为突出，而且有协同作用。以上这些细胞因子是如何促进成纤维细胞和胶原形成，这些细胞因子是如何协调及相互作用是一个复杂而精巧的过程，至今仍在深入研究之中。

近来有人提出氧自由基学说。认为石英粉尘可诱导氧自由基的产生。SiO_2 能使巨噬细胞的类脂质发生过氧化反应并产生自由基，它使膜通透性及脆性增加，同时还能直接攻击膜离子通道，使膜内外离子交换紊乱，细胞溶解，自由基与细胞膜上的酶受体或其他成分共价结合改变膜结构，造成细胞功能紊乱，因而有人提出"粉尘—自由基—细胞因子"是矽尘毒性作用的连锁反应，是肺纤维化的启动点。

癌基因的研究主要是针对矽肺和石棉肺引起肺癌的癌基因或抑癌基因的表达和突变的研究，目前尚处于起步阶段。

C 病理改变

矽肺的基本病变是矽结节、弥漫性肺间质纤维化和矽肺团块的形成，矽结节是诊断矽肺的病理形态学依据。

矽肺尸检大体标本可见肺体积增大，肺表面呈灰黑色，重量增加，质坚韧，胸膜增厚粘连，切面两肺布有许多矽结节及间质纤维化；晚期可见单个或多个质硬如橡胶的矽肺团块，支气管-肺门淋巴结增大、变硬、粘连。

矽结节外观呈灰黑色，质韧，直径 2~3mm，多在胸膜下、肺小叶及支气管、血管周围淋巴组织中。典型矽结节境界清晰，胶原纤维致密呈同心圆排列，结节中心可见不完整的小血管，纤维间无细胞反应，出现透明性变，周围是被挤压变形的肺泡。偏光显微镜检查矽结节中可见折光的矽尘颗粒。

弥漫性肺间质纤维化在矽肺不是很突出，主要表现为胸膜下、肺小叶间隔、小血管及小支气管周围和邻近的肺泡隔有广泛的纤维组织增生，呈小片状或网状结构；严重者肺组织破坏，代之以成片粗大的胶原纤维，其间仅残存少数腺样肺泡及小血管。

矽肺团块形成是矽肺发展到严重阶段，多发生在两肺上叶或中叶内段及下叶背段。组织学上表现为矽结节的融合，即结节与结节紧密镶嵌，轮廓清晰；或表现为由粗大胶原纤维取代的肺间质相连接形成无明显结节的团块，常可见胶原纤维玻璃样变和残留的无气肺泡。团块可发生坏死、钙化，形成单纯的矽肺空洞，也可并发结核形成矽肺结核空洞。

D 临床表现

（1）症状。矽肺早期可没有自觉症状，即使有也很轻微，主要是胸闷和轻微胸痛。而且与 X 射线胸片病变程度不呈平行关系。

1）胸闷。实际是呼吸困难的一种主诉，由于肺通气障碍所致，随着病变加重，或合并有肺气肿，有低氧血症者呼吸困难加重，需要氧疗才能维持生命，严重者因呼吸衰竭死亡。

2）胸痛。常发生在两下胸部，多为阵发性或间断性，但较轻微，是由于肺纤维化侵犯胸膜所致，若胸痛突然加重并伴有气急者，应考虑发生自发性气胸的可能。

3）咳嗽。不是矽肺固有症状，一般认为与吸烟、合并慢性支气管炎和肺部慢性炎症有关，咳嗽严重并伴有咳痰、发热者，应考虑肺部感染或合并肺结核的可能性，应及时检查和治疗。

4）声音嘶哑。是由于纵隔、肺门淋巴结肿大压迫、刺激气管、支气管神经感受器和喉返神经所致。

5）咯血。是由于支气管炎症或支气管扩张或合并肺结核所致，应仔细检查，认真鉴别，分别处理。

（2）体征。早期矽肺多无异常体征，合并慢性支气管炎或呼吸道感染时，可听到呼吸音降低或两下肺细小干、湿啰音，是由于支气管扭曲、变形、狭窄导致引流不畅所致。晚期矽肺或伴有并发症如肺气肿、肺源性心脏病、气胸、继发肺部感染时，就会出现较多相应体征如紫绀、肺部啰音，呼吸音低下、下肢浮肿、颈静脉怒张、肝大、腹水、心脏杂音、心律失常等。

E　X射线表现

典型矽肺X射线表现是肺野出现圆形小阴影，常以 p 形小阴影为主。虽然病理上发现小阴影常先在肺野上部形成，但X射线胸片早期则多见于中下肺野。随着病变发展小阴影逐渐增多，密集增高，分布范围也逐渐扩大乃至全肺。小阴影也可逐渐增大，而出现 q 影和 r 影。小阴影继续增多，密集度增加，致发生小阴影聚集然后融合成大块状纤维化影。矽肺的大块状影常呈双翼状或腊肠状分布在两上肺野，多为对称，和肋骨垂直呈"八字状"，但也有单侧出现，或中、下肺野出现团块阴影。融合团块致密，密度较均匀，团块周边有气肿带。由于肺门区矽性淋巴结增大、硬结，致肺门增大、致密，加至肺野小阴影增加、密集，肺纹理发生变形、中断，直至不能辨认，使增大肺门呈残根状，肺门淋巴结和气管旁淋巴结因缺氧坏死，可呈蛋壳样钙化。在肺门淋巴结钙化的病例，亦可发生矽结节中心型坏死而发生矽结节钙化，出现矽结节钙化后，病变常比较稳定。随着病变进展，两上肺团块向肺门、纵隔收缩、内移，致使肺门上提，加上两上肺气肿加重，肺纹理拉直呈垂柳状，其间可见肺段间隔线，也可见叶间胸膜增厚，肺的周边部常可见泡性肺气肿，是引起自发性气胸的基础。

F　诊断和鉴别诊断

a　诊断和分期

根据有肯定的职业性石英粉尘接触史，结合胸部X射线胸片表现特点，并排除其他原因引起的类似疾病，慢性矽肺一般说诊断并不困难。快进型矽肺主要是发病快，临床进展快，要求定期检查或随访的时间间隔要缩短，其X射线分期和慢性矽肺一样，均应根据《尘肺病诊断标准》进行诊断和分期。要注意的是近来确有快进型矽肺发生。

急性矽肺根据其接触高含二氧化硅粉尘且粉尘浓度很高的职业史，临床以进行性呼吸困难为主，X射线胸片表现为双肺弥漫性细小的羽毛状或结节状浸润影，边界模糊，并可见支气管充气征。病理检查可见肺泡内有过碘酸雪夫（PAS）染色阳性的富磷蛋白质。支气管肺泡灌洗液检查可明确诊断。

b　辅助诊断

新修订的《尘肺病诊断标准》明确规定了尘肺病的诊断原则，即根据可靠的生产性粉尘接触史，以 X 射线胸片表现作为主要依据。但有时为了鉴别诊断的需要，下面一些辅助诊断措施也是有用的，应该强调的是，活体组织学标本检查的诊断应根据病理诊断标准进行，尘肺病的诊断标准中不包含这方面的内容，而支气管肺泡灌洗液检查及生化指标测定对尘肺的诊断或早期诊断，目前尚没有肯定的意义。

（1）经皮胸腔穿刺活检。在病变部位进行针刺活检取病变组织做病理检查，对诊断和鉴别诊断有很大帮助，该技术副反应少，损伤轻是其优点。

（2）纤维支气管镜检查同时进行肺灌洗、肺活检，可以协助病因学诊断和明确诊断，对急性矽肺有重要诊断意义。

（3）胸腔镜检查，目前已广泛开展进行肺活检，对病因学诊断和鉴别诊断意义很大。

（4）锁骨上淋巴结组织学检查，对于鉴别结核、癌转移和矽结节有很大价值。

通过以上各种技术进行组织学检查后，如果确定是矽结节或肺纤维化，还应根据矽肺病理学诊断标准进行确诊，可以弥补 X 射线胸片不足之处，特别是在鉴别诊断上有重要价值，以免误诊或漏诊。

c　电子计算机断层摄影（CT）检查

该检查对矽肺小阴影检出率与高仟伏肺大片无多大差异，唯清晰度较高，无早期诊断价值，但是在观察大阴影方面优于胸大片，主要是胸大片观察不明显的大阴影，在 CT 中清晰可见，而且有时还能见到大阴影中心部的钙化。因此，对于大阴影具有早期识别价值，同时对胸部其他异常的检出率亦高于胸大片。对于肺癌、肺结核的鉴别诊断也有重要的参考价值。

d　生化指标的检查

有关矽肺的生化指标研究较多，目前常用的指标有血铜蓝蛋白、肿瘤坏死因子、血清磷酸酯及磷醋、补体 C3、IgG、IgA、IgM、SOD 等，都与纤维化形成过程有关。这些都来自动物实验研究资料，而人体资料中自相矛盾的情况也不少，因此，作为矽肺辅助诊断指标意义不大。

e　鉴别诊断

（1）血行播散型肺结核（Ⅱ型）。包括急性粟粒性肺结核、亚急性血行播散型肺结核和慢性血行播散型肺结核。急性粟粒性肺结核两肺出现分布均匀粟粒状阴影，以两上肺野明显，肺尖常受累，结节可融合，酷似Ⅱ期矽肺。亚急性粟粒性肺结核由于肺内反复发生播散，粟粒状阴影常大小不一，分布不均，由于病灶新旧不一，有渗出性的、纤维化的、钙化的，故结节密度不一，在胸片上有时与矽肺也难以鉴别。但血行播散型肺结核有明显的临床症状，如发热、典型的呈午后发热、倦怠、乏力、失眠、盗汗、食欲不振，妇女月经不调等。呼吸道症状有咳嗽、咳痰、咯血，从少量血痰到大量咯血，可见胸腔积液。浓缩法痰液涂片检查可查到抗酸杆菌，结核杆菌培养常阳性；纤维支气管镜检查，留分泌物作脱落细胞涂片以及冲洗、活检，其结核杆菌检测阳性率较高。因此，鉴别诊断并不困难。

（2）特发性肺纤维化。过去曾称 Hamman-Rich 综合征，目前已不常使用。本病原因不明，导致纤维化过程，可能与活化巨噬细胞有关的各种细胞因子、生长因子、活性氧的连锁反应有关。本病起病隐匿，常表现为劳动性呼吸困难、干咳，呼吸困难呈进行性。咯血在疾病进展后一段时间出现，有时也有发热、疲劳、关节痛和肌肉酸痛。最重要的体征是在肺底部吸气期听到 Velcro 啰音，还可有杵状指和紫绀。胸片表现为阴影分布呈弥漫性、散在性、边缘性，下肺野多于上肺野，两肺门无淋巴结肿大。阴影形状呈小结节状、结节网状、广泛性网状、蜂窝状，肺大泡影。本病以限制性通气功能障碍为主。经支气管活检、胸腔镜活检，必要时行局限性开胸肺活检，组织病理学所见，早期为非特异性肺泡炎，晚期为广泛纤维化，无矽结节形成。根据以上临床特点，鉴别诊断也不困难。

（3）结节病。结节病是一种原因未明的多系统非干酪肉芽肿性疾病，常累及的器官是肺，其次是皮肤、眼、浅表淋巴结、肝、脾、肾、骨髓、神经系统以及心脏等，大多预后良好。胸部 X 射线表现双（或单）肺门及纵隔淋巴结肿大，伴或不伴肺内网状、结节状或杵状阴影，有时可被误诊为矽肺。但通过胸部 CT 检查，尤其是薄层 CT 扫描和浅表肿大淋巴结和支气管内窥镜活检或纵隔淋巴结活检可确定诊断。

（4）肺含铁血黄素沉着症。多见于成年风心病二尖瓣狭窄反复发生心力衰竭的患者，长期反复的肺毛细血管扩张、淤血和破裂出血，含铁血黄素沉着于肺组织中。肺部 X 射线呈典型的二尖瓣狭窄心，肺野对称性地散布弥漫性结节样病灶，近肺门处较密，逐渐向外带消退。所以只要问清病史，鉴别诊断并不困难，原因不明的特发性肺含铁血黄素沉着症很少见。

（5）肺泡微石症。本病特点是肺内充满细矽状结石。本病与家族遗传有关。X 射线表现两肺满布弥漫性、细小矽粒样阴影，数量极多，在两肺下野及内带密集，肺尖部较少，X 射线表现常多年不变。病变进展缓慢，早期可没有任何症状。有家族史，同胞兄弟中亦有相同疾病，可资鉴别。支气管镜活检可以确诊。

（6）外源性变应性肺泡炎。本病为吸入外界有机物粉尘或生物性代谢物、真菌等所引起的过敏性肺泡炎。组织学特征早期为肺泡炎和慢性间质性肺炎，伴肺泡内渗出性水肿。炎症和水肿消退后继之出现非干酪性肉芽肿，亦称为"急性肉芽肿性肺炎"，有时累及终末细支气管。X 射线表现急性期在中、下肺野见弥漫性、细小、边缘模糊的结节状阴影，间有线状或片状间质性浸润。病变可逆转。肺门淋巴结不肿大。慢性期，肺部有弥漫性间质纤维化，表现为条索状和网状阴影增多，伴多发性小囊性透明区，呈蜂窝状。临床表现以进行性活动时呼吸困难、缺氧、杵状指、肺底有固定性细湿啰音，肺功能以气体弥散功能损害为主。通过血清学检查，有沉淀抗体，皮肤试验出现 Arthus 反应，支气管肺泡灌洗液分析 IgM 增高等，结合临床表现，鉴别诊断并不困难。必要性可进行肺活检明确诊断。

（7）肺癌。主要是周围型肺癌与Ⅲ期矽肺大阴影鉴别，肺癌块影常为单个，多发生在肺上叶段、中叶等处，呈类圆形，边缘有分叶、毛刺，块影内钙化少见。矽肺块影常为双侧，多发生在上肺后部，呈腊肠状，与肋骨垂直，边缘整齐，无毛刺，且常有周边气肿带，块影内钙化多见，两肺野可见弥漫性小阴影。

（8）并发症。矽肺常见的并发症有肺结核、肺气肿、气胸、呼吸道感染、支气管扩张、肺源性心脏病（包括肺性脑病）、呼吸衰竭等。少见的并发症有发音障碍、声音嘶哑、中叶综合征、膈肌麻痹、肺间质气肿、纵隔气肿、上腔静脉综合征。

6.2.5.2 石墨尘肺

长期吸入较高浓度的生产性石墨粉尘可引致石墨尘肺。石墨尘肺是我国法定的职业病之一。石墨是一种用途极广的非金属矿物。它具有耐高温、导热、导电、润滑、可塑和抗腐蚀等优良性能，因此，被广泛用于电力、钢铁、国防、原子能、日用和化学燃料等工业中。我国东北、内蒙古、湖南、山东等地有石墨矿藏。石墨的生产和使用越来越广泛，从事石墨作业的工人也越来越多。

A 石墨的种类及化学组成

石墨是自然界存在的单质碳，呈银灰色，具有金属光泽，排列为四层六角形的层状晶体结构。石墨按其生成来源，可分为人造石墨和天然石墨两种。人造石墨又称高温石墨，是用无烟煤、焦炭、沥青等为原料，在电炉中经 3000℃ 高温处理制成，为较纯净的结晶型炭，游离二氧化硅（SiO_2）含量极低（0.1% 以下）。天然石墨多为煤层受岩浆的渗透、地壳变动、高温、高压变质而形成。按其结晶形态及颗粒大小，又分为晶质石墨和土状石墨两种。晶质石墨虽然其质量好，但矿石品位较低（5%~10%）；土状石墨又称无定型石墨，虽然品位较高，但工业性能较晶质石墨差。由于石墨的产地、矿石和制品不同，其游离 SiO_2 含量占 5%~15% 不等。石墨矿石经粉碎、筛选等加工处理成为商品石墨。石墨的主要成分为固定碳，此外还可含有少量结合的或游离的 SiO_2，以及铅、钙、镁、铁等元素。

B 接触机会

在石墨的生产和使用的过程中，工人均可接触到石墨粉尘。天然石墨的生产包括采矿（露天或井下）和石墨矿石加工。采矿工人接触的是围岩和石墨矿石的混合粉尘，对健康危害性较大。石墨加工程序为：粉碎→选矿→脱水→烘干→过筛→包装。其中粉碎、过筛和包装车间石墨粉尘浓度较大。石墨加工工人主要接触石墨粉尘。人造石墨的生产过程中，可产生大量的石墨粉尘，特别是石墨成品包装工序，粉尘浓度较高、分散度高、质轻，在空气中悬浮的粉尘几乎都是呼吸性粉尘，对人体危害颇大。近年来，我国在石墨加工及制品过程中均采用了防尘措施，生产现场中粉尘浓度已大大降低。

石墨矿山的掘进、采矿工人和矿石粉碎工人，因其所接触的石墨矿石及其围岩的粉尘，所发生的尘肺应视为混合性尘肺（石墨矽肺）。从事石墨选矿、过筛、包装和石墨制品工人，以及人造石墨生产工人，所接触的是单纯的石墨粉尘，因此，所发生的尘肺为石墨尘肺。

石墨尘肺的发病与工人接触的石墨粉尘性质（尤其游离 SiO_2 含量）、粉尘浓度、接尘工龄长短、劳动强度、个体防护等因素有关。我国石墨尘肺患病率为 5%~18%，石墨尘肺的发病工龄相对较长，一般多在 15~20 年。

C　发病机制

石墨尘肺的发病机理目前尚不清楚。对石墨粉尘能否导致肺组织纤维化问题，多年来存在着争议。20 世纪五六十年代，国外有人用粒径 3μm 以下的 35mg 石墨粉尘注入大鼠气管内，染尘 12 个月，未见有网织纤维和胶原纤维的形成。因此，认为石墨粉尘没有特殊的致纤维化能力。但有人用 50mg 石墨粉尘［含游离 $w(SiO_2)=0.8\%$］经大鼠染尘，观察 6 个月，早期在肺脏中见有由组织细胞、淋巴细胞和多核异物巨噬细胞组成的肉芽肺及肺泡间隔增厚；晚期可见嗜银纤维增生，淋巴结中未见纤维化病变。有学者认为含少量 SiO_2 的石墨粉尘可以引起肉芽肿病变和间质纤维化病变，并认为这是由石墨本身所引起的，而不是其中所含的游离 SiO_2 粉尘致病。其后，多名学者对含不同量的 SiO_2 的石墨粉尘的致病进行了实验研究。国内有人采用土状石墨粉尘［含游离 $w(SiO_2)=0.4\%$］50mg 进行大鼠染尘，染尘后 18 个月，见石墨粉尘主要聚集在肺泡腔中，有弥漫性分布的粉尘灶，形态不整、大小不一；在粉尘灶及增厚的肺泡间隔中有网织纤维增生，但始终未见有胶原纤维形成；淋巴结中见有石墨粉尘及粉尘灶，组织反应不明显。有学者认为含游离 SiO_2 很低的（0.5%以下）土状石墨粉尘对大鼠肺脏基本上无致纤维化作用，而石墨粉尘的致纤维化程度与石墨粉尘中游离 SiO_2 含量有关。国外 Ray 和 Zajusz 等也用纯石墨粉尘和混有不同量 $w(SiO_2)$ 为 0.4%、1%、2%、5%、10%，石墨粉尘进行了实验研究，结果显示，纯石墨粉尘只引起异物反应型病变，组织变化很像煤尘，未见纤维化病变。但含 2%游离 SiO_2 石墨粉尘可引起纤维化结节。

目前，一般认为石墨尘肺发病机理与煤肺相似。大量石墨粉尘进入呼吸性支气管和肺泡里，由于巨噬细胞未能及时将石墨粉尘吞噬，致使大量石墨粉尘滞留在呼吸性支气管和肺泡里，加上部分含尘巨噬细胞穿过肺泡壁进入肺间质、呼吸性支气管和小血管的周围，形成石墨粉尘细胞灶。并可因大量石墨粉尘和含尘巨噬细胞长时间滞留在呼吸性支气管和肺泡里，从而形成灶性肺气肿。鉴于在石墨尘肺患者尸检中发现肺内除有大量石墨尘粒外，未见到石英粉尘颗粒，因此，认为石墨粉尘属于轻度危害的惰性粉尘。由于生产环境中石墨粉尘含有一定量游离 SiO_2，故游离 SiO_2 在石墨尘肺致病中起到不可忽视的作用。

D 病理改变

石墨尘肺病理国内外报告不多，其病理属尘斑型尘肺，大体所见酷似煤肺。眼观，肺脏呈黑色或黑灰色；肺标本切面不光滑，呈黑色或黑灰色，并有散在或成簇的黑色斑点，手触之有颗粒感，但无矽结节坚硬；肺门及纵隔淋巴结也呈黑色，轻度增大和变硬，有些病例有明显肺气肿和坏死性空洞形成；空洞的内容物呈黑色，有时呈油质样液体；显微镜下见到细支气管、肺泡、肺小血管周围有大量的石墨粉尘和含尘细胞的聚集，形成石墨粉尘细胞灶，尘灶直径约为 0.5～1.5mm。在粉尘灶的周围常可见到膨大的肺泡，与煤肺的灶性肺气肿相似；有的尘细胞灶内可见纤维增生，形成石墨粉尘纤维灶，经胶原染色，纤维灶内见有少量胶原纤维。上述两种病灶可互相融合。有时肺标本中有星形的小体——石墨小体，也称为"假石棉小体"，小体周围包绕着一层金黄色的膜状物，认为是含铁的蛋白质组成。普鲁士蓝染色呈阳性反应。在中小支气管有时可看到慢性支气管炎的表现。单纯石墨尘肺发生大块纤维化病变者较少。石墨尘肺的肺组织中的石墨粉尘游离 SiO_2 含量极低（占干肺重的 0.01%～0.02%），其颗粒直径绝大部分（97%）在 $3\mu m$ 以下。

E 临床表现

石墨尘肺患者症状较轻微、阳性体征较少，且病情进展较缓慢。部分患者以口腔、鼻咽部干燥为主，多有咳嗽、咳黑色痰，但痰虽不多。当阴雨天时可出现胸闷、胸痛等症状。少数患者肺功能可有损害，主要表现为最大通气量和时间肺活量下降。晚期特别是有肺气肿等合并症时，则症状与阳性体征比较明显。偶见杵状指。患者在调离原粉尘作业之后，痰逐渐由黑色转为白色泡沫痰，但并不能停止肺部病变的发展。石墨尘肺常见并发症或继发症有慢性支气管炎、肺结核、支气管扩张、肺气肿等。严重者可出现心肺功能不全。石墨尘肺的预后一般较好。

6.2.5.3 石棉肺

石棉肺是由于长期吸入石棉粉尘引起的，以肺部弥漫性纤维化改变为特征的全身性疾病。

A 石棉尘的特性

石棉是有特殊构造的矿物质，是由矽酸与镁及铝等金属形成的盐，矿石纤维长度一般 2~3cm，也有长达 100cm，最长 220cm。根据其成分不同可分为蛇纹石棉（温石棉）和角闪石棉（直闪石棉、青石棉、透闪石棉、阳起石棉、铁石棉）。石棉的种类很多，温石棉是全世界产量和用量最高的一种，占全部石棉产量的 93%。温石棉纤维长、柔软、有弹性；角闪石棉纤维粗糙、挺直和坚硬。各种石棉都具有耐酸、耐碱、不易断裂、拉力强度大、能抗腐蚀、绝缘性能良好等特点，这些特性决定了石棉在工业生产和民用业中的广泛用途，因此石棉对环境的污染及对人群的危害性也相当大。

B 接触机会

由于石棉具有特殊的理化性质，故其应用广泛。主要是石棉开采、石棉加工及石棉制品生产和石棉使用等均可能成为职业接触的机会。

(1) 石棉的开采。石棉开采主要是露天作业，主要工种是采矿工、选矿工和运输工等，由于开采的石棉多成束状，分散度低，其危害较小。

(2) 石棉加工及石棉制品生产。石棉加工过程的粉碎、切割、磨光、剥离、钻孔、运输；石棉纺织业中轧棉、梳棉及织布；石棉防火、隔热材料，如石棉布、石棉瓦、石棉板、刹车板、绝缘电器材料的制造；石棉水泥制造等，上述各项生产过程中均会产生大量的石棉粉尘，是职业性石棉接触的主要来源。

(3) 石棉的使用。石棉作为防火、隔热、制动、密封的材料，在建筑、造船、航空、交通业中应用十分广泛，使用过程中对石棉制品的再加工，建筑物表面石棉浆的喷涂等均产生大量粉尘；电器绝缘工、废石棉的再生工也是职业性接触的来源之一；铸造业中由于使用石棉填压铸模缝隙，因此打箱、清砂产生的粉尘中也含有石棉。对北京市近百个厂矿企业的调查研究发现锅炉工 10~15 年以上工龄的工人中有 8% 左右胸片可见到胸膜改变及部分不规则阴影。

C 发病机制

关于石棉肺的发病率和患病率的调查资料国内外报道不完全一致，这是因为对石棉肺的定义和暴露的定义全国各地不一致，同时石棉肺的诊断标准也不一致。所以结果也难于比较，早在 2000 多年前古埃及人、中国人和罗马人已用石棉纺纱织布做衣服。18 世纪俄国建立温石棉加工厂，19 世纪意大利、加拿大开办温石棉矿，同时南非发现青石棉，20 世纪初发现铁石棉。直闪石主要在芬兰开采，透闪石采矿在意大利、巴基斯坦和土耳其等国。1927 年 Cooke 和 McDonald 提出石棉粉尘被吸入肺内可形成一种尘肺，并对尘肺内出现的石棉小体作了详细描述，使"石棉肺"这一名词第一次载入医学文献。因石棉种类不同石棉引起的机体反应各异。工业中应用最广而医学上研究最多的是温石棉，其次是青石棉和铁石棉。我国是世界上出产石棉的国家之一。目前四川、青海、辽宁、河北等省有石棉矿，石棉制品加工厂遍布全国 20 多个省，主要是温石棉。由于石棉产量的增加，使用广泛，也就促使研究者对石棉危害的研究更加重视。从 1938 年 Dreessen 等对石棉纺织工人发病情况与粉尘的关系做了研究，认为在 15~30 根/mL 的浓度下不会发生石棉肺，到 20 世纪 70 年代一些国家将石棉的卫生标准定为 2 根/mL，说明人们对石棉危害的认识逐渐深刻。在 20 世纪 30 年代初期石棉肺的潜伏期为 7 年（1.5~19 年）；40 年代增至 10 年；50 年代 14.5 年（3~32 年）；60 年代平均为 17.5 年（4~35 年）。我国 80 年代调查石棉肺发病工龄平均为 22.07 年（7.52~34.87 年）。值得注意的是由于石棉广泛的使用而污染大气、环境和水源。已成为公害。与石棉有关的疾病重点在石棉的致癌作用。

国外报道石棉肺并发肺癌者占 10%~20%，以磷癌及腺癌多见。国内不同作者报告，尸检石棉肺并发肺癌为 7.5%~50.9% 之间，差距较大。但尸检材料报告的石棉肺并发肺癌的比例可能较实际情况要高。肺癌的发病率与石棉种类是否有关报道也不一致。在我国青石棉污染区肺癌的发病率是一般居民的 6.2 倍，亦有报道温石棉接触者并发肺癌多见，另有报告为角闪石类石棉多见。对于石棉作业工人和石棉肺患者并发胸膜和胸膜间皮瘤的认识，国外大量调查表明石棉肺患者并发间皮瘤既与石棉种类有关（这是不同于肺癌之处），也与石棉产地以及石棉中含有的微量金属和致癌物质有关。认为青石棉致间皮瘤的能力最大，其次是温石棉。

D　病理改变

石棉肺病理改变主要表现在肺和胸膜，而淋巴结损害较轻。

E　实验病理

染尘动物病理检查可见，早期石棉纤维沉积在呼吸性细支气管及其邻近的肺泡，引起呼吸性细支气管肺泡炎，在细支气管肺泡腔内有大量吞噬石棉尘的巨噬细胞聚集和慢性炎性细胞、纤维蛋白沉着，进而网状纤维及胶原纤维增生，肺泡管及肺泡壁纤维化，呼吸性支气管肺泡结构破坏，病变累及小叶间隔、血管、支气管周围及脏层胸膜，致使胸膜增厚和弥漫性间质纤维化。此时肺呈灰白色，质坚硬，切面肺组织结构消失，为增生的纤维索条交织网架状，并与残留扩大的细支气管共同形成蜂窝肺改变。

F　检病理

大体标本所见主要是脏层胸膜纤维性增厚和肺组织变硬。病变由呼吸性细支气管肺泡开始，逐渐侵犯更多的腺泡以至肺小叶。肉眼可以看到肺体积增大、重量增加、质地变实，晚期则肺缩小、硬度增加，呈无气状。病变以肺下叶为重，不规则的纤维灶和灰白色的纤维网、纤维索条分布全肺。严重时看不到肺组织的组织结构而构成蜂窝肺改变。纤维性胸膜斑多发生在膈面胸膜脏部和双肺下外壁层胸膜处，脊柱两侧胸膜局限性增厚成灰白色，较硬有时钙化。

肺部镜下观察可见呼吸性细支气管及邻近的肺泡有石棉纤维沉积，巨噬细胞大量增生。包裹和吞噬石棉纤维，细支气管和肺泡上皮增生、脱落形成细支气管肺泡炎。可见网织纤维增生，并有多量的胶原纤维形成。广泛的纤维化可致肺泡闭锁形成小纤维灶，病灶虽孤立，但分布广泛，逐渐遍及各肺小叶。肺内血管早期改变不明显，晚期在纤维化区可出现血管的改变。

胸膜斑是石棉接触者特征性的病变，表现为壁层胸膜局限性纤维增厚，潜伏期一般 10~20 年以上。有报告石棉作业工人胸膜斑发生率为 40%。王明贵报告石棉作业工人尸检材料胸膜斑检出率达 60%。典型胸膜斑常发生于脊柱两侧胸壁和膈肌中心腱，可单侧或双侧，高出表面，并与周围胸膜分界清楚，呈乳白色斑块状或结节状、乳头状，质硬如软骨；镜下可见斑块由玻璃样变的胶原纤维束层层平行排列，也可呈轮状排列，其表面被覆间皮细胞，深部胶原纤维间有少量成纤维细胞、淋巴细胞、浆细胞，偶可见钙化，有报道在胸膜斑中可检出石棉小体及裸纤维。胸膜斑的成因尚不清楚，有认为是坚硬锋利的石棉纤维通过肺到达壁层胸膜刺激产生的。

G　临床表现

石棉肺发病的快慢和严重程度与石棉纤维的种类、粉尘浓度及接触石棉时间有关。一般来说，石棉肺纤维化进展是较慢的，但石棉肺病人可在早期有比较明显的临床症状。

症状，最主要的症状是呼吸困难，随病情进展而加重，随之出现咳嗽，初起为干咳或少量黏痰不易咳出，感染时出现黄色脓痰；可有胸疼，尤其是在出现胸膜增厚时较为明显，多为阵发性的，若持续胸疼要考虑是否会合并肺癌或胸膜间皮瘤。

体征，石棉肺早期可无阳性体征，当合并支气管炎、肺气肿或支气管扩张时可出现湿性或干性啰音，双肺底可听到捻发音，尤其在后胸下部明显，有时在双腋下亦可听到，多在吸气末出现。病情严重长期缺氧，呼吸困难明显，会出现紫绀（口唇及指甲），随着肺纤维化的加重，长期紫绀缺氧可出现杵状指。病程延长、病情加重会出现肺心病、心力衰竭、呼吸衰竭。另当石棉纤维刺入皮内时引起角质增生产生石棉疣，多见于手掌及前臂，疣状物自针头至绿豆大小，表面粗糙坚硬，有轻度压痛，病程慢可经久不愈。

合并症，石棉肺患者尤以晚期患者易并发呼吸道及肺部感染，较矽肺多见，但合并结核者较矽肺少，由于吸入和沉积的石棉纤维可导致肺癌和胸膜间皮瘤，其发病与石棉剂量、石棉纤维类型、工种、工龄、吸烟情况有关。另石棉肺的肺癌发病率较一般人高 2~10 倍，肺癌一般在接尘 20~30 年后发生，而间皮瘤在接尘 30~40 年后发病，但发病与剂量关系不如肺癌明显。以青石棉和铁石棉引起间皮瘤较多。

预后，石棉肺是一种慢性进行性疾病，它的预后主要取决于接触的石棉种类、接尘剂量及有无并发症。像矽肺一样，往往在脱离石棉粉尘后肺内病变仍可能继续进展，但较矽肺缓慢，发病工龄越短预后越差，并发症多且严重者预后更不佳。

6.2.5.4 滑石尘肺

滑石尘肺是由长期吸入滑石粉尘而引起肺部弥漫性纤维化的一种疾病，属于硅酸盐类尘肺。19 世纪末 Therel 报道了滑石等硅酸盐与肺部疾病的关系，直到 20 世纪 30 年代才证实滑石矿及滑石加工厂的工人肺部损伤和其 X 射线改变与滑石粉尘暴露有关。国内自 1958 年以来辽宁、广西、山东、北京等地陆续都有滑石尘肺的报道。

滑石是一种次生矿物，由含镁的硅酸盐和碳酸盐蚀变而形成。不同地区矿床由于蚀变程度不同滑石的组成可有很大差别。较纯净的滑石呈叶片状或颗粒状；也有含不等量的石棉、直闪石、透闪石的滑石，其呈纤维状、针状的矿物存在，并具有石棉样生物作用。两者都可能引起不同的病理、临床和胸部 X 射线改变。

A 职业性滑石粉尘主要接触作业

（1）矿石的开采、加工、储存、运输和使用。多数开采出来的滑石均有不等量的石英、方解石、白云石、透闪石等杂质。不同产地，其组成差别很大。如美国产的滑石含透闪石50%以上，而滑石却只有25%左右，其性状洁净亮白，适用于涂料和陶瓷制作；中国、意大利等国滑石矿出产的滑石品位高、颜色好，无粗粒和杂质，可用于化妆品的生产。因此工人接触的滑石粉尘，必须深入调查，以估计其危害程度。

（2）滑石粉加工、耐火材料、造纸、橡胶、纺织、陶瓷、医药、农药的载体、油漆、化妆品、雕刻、薄膜的生产等工业部门工人亦接触大量滑石粉尘。

（3）日常生活接触亦很多。如各种香粉、爽身粉的使用，某些食品的保存等，均有机会接触。医疗目的使用滑石粉，气胸病人喷入滑石粉到胸腔以促进胸膜粘连，外科手术中胶手套上的滑石粉对创口污染等。

B 流行病学

滑石尘肺发病工龄一般在 10 年以上，多在 20~30 年之间。也有报道接触纤维状滑石粉尘发病较早，工龄可在 13~26 年。滑石粉尘致病能力相对较低，脱离接触粉尘后病变有可能停止进展或进展缓慢，也有个别病例进展较快。

滑石粉尘致癌问题：Kleinfeld 对纽约州滑石矿工和粉碎工中死亡原因分析，发现肺和胸膜癌的总死亡率比预期值高 4 倍。在 10 名肺、胸膜癌患者中，8 名患有滑石尘肺。而 VanOrdatrand 认为滑石尘肺患者中，肺癌的发病率无增高的证据。有人认为日本人的胃癌的发病率高与食用滑石涂层大米有关，但有人观察到不吃滑石涂层大米的日本人胃癌发病率也很高。Henderson 等对原发性子宫癌、子宫内膜原发癌及原发性卵巢癌进行了电镜检查，在深部肿瘤组织中发现滑石颗粒，未检出石棉纤维，而继发肿瘤中却未发现滑石颗粒。虽不能肯定滑石是这些肿瘤病的原发诱因，但也不能排除滑石与其他易罹因素共同致癌的可能性。

总之，滑石致癌是目前尚有争议的问题，由于商品滑石纯净度不同，有的含有多种矿物纤维，因此不同作者的观察、研究结果极不一致，有待进一步深入研究。

另外，近年来国外陆续报道有药瘾者将含有滑石颗粒的口服麻醉药物或精神兴奋药物溶于液体，长期反复注入静脉，滑石颗粒广泛栓塞肺毛细血管而引起肺肉芽肿和视网膜病变。

C　发病机制

实验研究和人体观察证实两种滑石（呈叶片状或颗粒状的较纯净的滑石和含有不等量的石棉、直闪石、透闪石等纤维滑石）均可致病。有人对滑石尘肺患者进行活检和尸检的组织学检查未发现滑石颗粒，而经矿物学检查（包括偏光显微镜、X 射线衍射和电镜检查）证明其中有光学显微镜下观察不到的 $0.5p \cdot m$ 以下的滑石颗粒，认为这些滑石颗粒在滑石尘肺的发病上有重要意义。由于这些颗粒反复被肺泡巨噬细胞吞噬和释放，而导致细胞增生和纤维化。含有透闪石的纤维状滑石对人健康危害更大，它比长的纤维致纤维化作用更强，含透闪石的滑石是和石棉理化性质极相似的硅酸盐，有些滑石又含一定量的石棉，故认为这类滑石尘肺发病机制和石棉肺发病机制相似。

动物实验证明，经过免疫的动物，对滑石粉尘的反应加重，并可进展而形成肉芽肿，故滑石粉尘对人体的作用也可能是通过免疫学的机制。

D　病理改变

滑石尘肺的病理改变包括三种，即结节型病变、弥漫性间质纤维化和异物性肉芽肿。滑石尘肺的结节不像矽肺结节那样典型。在肺内可以找到"石棉小体"，胸膜有局限性增生，即胸膜斑（亦称"滑石斑"），部分病人有肺气肿和肺不张。

结节型病变，肺切面可见灰白色结节遍及全肺，以肺中野为重，偶尔可见大块纤维化。在显微镜下所见：主要在呼吸性细支气管及血管周围有巨噬细胞集聚，并形成小的星芒状病变，由放射状的纤维组织、破坏的肺胞间隔及弹力纤维等组成。

弥漫性间质纤维化，含有透闪石的纤维状滑石其生物学作用和石棉相似，病理学改变以弥漫性间质纤维化为主。显微镜下病变主要发生在呼吸性细支气管周围，肺泡壁增厚，有巨噬细胞浸润、小动脉内膜炎等改变。长期吸入高浓度叶片状或颗粒状滑石粉尘也会引起缓慢进展的肺间质纤维化。

异物性肉芽肿，由上皮样细胞、组织细胞和异物巨细胞组成的肺肉芽肿，这是一种早期的可逆改变。异物巨细胞内有双折射性滑石颗粒和/或星状包涵体，包涵体中有小的颗粒。活检的肺组织用电镜观察、能谱分析、X射线衍射等方法研究，可见病变处多为 $0.2\mu m$ 以下的滑石颗粒。较小的滑石颗粒被巨噬细胞吞噬成为异物巨细胞。较大的滑石颗粒常被异物巨噬细胞所包绕。滑石颗粒在偏光下呈双折射性，并被铁所包裹，在许多巨噬细胞中也能发现这种铁，即含铁小体。

以上三种病变既可单独发生或各种病变同时发生，这取决于所接触粉尘的组成。结节型病变可因滑石为石英污染或在生产中同时使用石英，或在煅烧的滑石中的石英所致；弥漫性肺间质纤维化可由滑石中所含透闪石、直闪石引起，或在同一生产过程中，既使用滑石，也使用石棉等矿物质；异物肉芽肿可能为较为纯净的叶片状滑石粉所致。滑石尘肺病变中所含有不同种类的矿物粉尘，依靠金属分析法可以鉴别。

石棉样小体可见于呼吸性细支气管内和大块纤维组织内，末端呈杵状，分节或不分节。敷有含铁血黄素颗粒，不能与石棉肺时的石棉小体区别。有人认为这种石棉样小体可能由透闪石形成。在灰化的肺内，透闪石的含量低时石棉样小体也少。

在接触含有透闪石和直闪石的滑石粉尘工人中，可以有局限性胸膜肥厚，多发生在侧胸壁的壁层胸膜、膈肌腱部、纵隔和心包等的壁层胸膜，增厚的胸膜可以发生透明性变、钙化，称为滑石斑，这与石棉工人所见的胸膜斑极为相似。

一次大量吸入滑石粉者可引起支气管炎、细支气管炎、气道阻塞、肺不张等。也有报道静脉注射滑石颗粒的片剂而引起肺内发生广泛的肉芽肿，其病理特点是粉尘颗粒及病变遍及全肺而不同于吸入引起的病变是以中下肺野受累为主，滑石粒子较大，平均为 $50\mu m$，而吸入的粒子均在 $10\mu m$ 以下。

E 临床表现

早期无特殊改变，晚期可出现不同程度的呼吸道症状，如气短、胸痛、咳嗽等，但较矽肺、石棉肺为轻。异物肉芽肿的病例可出现进行性呼吸困难，用激素治疗病情可以缓解，肺功能以弥散功能障碍为主。含有透闪石等的纤维状滑石粉尘对肺功能危害更大。滑石尘肺一般预后较好，病变进展慢，接触的滑石中含有石棉的滑石尘肺病变进展较快；有严重并发症者则加剧病变的进展。

滑石尘肺患者常常合并肺结核。根据辽宁海城滑石矿的调查，并发肺结核的病例占 1/4，并随病期的进展结核的并发率有逐渐增加的趋势。

6.2.5.5 云母尘肺

云母为钾、镁、锂、铝等的铝硅酸盐。生产工人长期吸入云母粉尘可引起云母尘肺。云母尘肺属硅酸盐尘肺。1987 年卫生部公布的《职业病名单》中列有云母尘肺。

云母是云母族矿物的总称。商业上多称"千层纸",为钾、镁、锂、铝等的铝硅酸盐。

根据成分,云母可分为白云母、锂云母、金云母、黑云母等。云母是分布最广的造岩矿物之一,主要产于伟晶岩、花岗岩及云母片岩中。属单斜晶系,晶体常呈假六方片状;集合体为鳞片状。具层状结构,易剥成薄片,具珍珠光泽。纯云母为铝硅酸盐,含硅为结合 SiO_2。根据《工作场所有害因素职业接触限值第 1 部分:化学有害因素》(GBZ 2.1—2019)空气中云母粉尘的时间加权平均容许浓度,总尘为 $2mg/m^3$,吸尘为 $1.5mg/m^3$。

从事云母开采和加工的工人均可接触云母粉尘。由于云母矿地质构造特性,其伴生花岗岩、花岗伟晶岩游离 SiO_2 含量高,因而云母采矿工除接触云母粉尘外,还接触游离 SiO_2。

国内测定显示,云母开采粉尘中游离 SiO_2 含量均超过 10%,一般在 20%~55%。云母应用较广泛。白云母、金云母透明并有优良的耐热性、绝缘性及耐酸碱腐蚀性,是高温、高压、耐潮的电气绝缘制品的主要材料,并可制成各种云母板、带等耐高温、绝缘、密封材料,云母粉可作塑料、轮胎、油漆等的填料。锂云母为提取锂盐的主要原料之一。云母加工时,由于云母片上有数量不等的伴生岩附着,工人除接触云母粉尘外,也会接触不等量的游离 SiO_2(2%~20%)。

A　发病机制

生产工人长期吸入云母粉尘可发生云母尘肺。W. C. Dreesen(1940 年)报道了白云母磨粉工尘肺;T. F. Vestal(1943 年)报告 79 名云母磨粉工中,检出 7 例尘肺。李慰祖(1980 年)报告某云母矿井下掘进、回采等作业点粉尘平均浓度为 6~38mg/m³,游离 SiO_2 含量 36%~55%,作业工人 1682 人,检出尘肺 16 例,其中壹期 11 人、贰期 4 人、叁期 1 人;平均发病工龄 17.9 年;同时报告 302 例云母加工工人,生产环境粉尘浓度 14~38mg/m³,游离 SiO_2 含量平均为 14.2%,分散度小于 10μm 在 75% 以上,作业工龄 15 年以上的占 90.7%,其中 20 年以上的有 17.2%,未发现尘肺病例;1984 年再对其中 268 人(作业工龄 15 年以上的 248 人)复查,仍未发现尘肺病例。刘振玉(1990 年)对无其他粉尘接触史的云母加工厂工人动态观察 16 年,观察对象接触云母粉尘几何平均浓度为 2.6~32.8mg/m³,SiO_2 含量为 7.7%~20.8%,分散度小于 10μm 在 95% 以上,尘肺患病率 1.15%。

1949~1986 年全国尘肺流行病学调查研究资料显示,至 1986 年底止,我国共诊断云母尘肺 288 例,死亡 18 例。现患病例病期构成,壹期占 80%,贰期占 18.52%,叁期占 1.48%。主要分布在内蒙古、四川、新疆、黑龙江等省、自治区。壹期云母尘肺平均发病工龄，5%病例为 11.60 年，10% 为 14.20 年，50% 为 25.45 年，90% 为 36.48 年，95% 为 38.24 年。表明云母尘肺发病工龄较长，至少在 10 年以上。

B　病理改变

由于云母采矿工、云母加工者接触的云母粉尘中，所含游离 SiO_2 差别很大，因此其致肺纤维化的程度和病理改变也有较大的差别。

A. P. Sahu（1978 年）报道，大鼠气管内注入云母尘，早期肺脏表现为急性炎症反应，随后在云母粉尘沉着部位逐渐有成纤维细胞增殖，至 210 天表现为细胞纤维性结节病变。张觉一（1984 年）报道，狗气管内注入游离 SiO_2 含量 1.48% 的白云母粉尘，早期为脱屑性细支气管肺泡炎及细胞性结节形成，染尘 3 个月后细胞结节内网状纤维、胶原纤维逐渐产生，有细胞纤维结节形成；20~25 个月后细胞纤维结节明显增多，有个别无同心圆结构的细小纤维结节形成。

云母尘肺的病理资料很少。P. l. Cortex（1978 年）报告了一例云母工人尸检病理资料。肺泡间隔增厚，其间可见网织纤维、胶原纤维、成纤维细胞及组织细胞；肝脏可见异物肉芽肿；增厚的肺泡间隔及肉芽肿内的矿物经电子显微镜、X 射线衍射分析为云母。D. Davies（1983 年）报告了一例云母粉研磨、包装工尸解结果，见肺弥漫性灶性胶原纤维增生及纤维结节形成；结节边缘呈不规则放射状，肺泡扩大以及直径达 1.5cm 的纤维团块；纤维增生部位及结节内有多量双折射薄片状矿物，大小从大于 $50\mu m$ 到小于 $1\mu m$，含量超过肺干重 9%；从肺组织分离的粉尘，经电镜观察及 X 射线衍射、电子探针微区分析并用白云母标准品做对照，结果表明为白云母，并且未发现其他矿物。张觉一（1984 年）报道了一例云母加工者肺病理，其从事云母加工 14 年，车间粉尘浓度 18.7mg/m³，游离 SiO_2 含量 8.18%；肺小叶间隔及血管周围见典型异物肉芽肿，内有粗大晶体；肺灰化剩余物电子探针微区分析，结果表明晶体为白云母。

现有的资料显示，肺内贮留的云母粉尘，达到一定数量，贮留一定时间，可以引起肺组织的纤维化病变，但云母粉尘致纤维化作用较弱。云母尘肺病理类型为弥漫纤维化型尘肺，病变以尘性弥漫性程度较轻的胶原纤维增生为主。早期主要表现为肺泡壁、小血管和细支气管周围、小叶间隔、胸膜可见含云母晶体的异物肉芽肿，肉芽肿内有网织纤维和少量胶原纤维生成，以及脱屑性细支气管炎。晚期可发展成边缘呈放射状的纤维结节。

C　临床表现

云母采矿工尘肺，由于接触的粉尘中游离 SiO_2 含量较高，其发病工龄短，病变进展较快，患者自觉症状也较多，主要有胸闷、气短、咳嗽，症状随期别增加而加重。体征不明显，少数患有鼻炎。云母采矿工尘肺患者合并肺结核较多，合并肺结核者可表现有肺结核相应症状。云母加工工尘肺，其接触的粉尘中游离

SiO_2 含量较低，其发病工龄较长，病变进展较慢，症状较少。D. Davies（1983年）报告了 2 例白云母研磨、包装工尘肺（干式研磨，产品直径 99.5% 小于 20μm，10% 小于 2.5μm），主要临床症状为气短、咳嗽、咳痰、轻微喘息。有进行性的呼吸困难、限制性通气功能障碍及 CO 弥散量降低。有人分析了一组云母尘肺病病人的症状，包括气短（100%）、胸闷（70%）、咳嗽（50%）、咳痰（50%）、胸痛（40%）、盗汗（40%），胸部体征无明显异常，少数可闻呼吸音粗糙；上呼吸道炎症比较多见，鼻炎达 50%，咽炎 40%。上述症状虽较多见，但多不严重，未见重症病例。动态观察临床症状明显加重者不多见。

6.2.5.6　陶工尘肺

陶工尘肺包括瓷土采矿工人和陶瓷制造工人所患尘肺。不同工种工人所接触粉尘性质不同，粉尘中游离二氧化硅含量也不同，故陶瓷工人所患尘肺大致包括陶土尘肺，也可称高岭土尘肺，硅酸盐尘肺等不同病种。多数厂矿车间不同工序混在一起，工人频繁调动，因此统称陶工尘肺。

陶瓷的主要原料有瓷土，是含水的硅酸盐，其品种不同，主要为高岭土，系长石、霞石、黄晶石、绿宝石等含铝的硅酸盐风化后生成，粒子小，多在 10μm 以下。瓷石主要含石英、长石，常用的有微晶花岗岩、石英斑岩两种，瓷石中的石英颗粒于焙烧中质地不变，起骨架作用，而长石则在焙烧中熔融，起黏合作用。瓷釉主要成分为石英（占 25%～30%）、长石（占 40%～50%），高岭土及滑石各占 10% 左右。匣坯是盛瓷坯的容器，多用高铝性黏土或高矾土制造，装窑和熔烧中所产生的粉尘虽然主要为硅酸盐粉尘，但也有少量石英粉尘。

陶瓷工业的基本生产工序为瓷土开采、原料粉碎、配料、制坯、成型、干燥（烘干）、修坯、施袖、焙烧，各工序均可产生粉尘。20 世纪 50～60 年代，由于防尘措施不力，主要为干式手工操作，作业点粉尘浓度较高，有时甚至可高达上千毫克/立方米。近 2 年来，原料车间都已改为湿式作业，成型车间多数采用了滚压成型方法和链式干燥设备，使粉尘浓度大幅度下降，在 $10mg/m^3$ 左右。

陶瓷制品各地制坯原料不一致，配方也不同，粉尘中游离二氧化硅含量很不一致，根据国内近年资料表明，通常在 8.72%～65% 之间，分散度小于 5μm 的占 70%～90%，平均 82.5%。据南非 Rees 的报告（1992 年），X 射线衍射显示陶瓷厂使用的黏土含有较内的石英．平均 38%（23%～58%），呼吸性粉尘中石英所占比例是 24%～33%，虽然作业点粉尘浓度不高，但也有潜在的致职业性肺部病变的危险。

A　发病机制

陶工尘肺发病情况全国各地报告不一致，以中国最大的陶瓷生产基地江西景德镇 1995 年资料表明，截至 1993 年共确诊陶工尘肺 1644 例，患病率为 6.86%，其中壹期尘肺 1165 例，占 71%；贰期尘肺 415 例，占 25%；叁期尘肺 60 例，占 4%。陶工尘肺发病工龄较长，最少 7 年，最长 58 年，平均 32 年。发病年龄最小 29 岁，最大 78 岁，平均 54 岁。据 Chatterjee（1989 年）研究表明，新近诊断的陶工尘肺病例数已从 20 世纪 50 年代中期每年近 300 例高峰下降到近 12 年的每年 10 例，新诊断的病例中 60 岁和 60 岁以上者的比例从 60 年代的 35% 上升到 80 年代的 70%，仅一小部分确诊病例的接尘史低于 20 年，大部分大于 30 年，说明陶工尘肺的发病率在下降。

B 病理改变

我国 1954 年起陆续有陶工尘肺尸检病理报告，李洪祥曾于 1979 年报告 5 例，经电子探针和原子吸收光谱分析肺内粉尘，证明为高岭土尘肺。尸检眼观肺体积无明显变化，质地软，表面及切面散在灰褐色直径 1~4mm 的尘斑。大块纤维化病变严重，块内组织可因缺血坏死、液化，坏死物流出形成空腔。镜检病灶多为尘斑及混合性尘结节，位于呼吸性细支气管周围，呈星芒状或不整形，由疏松的网状纤维和多少不等的胶原纤维组成，肺泡及肺泡间隔，支气管、小血管周围尘性纤维化也比较突出，肺血管常常扭曲变形，支气管壁常见增生、肥厚，管腔呈不同程度狭窄、变形，重症病例可继发支气管扩张。大块纤维化病变可由走形不规则的胶原纤维束及埋藏其中的粉尘构成，也可由混合的尘肺结节构成，组织学改变很像煤工尘肺的 PMF。肺引流淋巴结内常能见到细小的粟粒样矽结节，偶有融合结节形成。

陶工尘肺一般伴有灶周肺气肿、小叶中心性肺气肿。胸膜肥厚常以两肺上部尤其肺尖处明显，和煤矽肺、矽肺的表现显然不同。

C 临床表现

陶工尘肺临床症状较轻，早期有轻度咳嗽、少量咯痰，无并发症的壹期甚至贰期陶工尘多半没有呼吸困难，当体力劳动或爬坡时才感到胸闷、气短，如果患者合并阻塞性肺气肿，即使仅为壹期尘肺，也会感到明显的呼吸困难，晚期尘肺由于肺组织广泛纤维化，肺循环阻力增加，患者不能平卧，可出现明显呼吸困难、紫绀、心慌等症状。

多数陶工尘肺患者临床无阳性体征，甚至贰期、叁期尘肺患者也无明显阳性体征。但如合并急性或慢性支气管炎、肺炎、支气管扩张等，肺部可出现干、湿性啰音或管状呼吸音，杵状指等；肺气肿严重患者，可有桶状胸，肺底下界活动范围减少；有肺心病者，可出现心率快，肺动脉瓣区第二音亢进，心功能失代偿时可有肝脏肿大，下肢浮肿等体征。

陶工尘肺患者肺功能有轻度损害，主要是阻塞性通气障碍，据 Prowse（1989 年）报告陶工尘肺患者不管吸烟与否，FEV1.0 随尘肺 X 射线期别升高而降低，特别是有慢性支气管炎患者更明显。

6.2.5.7　铝尘肺

铝（Al）是一种银白色轻金属，在地壳中含量仅次于氧和硅，位居第三。铝矾土是自然界存在的主要矿石，从铝矾土中提取较纯的三氧化二铝（Al_2O_3），再以 Al_2O_3 为原料通过铝电解制取金属铝。金属铝及其合金比重小、强度大，广泛用于建筑材料、电器工业、航空、船舶、冶金等工业部门。金属铝粉用于制造炸药、导火剂等。氧化铝经电炉熔融（2300℃）制得的聚晶体（白钢玉），由于其强度高，可制成磨料及磨具。关于铝尘是否致肺纤维化曾有过不一致的结论和争执，一项实验研究表明铝尘经气管吸入后生物代谢缓慢，可长时间滞留于体内，沉积在肺组织而产生毒性。动物实验结果与人体资料也越来越支持铝尘致肺纤维化作用。金属铝有粒状或片状铝之分，工业中用的氧化铝有 α、β 或 γ 型不同的晶型结构，不同粒径的金属铝尘及不同晶型的氧化铝其致纤维化作用不尽相同。因此在上述生产环境和过程中长期吸入金属铝粉或含氧化铝的粉尘，均有发生铝尘肺的危险。我国已将铝尘肺列入法定尘肺之一。

A　发病机制

铝尘肺首先在 20 世纪三四十年代由德国报道，之后 Shaver 等报道了氧化铝磨料工尘肺（Shaver 病），英国、瑞典、日本等地相继也有病例报道。20 世纪 80 年代起我国也陆续有铝尘肺的报道，患者大多为烟花工，铝厂电解 Al_2O_3 的工人，生产片状铝粉的球磨工、抛光工，生产粒状铝粉、片状铝粉或混合有粒状和片状铝粉的工人，刚玉磨料车间的工人。我国"全国尘肺流行病学调查研究资料集"显示：至 1986 年我国共诊断铝尘肺患者 210 名，其中 14 人已死亡，病死率为 6.67%；在 197 例铝尘肺的调查中，合并结核者 7 人，合并率为 3.55%；在 202 例 I 期铝尘肺的发病工龄调查中显示，95% 的患者发病工龄在 32.04 年内。发病工龄在 10.88 年以内者仅为 5%，50% 的 I 期铝尘肺患者发病工龄在 24.43 年以内。

B　病理改变

铝尘肺有三种形式，即金属铝尘肺、氧化铝尘肺和铝矾土尘肺，三种尘肺病理改变各有特点。动物实验结果提示金属铝粉尘导致大鼠肺组织尘纤维灶和尘细胞灶形成，剂量大，尘纤维灶多；剂量小，则尘细胞灶多，三氧化二铝粉尘致纤维化能力要弱于金属铝粉尘。胡天锡（1983 年）报道实验大鼠用脱脂的铝尘经气管内注入染尘及狗吸入未脱脂的铝尘进行染尘，结果发现两种染尘均引起肺纤维化，肺内可见多量结节状病灶和弥漫性肺间质纤维化。

对金属铝尘肺患者尸检发现，肉眼观察两肺外观呈灰黑色，胸膜表面有少量干性纤维素渗出，质地较坚，重量增加，切面散在境界不清的黑色斑点和尘灶，直径为 0.1~0.5cm，气管与气管旁淋巴结肿大；镜检见黑色铝尘与尘细胞沉积于终末细支气管、呼吸性细支气管、肺泡、间隔及间质的小血管周围，形成直径不大于0.1cm的圆形、星形或索条状的尘灶，这些尘灶呈孤立分布或相互融合。尘灶所在处部分管腔呈不同程度扩张，管壁及肺泡隔增厚，其中有尘细胞和组织细胞浸润，部分肺泡腔内有上皮细胞脱落，与尘细胞混合成团，形成尘细胞结节，灶周有胶原纤维及结缔组织包绕，中心有少量透明样物质。肺泡壁破坏，肺泡间隔及细支气管壁水肿肥厚，形成以小叶为中心的肺气肿改变。金属铝尘肺以尘斑病变为主，表现为粉尘围绕呼吸性细支气管、小血管及小支气管周围形成尘细胞灶，灶内有网状纤维与少量胶原纤维增生。

铝矾土矿物的主要成分是 SiO_2 和 AlO_3，所引起的尘性病变为混合性病变，有尘斑型和弥漫纤维化型。李毅等报道的5例铝矾土尘肺尸检观察发现，粉尘沉积性尘斑是铝矾土尘肺最常见存在的尘性病变，特征性病变是尘斑气肿伴尘性间质纤维化，尘斑常发生在呼吸性支气管和伴行的小血管部，可见残留管腔，伴灶周肺气肿和少量胶原纤维组织增生。尘性间质纤维化轻度局限在肺小叶内，表现为小血管周围、呼吸性细支气管壁、肺泡道、肺泡隔被尘细胞浸润而增宽，纤维组织增生，重者可累及全小叶，肺泡萎陷或消失，胶原纤维增生、粗大伴平滑肌增生。

C 临床表现

铝尘肺早期的症状一般较轻，主要表现为轻微的咳嗽、气短、胸闷、胸痛，也可有倦怠、乏力，咯血罕见。

由于铝尘对鼻黏膜的机械性刺激和化学作用，可表现为鼻腔干燥、鼻毛脱落、鼻黏膜和咽部充血、鼻甲肥大。肺部早期可无体征，在并发支气管和肺部感染时可闻及干、湿啰音。

铝尘肺在早期对肺功能的损伤程度较轻，可表现为阻塞型或限制型通气功能障碍，而晚期由于肺容积的缩小，则多以限制型或混合型通气功能障碍为主，伴有换气功能障碍，严重病例可反复并发自发性气胸、呼吸衰竭死亡。

6.3 矿山化学因素引起的职业中毒

6.3.1 职业中毒概述

所谓"职业中毒"实际上也是一种"化学中毒"，主要是指由于致病物质的直接化学作用引起的机体功能、结构损伤甚至可造成死亡的疾病状态。可引起化学中毒的致病物质即称之为"毒物"，对于职业中毒而言"毒物"主要来自患者的工作环境或生产过程，被称为"职业性毒物"。需要注意的是，任何化学物质，包括药物甚至营养物、内生性物质，只要达到一定剂量，皆可能成为毒物，可见毒物的范围十分广泛，但习惯上的"毒物"是指较小剂量即能引起中毒的物质。

在金属矿山开采过程中能够接触到的职业性毒物较多，且一些物质毒性较强或较独特，在实际工作中尤其需要引起警惕：（1）重金属类，普遍具有较强的肾脏毒性，免疫毒性也较突出，如镍、铬、钴、铂、铍、汞、金、锌、铜、铝、镉、锰、锑、银、铁、钨、钒、锇等；个别金属还具有致癌性（砷、铬、镍、铍、镉、锑、铅、汞等）。（2）刺激性气体类，对呼吸道有明显的损伤作用，轻者可引起上呼吸道刺激，重者则致喉头水肿、喉痉挛、支气管炎、肺炎、肺水肿，甚至导致急性呼吸窘迫综合征，常见毒物如成酸的氮氧化物、成酸氢化物等。（3）窒息性气体类，能直接妨碍氧的供给摄取、运输和利用，从而造成机体缺氧，最具代表性的化合物是一氧化碳、二氧化碳和硫化氢。

6.3.2　职业中毒的分类

由于生产性毒物的毒性、接触浓度和时间、个体差异等因素的影响，职业中毒可表现为三种临床类型。

（1）急性中毒。指毒物一次或短时间（几分钟至数小时）内大量吸收进入人体引起的中毒。如急性苯中毒、氯气中毒等。

（2）慢性中毒。指毒物少量长期吸收进入人体引起的中毒，如慢性铅中毒、锰中毒等。

（3）亚急性中毒。发病情况介于急性和慢性之间，称亚急性中毒。如亚急性铅中毒。但无截然清晰的发病时间界限。

（4）迟发型中毒。脱离接触毒物一定时间后才呈现中毒临床病变，称为迟发型中毒。如锰中毒等。毒物或其代谢产物在体内超过正常范围，但无该毒物所致临床表现，呈亚临床状态，称毒物的吸收，如铅吸收。

6.3.3　职业中毒的发病机制

6.3.3.1　化学中毒的分子机制

近20年生物学和基础医学研究的飞速进展，已使人们得以在更深的层面探讨化学中毒的机制问题，因而也有助于更有效地诊治和预防化学中毒。从亚细胞乃至分子层面来看，职业中毒也和任何化学中毒一样，其主要机制可大致归纳为如下几个方面。

（1）直接损伤作用。主要表现在如下几个方面：

1）刺激腐蚀作用。可直接造成细胞变性坏死，常见病因如强酸、强碱、刺激性气体、糜烂性气体等。

2）干扰体内活性物质（神经介质、激素、信使及活性物质等）功能。可导致机体生理生化过程紊乱，如砷化氢可大量消耗红细胞的还原型谷胱甘肽，使其抗氧化损伤能力明显降低，导致溶血；锰可抑制脑纹状体生成多巴胺、去甲肾上腺素，导致帕金森病表现等。

3）与体内大分子物质结合，导致其结构变异及功能损害。①与结构蛋白结合。如 As、Hg 等可与膜蛋白中的—SH 基结合，造成膜的传输功能障碍；苯胺可与血红蛋白中珠蛋白的—SH 基结合，使红细胞的柔韧性降低，导致溶血。②与酶蛋白结合。如 CN、H_2S 等可与细胞色素氧化酶中的 Fe^{3+} 结合，阻碍细胞生物氧化过程；丙烯酰胺可与神经细胞轴浆蛋白的疏基结合，抑制与轴浆运输有关的酶类，导致轴索变性；有机磷可与胆碱酯酶结合，造成乙酰胆碱积累，神经系统功能紊乱。③与体内的遗传物质 DNA 发生共价结合。此种结合可攻击碱基，甚至造成链断裂、链间或链与蛋白间交联等损伤，一旦未能得到完全修复，则可引起基因突变或染色体畸变，成为化学物质致癌、致畸、致突变的重要生化基础。能以原形直接与 DNA 结合的化学物极少，仅见于直接烷化剂（氮芥、硫芥、环氧乙烷、卤代亚硝基脲等）及亚硝酸盐、亚硫酸氢盐、甲醛、羟胺等，绝大多数 DNA 损伤是自由基尤其是氧自由基（或活性氧）作用的结果，因为即便在正常情况下，亦有将近 4% 的摄入氧并不参与氧化磷酸化过程，而是转化成活性氧，造成细胞氧化性损伤；少数 DNA 损伤可为亲电子基团所引起。

（2）在体内诱导自由基或活性氧生成。自由基是指原子外层轨道有奇数电子的原子或原子团，主要由化合物的共价键发生均裂产生。自由基可在体内诱发脂质过氧化反应，该反应属于链式反应，一旦启动，可重复一万次至一百亿次，从而造成生物膜结构的严重破坏，故而该过程可能是细胞损伤最重要的机制之一。

不少化学物质本身即是自由基，如氧是最普遍存在的天然自由基，进入体内的氧还会进一步转化成化学性质更为活泼的活性氧，如超氧阴离子、过氧化氢、羟自由基等，更易引起细胞"氧化性"损伤；过渡性金属元素如铁、锌、铜、锰、铬、钒，以及汽车尾气、氮氧化物等也都是自由基。

还有不少化学物质如四氯化碳、百草枯、氯丁二烯、硝基芳烃等则可在体内转化为自由基，引起脂质过氧化反应。

（3）引起细胞的内环境失衡。细胞内环境稳定的破坏是造成细胞损伤最基本的条件，如细胞缺氧、水和电解质紊乱、酸碱失衡、钙超载等；细胞内超载（calcium overload）可能是造成细胞损伤最重要的分子机制，缺氧则是导致细胞内钙超载主要的启动环节。

化学物质乃至各种致病因子均可通过直接或间接作用引起缺氧，缺氧不仅使生物氧化过程受阻、能量生成障碍、细胞内水钠潴留、酸中毒、细胞内 H^+ 离子增加，还会通过强化 H^+-Na^+ 交换进而将 Na^+-Ca^{2+} 交换机制激活，引起细胞内钙超载。钙超载可诱使黄嘌呤脱氢酶变构为黄嘌呤氧化酶，使机体在生成尿酸的过程中产生大量超氧阴离子，引起脂质过氧化损失；钙超载还会激活细胞内的磷酸脂酶 A_2，导致膜磷脂分解并生成大量花生四烯酸，后者可进而转化为血栓素，引起微血管痉挛、微血栓形成，加重缺血缺氧，形成恶性循环。

不少化学物质尚可引起机体免疫性损伤，由于完全缺乏剂量-效应关系，机体损伤程度与毒物的摄入量无明显相关，不属于化学"中毒"范畴，但临床较为常见，故诊断时仍应列入考量范畴，以利正确治疗。

6.3.3.2　影响毒物发挥毒性的主要因素

中毒的严重程度及预后与毒物的毒性当然有直接关系，但毒物毒性的发挥除与本身的理化性质、摄入剂量有关外，还受下列因素的明显影响：

（1）吸收状况。以活性形式到达作用部位的速率及浓度是毒物毒性充分发挥毒性作用的基本条件，同时毒物的吸收状况也对此有重要影响。如气态毒物主要通过呼吸道吸收；皮肤和消化道则是液态毒物主要的吸收途径，但脂溶性不强、血/气分配系数较小的气态毒物仍不易为呼吸道吸收，液态毒物仅在兼具一定水溶性、脂溶性方能经皮肤及消化道吸收，而水溶性不大的固态毒物即便能进入消化道或深部呼吸道（小于 $10\mu m$ 的小颗粒粉尘），也难以吸收。

（2）分布状况。外源性化合物吸收入血后，可迅速分布于全身各器官组织，分布率仅与器官组织的供血量有关；一般在数十分钟后进行再分布，其速率则取决于器官组织对毒物的亲和力及毒物本身的脂溶性、与血浆蛋白的结合力等因素。再分布后，毒物主要集中在靶部位、代谢转化部位、排泄部位及储存部位，而使这些部位成为最可能的损伤点。

由于损伤的发生与毒物在组织中的浓度有直接关系，故尽快减低毒物在上述各敏感部位的浓度，不使其增高至引起损伤的"临界水平"可能是防治中毒性损伤最根本的措施。注意以下现象可能对防治中毒性损伤有所启发：外来化合物很少以原形溶解在血浆中，多与血液中的某些成分结合存在于血循中，如 AsH_3、CO 等主要与血红蛋白结合，重金属类除与血浆蛋白结合外，尚与有机酸、氨基酸等小分子物质结合等，可使毒物对组织的毒性作受到暂时掩盖；故在中毒时使用血浆蛋白、谷胱甘肽或其他可与毒物形成低毒稳定化合物的药物无疑对缓解毒性有所帮助。

（3）排泄状况。肾脏是外来化合物的主要排出途径，故增加肾小球滤过率将有助于毒物的排泄，但化合物如与蛋白质结合，则分子量过大而难从肾脏排出；排入原尿的化合物可为肾小管重吸收，使用葡萄糖醛酸、谷胱甘肽等与之结合使其水溶性增加则可减少重吸收；原尿的低 pH 性质有利于弱酸物质的重吸收，碱化尿液后，即可明显减低此种重吸收。

肝胆系统亦是外源性化合物的重要排泄途径，需要注意的是不少化合物排入肠道后又可被重吸收，形成所谓"肠肝循环"，这对以肝胆为主要排出途径的化合物是一个十分不利的因素，如能克服，将对中毒治疗有重要帮助。呼气、胃肠液、唾液、汗液、乳汁等也均是毒物的排泄途径，根据化合物的性质而有不同主次，并可成为毒性的损伤部位。

上述情况还提示，排泄不仅是一种解毒方式，也是侦检毒物的重要窗口，但应注意选择"窗口"的时间性。如中毒早期，血液检测乃最佳侦检窗口，尿液常难检出毒物；数日后尿液则为毒物侦检的重要途径，血中常难再检出毒物。

（4）代谢转化状况。外来化合物均需在肝内进行"生物转化"，目的在于提高其水溶性、降低透过细胞膜的能力，以加速排出；经生物转化后，多数外来化合物毒性减弱或消失，但少数化合物代谢后可转化为另种有毒物质（如萘可转化为二羟基萘、萘醌等），或毒性更强的物质（如四乙基铅可在肝内转化为三乙基铅等）甚至发生"致死合成"（氟乙酸可转化为氟柠檬酸而阻断整个三羧循环）。转化一般分为两步进行，Ⅰ相反应是指在微粒体酶为主的酶类催化下进行氧化、还原、水解等反应，以引入—OH、—COOH、—NH$_2$、—SH 等基团，提高水溶性并便于下一步反应；Ⅱ相反应是指在胞浆酶的催化下，使前步反应物中的极化基团与葡萄糖醛酸、硫酸、甘氨酸等结合，形成水溶性更强的化合物，以利从细胞和机体排出。加强上述转化过程，无疑可使多数化合物毒性下降、排出增加。

6.3.4 职业中毒的表现特征

由于毒物本身的毒性和毒作用特点、接触剂量等各不相同，职业中毒的临床表现多种多样，尤其是多种毒物同时作用于机体时更为复杂，可累及全身各个系统，出现多脏器损害；同一毒物可累及不同的靶器官，不同毒物也可损害同一靶器官而出现相同或类似的临床表现。充分掌握职业中毒的这些临床特点，有助于职业中毒的正确诊断和治疗。

（1）神经系统。许多毒物可选择性损害神经系统，尤其是中枢神经系统对毒物更为敏感，以中枢和周围神经系统为主要毒作用靶器官或靶器官之一的化学物统称为神经毒物。

生产环境中常见的神经性毒物有金属、类金属及其化合物、窒息性气体、有机溶剂和农药等。慢性轻度中毒早期多有类神经症，甚至精神障碍表现，脱离接触后可逐渐恢复。有些毒物如铅、正己烷、有机磷等还可引起神经髓鞘、轴索变性，损害运动神经的神经肌肉接点，从而产生感觉和运动神经损害的周围神经病变。一氧化碳、锰等中毒可损伤锥体外系，出现肌张力增高、震颤麻痹（帕金森病）等症状。铅、汞、窒息性气体、有机磷农药等严重中毒时，可引起中毒性脑病和脑水肿。

（2）呼吸系统。呼吸系统是毒物进入机体的主要途径，最容易遭受气态毒物的损害。引起呼吸系统损害的生产性毒物主要是刺激性气体。如氯气、光气、氮氧化物、二氧化硫，硫酸二甲酯等可引起气管炎、支气管炎等呼吸道病变；严重时，可产生化学性肺炎、化学性肺水肿及成人呼吸窘迫综合征（ARDS）；吸入液态有机溶剂如汽油等还可引起吸入性肺炎；有些毒物如二异氰酸甲苯酯（TDD）可诱发过敏性哮喘；砷、氯甲醚类、铬等可致呼吸道肿瘤。

（3）血液系统。毒物吸收是指经各种途径进入血液。许多毒物对血液系统具有毒作用，可分别或同时引起造血功能抑制、血细胞损害、血红蛋白变性、出血凝血机制障碍等。铅干扰卟啉代谢，影响血红素合成，可引起低色素性贫血；砷化氢是剧烈的溶血性物质，可产生急性溶血反应；苯的氨基、硝基化合物及亚硝酸盐等可导致高铁血红蛋白血症；苯和三硝基甲苯抑制骨髓造血功能，可引起白细胞、血小板减少、再生障碍性贫血，甚至引起白血病；2-（二苯基乙酰基）-1，3茚满三酮（商品名为敌鼠）抑制凝血因子Ⅱ、Ⅶ、Ⅸ、Ⅹ在肝脏合成，损害毛细血管，可引起严重出血；一氧化碳与血红蛋白结合，形成碳氧血红蛋白血症，可引起组织细胞缺氧窒息等。

（4）消化系统。消化系统是毒物吸收、生物转化、排出和经肠肝循环再吸收的场所，许多生产性毒物可损害消化系统。如接触汞、酸雾等可引起口腔炎；汞盐、三氧化二砷、有机磷农药急性中毒时可出现急性胃肠炎；四氯化碳、氯仿、砷化氢、三硝基甲苯中毒可引起急性或慢性中毒性肝病。铅中毒、铊中毒时可出现腹绞痛；有的毒物可损害牙组织，出现氟斑牙、牙酸蚀病、牙龈色素沉着等表现。

（5）泌尿系统。肾脏是毒物最主要的排泄器官，也是许多化学物质的储存器官之一。泌尿系统尤其是肾脏成为许多毒物的靶器官。引起泌尿系统损害的毒物很多，其临床表现大致可分为急性中毒性肾病、慢性中毒性肾病、泌尿系统肿瘤以及其他中毒性泌尿系统疾病，以前两种类型较多见。如铅、汞、镉、四氯化碳、砷化氢等可致急、慢性肾病 β-萘胺、联苯胺可致泌尿系统肿瘤；芳香胺、杀虫脒可致化学性膀胱炎。近年来，尿酶如碱性磷酸酶、γ谷氨酰转移酶、N乙酰-β氨基葡萄糖苷酶及尿蛋白，如金属硫蛋白、β2-微球蛋白的检测已用作肾脏损害的重要监测手段。

（6）循环系统。毒物可引起心血管系统损害，临床可见急、慢性心肌损害，心律失常，房室传导阻滞，肺源性心脏病，心肌病和血压异常等多种表现。许多金属毒物和有机溶剂可直接损害心肌，如铊、四氯化碳等；镍通过影响心肌氧化与能量代谢，引起心功能降低、房室传导阻滞；某些氟烷烃如氟利昂可使心肌应激性增强，诱发心律失常，促发室性心动过速或引起心室颤动；亚硝酸盐可致血管扩张、血压下降；长期接触一定浓度的一氧化碳、二硫化碳的工人，冠状动脉粥样硬化、冠心病或心肌梗死的发病率明显增高。

（7）生殖系统。毒物对生殖系统的毒作用包括对接触者本人的生殖及其对子代发育过程的不良影响，即所谓"生殖毒性和发育毒性"。生殖毒性包括对接触者生殖器官、相关内分泌系统、性周期和性行为、生育力、妊娠结局、分娩过程等方面的影响；发育毒性可表现为胎儿结构异常、发育迟缓、出生体重不足、功能缺陷、甚至死亡等。很多生产性毒物具有一定的生殖毒性和发育毒性，例如铅、镉、汞等重金属可损害睾丸的生精过程，导致精子数量减少、畸形率增加、活动能力减弱；使女性月经先兆症状发生率增高、月经周期和经期异常、痛经及月经血量改变。孕期接触高浓度铅、汞、二硫化碳、苯系化合物、环氧乙烷的女工，自然流产率和子代先天性出生缺陷的发生率明显增高。

（8）皮肤。职业性皮肤病约占职业病总数的 40% ~ 50%，其致病因素中化学因素占 90% 以上。生产性毒物可对皮肤造成多种损害，如酸、碱、有机溶剂等引起接触性皮炎；沥青、煤焦油等所致光敏性皮炎；矿物油类、卤代芳烃化合物等所致职业性痤疮；煤焦油、石油等所致皮肤黑变病；铬的化合物、铍盐等所致职业性皮肤溃疡；沥青、焦油等所致职业性疣赘；有机溶剂、碱性物质等所致职业性角化过度和皲裂；氯丁二烯、铅等可引起暂时脱发。砷、煤焦油等可引起职业性皮肤肿瘤。

（9）其他。毒物可引起多种眼部病变，如刺激性化学物可引起角膜、结膜炎；腐蚀性化合物可使角膜和结膜坏死、糜烂；三硝基甲苯、二硝基酚可致白内障；甲醇可致视神经炎、视网膜水肿、视神经萎缩，甚至失明等。氟可引起氟骨症。黄磷可以引起下颌骨破坏、坏死。吸入氧化锌、氧化镉等金属烟尘可引起金属烟热。

6.3.5 金属矿山常见的职业中毒

6.3.5.1 刺激性气体中毒

刺激性气体的毒性按其化学作用，主要是酸、碱和氧化剂，如成酸氧化物、卤素、卤化物、酯类遇水可形成酸或分解为酸。酸可从组织中吸出水分，凝固其蛋白质，使细胞坏死。胺类遇水形成碱，可由细胞中吸出水分并皂化脂肪，使细胞发生溶解性坏死。氧化剂如氧、臭氧、二氧化氮可直接或通过自由基氧化，导致细胞膜氧化损伤。刺激性气体通常以局部损害为主，其损害作用的共同特点是引起眼、呼吸道黏膜及皮肤不同程度的炎性病理反应，刺激作用过强时可引起喉头水肿、肺水肿以及全身反应。病变程度主要取决于吸入刺激性气体的浓度和持续接触时间。病变的部位与其水溶性有关。水溶性高的毒物易溶解附着在湿润的眼和上呼吸道黏膜局部，立即产生刺激作用，出现流泪、流涕、咽痒、呛咳等症状，如氯化氢、氨；中等水溶性的毒物，其作用部位与浓度有关，低浓度时只侵犯眼和上呼吸道，如氯、二氧化硫，而高浓度时则可侵犯全呼吸道。水溶性低的毒物，通过上呼吸道时溶解少，故对上呼吸道刺激性较小，如二氧化氮、光气易进入呼吸道深部，对肺组织产生刺激和腐蚀，常引起化学性肺炎或肺水肿。液体刺激性气态物质直接接触皮肤黏膜或溅入眼内可引起皮肤灼伤及眼角膜损伤。刺激性气体作用主要表现在以下几个方面：

（1）急性刺激作用。眼和上呼吸道刺激性炎症，如流泪、畏光、结膜充血、流涕、喷嚏、咽疼、咽部充血、呛咳、胸闷等。吸入较高浓度的刺激性气体可引起中毒性咽喉炎、气管炎、支气管炎和肺炎，吸入高浓度的刺激性气体可引起喉头痉挛或水肿，严重者可窒息死亡。

（2）中毒性肺水肿。指吸入高浓度刺激性气体后引起的以肺泡内及肺间质过量的体液潴留为特征的病理过程，最终可导致急性呼吸功能衰竭，是刺激性气体所致的最严重的危害和职业病常见的急症之一。中毒性肺水肿的发生主要取决于刺激性气体的毒性、浓度、作用时间、水溶性及机体的应激能力。易引起肺水肿较常见的刺激性气体如二氧化氮等。

刺激性气体引起的肺水肿，临床过程可分为4期：

1）刺激期。吸入刺激性气体后表现为气管-支气管黏膜的急性炎症。主要在短时间内出现呛咳、流涕、咽干、咽痛、胸闷及全身症状，如头痛、头晕、恶心、呕吐等症状。吸入水溶性低的刺激性气体后，该期症状较轻或不明显。

2）潜伏期。刺激期后，自觉症状减轻或消失，病情相对稳定，但肺部的潜在病理变化仍在继续发展，经过一段时间发生肺水肿，属"假象期"。潜伏期长短，主要取决于刺激性气体的溶解度、浓度和个体差异，水溶性大，浓度高，潜伏期短。一般为2~6h，也有短至0.5h者；水溶性小的刺激性气体可36~48h，甚至72h。在潜伏期症状不多，期末可出现轻度的胸闷、气短、肺部少许干性啰音，但胸部X片可见肺纹理增多、模糊不清等。此期在防止或减轻肺水肿发生以及病情的转归上具有重要的作用。

3）肺水肿期。潜伏期之后，突然出现加重的呼吸困难、烦躁不安、大汗淋漓、剧烈咳嗽、咳大量粉红色泡沫样痰。体检可见口唇明显发绀、两肺密布湿性啰音，严重时大中水泡音、血压下降、血液浓缩，白细胞可高达（20~30）×10^9个/L，部分中毒者血氧分析可见低氧血症。胸部X线检查，早期可见肺纹理增粗紊乱或肺门影增浓模糊；随着肺水肿的形成和加重，两肺可见散在的1~10mm大小不等、密度均匀的点片状、斑片状阴影，边缘不清，有时出现由肺门向两侧肺野呈放射状的蝴蝶形阴影。此期病情在24h内变化最剧烈，若控制不力，有可能进入急性呼吸窘迫综合征期。

4）恢复期。经正确治疗，如无严重并发症，肺水肿可在2~3天内得到控制，症状体征逐步消失一般3~5天，X线变化约在1周内消失，7~15天基本恢复，多无后遗症。二氟一氯甲烷引起的肺损害可产生广泛的肺纤维化和支气管腺体肿瘤样增生，继而可引发呼吸功能衰竭。

（3）急性呼吸窘迫综合征（ARDS）。刺激性气体中毒、创伤、休克、烧伤、感染等心源性以外的各种肺内外致病因素导致的急性、进行性呼吸窘迫、缺氧性呼吸衰竭。主要病理特征为肺毛细血管通透性增高导致的肺泡渗出液中富含蛋白质的肺水肿及透明膜形成，并伴有肺间质纤维化。本病死亡率可高达 50%。刺激性气体所致中毒性肺水肿与 ARDS 之间的概念、致病机制、疾病严重程度以及治疗和预后存在着量变到质变的本质变化。

急性呼吸窘迫综合征临床可分为四个阶段：1）原发疾病症状；2）潜伏期：大多数患者原发病后 24~48h，出现呼吸急促发绀；极易误认为原发病病情加剧，常失去早期诊断时机；3）呼吸困难、呼吸频数加快是最早、最客观的表现，发绀是重要的体征之一。出现呼吸窘迫，肺部水泡音，X 线胸片有散在浸润阴影；4）呼吸窘迫加重，出现神志障碍，胸部 X 线有广泛毛玻璃样融合浸润阴影。ARDS 的病程与化学性肺水肿大体相似，仅在疾病程度上更为严重，在临床上呈现严重进行性呼吸困难，呼吸频率大于 28 次/min，严重的低氧血症，$PaO_2 \leqslant$ 8kPa（60mmHg）和（或）氧合指数（PaO_2/FiO_2）约 40kPa（300mmHg）。用一般氧疗难以奏效，预后较差。而刺激性气体所致 ARDS 病因明确，其对肺部的直接损伤所致 ARDS 在发病过程中较其他原发病有更重要的意义，因此，在肺部体征、X 线表现、病理损害等方面更为明显。由于无其他原发病，所以在预后上较为良好。

（4）慢性影响。长期接触低浓度刺激性气体，可能成为引起慢性结膜炎、鼻炎、咽炎、慢性支气管炎、支气管哮喘、肺气肿的综合因素之一。急性氯气中毒后可遗留慢性喘息性支气管炎。有的刺激性气体还具有致敏作用，如氯、甲苯二异氨酸酯等。

6.3.5.2 窒息性气体中毒

窒息性气体是指被机体吸入后，可使氧（O_2）的供给、摄取、运输和利用发生障碍，使全身组织细胞得不到或不能利用氧，而导致组织细胞缺氧窒息的一类有害气体的总称。窒息性气体中毒表现为多系统受损害；但首先是神经系统受损并最为突出。矿山常见的引起窒息性气体中毒的有一氧化碳、二氧化碳、硫化氢等。

不同种类的窒息性气体，致病机制不同，但其主要致病环节都是引起机体组织细胞缺氧。

机体对氧的利用过程为：空气中的氧经呼吸道吸入到达肺泡，扩散入血后与红细胞中的血红蛋白结合为氧合血红蛋白（HbO_2），随血液循环输送至全身各组织器官，与组织中的气体交换进入细胞。在细胞内呼吸酶的作用下，参与糖、蛋白质、脂肪等营养物质的代谢转化，生成二氧化碳和水，并产生能量，以维持机体的生理活动。窒息性气体可破坏上述过程中的某一环节，而引起机体缺氧窒息。

A　一氧化碳

一氧化碳主要与红细胞的血红蛋白结合，形成碳氧血红蛋白（HbCO），致使红细胞失去携氧能力，从而组织细胞得不到足够的氧气。

中枢神经系统（CNS）对缺氧最敏感。CO 的毒作用会影响 O_2 和能量供应，引起脑水肿，脑血液循环障碍，使大脑和基底神经节，尤其是苍白球和黑质，因血管吻合支较少和血管水肿、结构不健全而发生变性、软化、坏死，或白质广泛性脱髓鞘病变，由此出现以中枢神经系统损害为主，伴不同并发症的症状与体征，如颅压增高、帕金森氏综合征和一系列神经精神症状等。此外，因 HbCO 为鲜红色而引起向皮肤黏膜呈樱桃红色；还可引起心肌损害等。

因 CNS 对缺氧最为敏感，故首先受累。吸入 CO 气体可引起急性中毒、急性一氧化碳中毒迟发脑病（神经精神后发症）和慢性损害。

（1）急性中毒是吸入较高浓度 CO 后引起的急性脑缺氧性疾病，起病急骤、潜伏期短，主要表现为急性脑缺氧所致的中枢神经损伤。少数患者可有迟发的神经精神症状，部分患者也可有其他脏器的缺氧性改变。中毒程度与血中 HbCO 浓度有关。

1）轻度中毒。以脑缺氧反应为主要表现。表现为头痛、头昏、失眠、耳鸣、眼花、视物模糊、颞部压迫和搏动感，并可有恶心、呕吐、心悸、胸闷和四肢无力、步态不稳等症状，可有意识模糊、嗜睡、朦胧、短暂昏厥，甚至语妄状态等轻度至中度意识障碍，但无昏迷。血液 HbCO 浓度可高于 10%。经治疗，症状可迅速消失。

2）中度中毒。在轻度中毒的基础上出现面色潮红，口唇、指甲、皮肤黏膜呈樱桃红色（面颊、前胸、大腿内侧尤为明显），多汗、烦躁，心率加速、心律失常，血压先升后降，一时性感觉-运动分离，出现嗜睡、短暂昏厥或不同程度的意识障碍、大小便失禁、抽搐或强直、瞳孔对光反应、角膜反射及腱反射减弱或消失等深浅程度不同的昏迷，但昏迷持续时间短，经脱离现场和抢救可较快苏醒。部分患者脑电图异常。血液 HbCO 浓度可高于 30%。经抢救可较快清醒，恢复后一般无并发症和后遗症。

因 HbCO 为鲜红色，故患者皮肤黏膜在中毒之初呈樱红色，与其他缺氧不同，是其临床特点之一；再是全身乏力显著，即使患者虽清醒，却已难以行动，不能自救。

3）重度中毒。中度中毒症状进一步加重，因脑水肿而迅速进入深度昏迷或去大脑皮质状态，昏迷可持续十几个小时，甚至几天；肤色因末梢循环不良而灰白或青紫，呼吸、脉搏由弱、快变为慢而不规则，甚至停止，心音弱而低钝，血压下降；瞳孔缩小，瞳孔对光反射等各种反射迟钝或消失，可出现病理反射；初期四股肌张力增高、牙关紧闭、阵发性强直性全身痉挛，晚期肌张力显著降低，瞳孔散大，大小便失禁，可因呼吸麻痹而死亡。经抢救存活者可有严重合并症及后遗症，如脑水肿、脑出血、脑梗死、癫痫、休克，严重的心肌损害、横纹肌溶解、筋膜间隙综合征；水电解质紊乱；肺炎、肺水肿、呼吸衰竭，肺内可出现湿啰音；消化道出血；皮肤水泡、红斑或类似烫伤的片状红肿、肌肉肿胀坏死；锥体系或锥体外系损害等脑局灶损害症状，以精神意识障碍为主要表现的一氧化碳神经精神后发症或迟发脑病等严重并发症，多数有脑电图异常，肝、肾损害等，出现肝大、黄疸、氨基转移酶及血尿素氮升高、蛋白尿等；血液 HbCO 浓度可高于 50%。

如继发脑水肿（意识障碍加重，出现抽搐或去大脑强直，病理反射阳性，脑电图慢波增多或视神经盘水肿）、肺水肿、呼吸衰竭、休克、严重心肌损害或上消化道出血，皆提示病情严重。

4）其他系统损害。出现脑外其他器官异常，如皮肤红斑水泡、肌肉肿痛、心电图或肝、肾功能异常，单神经病或听觉前庭器官损害等。较中枢神经症状出现晚，仅见于部分患者，病变一般较轻，多为一过性、暂时性。

（2）急性一氧化碳中毒迟发脑病是指少数急性一氧化碳中毒意识障碍恢复后，经约 2~60 天的"假愈期"又出现严重的神经精神和意识障碍症状。包括痴呆、语妄或去大脑皮质状态；锥体外系障碍，出现帕金森综合征表现；锥体系损害，出现偏瘫、病理反射阳性或大小便失禁等；大脑皮质局灶性功能障碍（如失语、失明等），或出现继发性癫痫。

重者生活不能自理，甚至死亡。头颅 CT 检查脑部可见病理性密度减低区；脑电图可见中、高度异常。因表现出"双相"的临床过程，有人也称为"急性一氧化碳中毒神经精神后发症"。

约 10%的患者可发生此病，部分患者经治疗后可恢复，有些则留下严重后遗症。

发生迟发脑病的危险因素：急性期病情重、昏迷时间长、苏醒后头晕和乏力持续时间长、休息不够充分、治疗处理不当、高龄、有高血压病史、脑力劳动者、精神刺激。

（3）后遗症直接由急性期延续而来，有神经衰弱、帕金森病、偏瘫、偏盲、失语、吞咽困难、智力障碍、中毒性精神病或去大脑强直。部分患者可发生继发性脑病。

（4）慢性影响。CO 是否可引起慢性中毒尚有争论。有人认为可出现神经和心血管系统损害，如神经衰弱综合征，表现为头痛、头晕、耳鸣、无力、记忆力减退及睡眠障碍等，以及心律失常、心肌损害和动脉粥样硬化等。

B　硫化氢

硫化氢进入机体后的作用是多方面的。主要是硫化氢与氧化型细胞色素氧化酶中的 Fe^+ 结合，抑制细胞呼吸酶的活性，导致组织细胞缺氧；硫化氢可与谷胱甘肽（GSH）的巯基（—SH）结合，使谷胱甘肽失活，加重组织细胞的缺氧；另外，高浓度硫化氢通过对嗅神经、呼吸道黏膜神经及颈动脉窦和主动脉体的化学感受器的强烈刺激，导致呼吸麻痹，甚至猝死。

H_2S 可引起刺激反应、急性中毒和慢性损害。

（1）刺激反应接触后出现眼刺痛、畏光、流泪、流涕、结膜充血、咽部灼热感、咳嗽等眼和上呼吸道刺激症状，以及头痛、头晕、乏力、恶心等神经系统症状。脱离接触后短时间内即可恢复。

（2）急性中毒按程度分为轻、中、重度三级，程度不同，其临床表现有明显的差别。

1）轻度中毒。眼胀痛、异物感、畏光、流泪、流涕、鼻及咽喉部干燥、灼热感、咳嗽、咳痰、胸闷和头痛、头晕、乏力、恶心、呕吐等症状，可有轻至中度意识障碍和急性气管-支气管炎或支气管周围炎。检查可见眼睑浮肿，眼结膜充血、水肿，肺部呼吸音粗糙，可闻及散在干、湿啰音。X 线胸片显示肺纹理增多增粗或边缘模糊。

2）中度中毒。立即出现明显的头痛、头晕、乏力、恶心、呕吐、共济失调等症状，意识障碍程度加重，表现为浅至中度昏迷，同时有明显的眼和呼吸道黏膜刺激症状，出现咳嗽、胸闷、痰中带血、轻度发绀和视物模糊、结膜充血、水肿、角膜糜烂、攒房等。肺部可闻较多干、湿啰音，X 线胸片显示两肺纹理模糊，肺野透亮度降低，两中、下肺叶肺野点、片状密度增高阴影等急性间质性肺水肿或支气管肺炎表现；心电图显示心肌损害，经抢救多数短时间内意识可恢复正常。

3）重度中毒。吸入高浓度 H_2S 后，迅速出现头晕、心悸、呼吸困难、行动迟钝等明显的中枢神经系统症状，继而呕吐、腹泻、腹痛、烦躁和抽搐，意识障碍达深昏迷或呈植物状态，以及肺泡性肺水肿、休克等心、肝、肾多脏器衰竭，最后可因呼吸麻痹而死亡，接触极高浓度 H_2S 可在数秒内突然倒下，呼吸停止，发生"电击型"死亡。

（3）后遗症。部分严重中毒患者经治疗后可留有后遗症，如头痛、失眠、记忆力减退、自主神经功能紊乱、紧张、焦虑、智力障碍、平衡和运动功能障碍、周围神经损伤等，头颅 CT 显示轻度脑萎缩等。

（4）慢性危害。长期接触低浓度 H_2S 可引起眼及呼吸道慢性炎症，如慢性结膜炎、角膜炎、鼻炎、咽炎、气管炎和嗅觉减退，甚至角膜糜烂或点状角膜炎等。全身症状可有类神经症、中枢性自主神经功能紊乱，如头痛、头晕、乏力、睡眠障碍、记忆力减退和多汗、皮肤划痕症阳性等；也可损害周围神经。至今未见慢性中毒病例报道。

6.3.5.3 金属中毒

金属和类金属及其合金、化合物广泛应用于各种工业，尤其在建筑、汽车、航空航天、电子和其他制造工业以及在油漆、涂料和催化剂生产过程中都大量使用。各种金属都是通过矿山开采、冶炼、精炼和加工后成为工业用金属原料。因此，从矿山开采、冶炼到加工成金属以及应用这些金属时，都会对车间和工作场所造成污染，给工人的身体健康造成潜在危害。了解有害金属和类金属的理化特性、接触机会、毒性和毒理作用及可能引起的中毒，在职业医学中具有特殊意义。

和其他毒物中毒一样，每一种金属因其毒性和靶器官不同而出现不同的临床表现。很多金属具有靶器官性，即有选择性地在某些器官或组织中蓄积并发挥生物学效应，并引起慢性毒性作用。金属也可与有机物结合，改变其物理特性和毒性，如氧化物和碳基化物毒性很大。急性金属中毒多由吸入高浓度金属烟雾或金属气化物或食入含金属化合物的食品所致；在现代工业中，这种类型的接触比较少见，常常是由于意外的化学反应、事故或在密闭空间燃烧或焊接造成。低剂量长时间接触金属和类金属引起的慢性毒性作用是目前金属中毒的重点。

了解金属中毒表现，结合职业史可帮助诊断。大多数金属通过代谢可在血和尿中检出，从而帮助确立诊断。随着科学技术，特别是医学检测技术的进步，对以前认为是安全的接触剂量可能提出质疑。医学监测和生物学检测对于确定安全接触剂量和诊断十分重要。金属毒物在体内代谢过程中，一般主要通过和体内巯基及其他配基形成稳定复合物而发挥生物学作用；正是这种特性构成了应用络合剂疗法治疗金属中毒的基础。治疗金属中毒常用的络合剂有两种，即氨羧络合剂和巯基络合剂。氨羧络合剂中的氨基多羧酸能与多种金属离子络合成无毒的金属络合物并排出体外，如依地酸二钠钙、喷替酸钙钠（促排灵）。巯基络合剂的碳链上带有巯基，可和金属结合，保护人体的巯基酶系统，免受金属的抑制作用；同时亦可解救已被抑制的巯基酶，使其活性恢复，如二巯丙醇、二巯基丙磺酸钠、二巯丁二钠、青霉胺等。

A 铅

金属铅不溶于水，但溶于稀盐酸、碳酸和有机酸，铅尘遇湿和 CO_2 变为 $PbCO_3$。铅的化合物多为粉末状，大多不溶于水，但可溶于酸；醋酸铅、硝酸铅易溶于水。

（1）吸收铅化合物可通过呼吸道和消化道吸收。生产过程中，铅及其化合物主要以粉尘、烟或蒸气的形式污染生产环境，所以呼吸道是主要吸入途径，其次是消化道。铅经呼吸道吸收较为迅速，吸入的氧化铅烟约有 40% 吸收入血液循环，其余由呼吸道排出；铅尘的吸收取决于颗粒大小和溶解度。铅经消化道吸收，主要是由在铅作业场所进食、饮水、吸烟或摄取被铅污染的食物引起；经消化道摄入的铅化合物约有 5% ~ 10% 通过胃肠道吸收，空腹时可高达 45%。铅及其无机铅化合物不能通过完整皮肤，但四乙基铅可通过皮肤和黏膜吸收。儿童经过呼吸道和消化道对铅的吸收率明显高于成人。

（2）分布血液中的铅 90% 以上与红细胞结合，其余在血浆中。血浆中的铅一部分是活性较大的可溶性铅，主要为磷酸氢铅（$PbHPO_4$）和甘油磷酸铅；另一部分是血浆蛋白结合铅。血液中的铅初期随血液循环分布于全身各器官系统中，以肝、肌肉、皮肤、结缔组织含量较高，其次是肺、肾、脑。数周后，由软组织转移到骨，一并以难溶的磷酸铅 $[Pb_3(PO_4)_2]$ 形式沉积下来。铅在骨内先进入长骨小梁部，然后逐渐分布于皮质。人体 90% ~ 95% 的铅储存于骨内，一部分比较稳定，半减期约为 20a；另一部分具有代谢活性，可迅速向血液和软组织转移，半减期约为 19d；骨铅与血液和软组织中的铅保持着动态平衡。

（3）代谢铅在体内的代谢与钙相似，凡能影响钙在体内储存和排出的因素，均可影响到铅的代谢。缺铁、缺钙及高脂饮食可增加胃肠道对铅的吸收；当缺钙或因感染、饮酒、外伤、服用酸性药物等改变体内酸碱平衡时，以及骨疾病（如骨质疏松、骨折），可导致骨内储存的磷酸铅转化为溶解度增大 100 倍的磷酸氢铅而进入血液，使血液中铅浓度短期内急剧升高，引起铅中毒症状发作或使其症状加重。

（4）排泄。体内的铅主要经肾脏随尿排出，尿中排出量可代表铅的吸收状况，正常人每日由尿排泄约 20 ~ 80ηg。少部分铅可随粪便、唾液、汗液、乳汁、月经、脱落的皮屑等排出。乳汁内的铅可影响婴儿，血铅也可通过胎盘进入胎儿体内而影响到子代。

（5）铅中毒的机制尚未完全阐明。铅作用于全身各器官和系统，主要累及神经系统、血液及造血系统、消化系统、心血管系统及肾脏等。目前，在铅中毒机制研究中，铅对卟啉代谢和血红素合成影响的研究最为深入，并认为出现卟啉代谢紊乱是铅中毒重要和较早的变化之一。

卟啉代谢和血红素合成是在一系列酶促作用下发生的。在这个过程中，目前比较清楚的是铅抑制 δ-氨基-γ-酮戊酸脱水酶（ALAD）和血红素合成酶。ALAD受抑制后，δ-氨基-γ-酮戊酸（ALA）形成胆色素原受阻，血 ALA 增加并由尿排出。血红素合成酶受抑制后，二价铁离子不能和原卟啉Ⅸ结合，使血红素合成障碍，同时红细胞游离原卟啉（FEP）增加，使体内的 Zn 离子被络合于原卟啉Ⅸ，形成锌原卟啉（ZPP）。铅还可抑制 δ-氨基-γ-酮戊酸合成酶（ALAS），但由于 ALA 合成酶受血红素反馈调节，铅对血红素合成酶的抑制又间接促进 ALA 合成酶的生成。

此外，铅对红细胞，特别是骨髓中幼稚红细胞具有较强的毒作用，使红细胞形成增加。铅可使骨髓幼稚红细胞发生超微结构的改变，如核膜变薄、胞浆异常、高尔基体及线粒体肿胀、细胞成熟障碍等。铅在细胞内可与蛋白质的巯基结合，干扰多种细胞酶类活性，例如铅可抑制细胞膜兰磷酸腺苷酶，导致细胞内大量钾离子丧失，使红细胞表面物理特性发生改变，寿命缩短、脆性增加，导致溶血。

目前，铅对神经系统的损害日益受到关注。除了对神经系统的直接毒作用外，还由于血液中增多的 ALA 可通过血-脑屏障进入脑组织，因其与 γ-氨基丁酸（GABA）化学结构相似，可与 GABA 竞争突触后膜上的 GABA 受体，产生竞争性抑制作用而干扰神经系统功能，出现意识、行为及神经效应等改变。铅还可影响脑内儿茶酚胺的代谢，使脑内和尿中高香草酸（HVA）和香草扁桃酸（VMA）显著增高，最终导致中毒性脑病和周围神经病。铅还可损害周围神经细胞内线粒体和微粒体，使神经细胞膜改变和脱髓鞘，表现为神经传导速度减慢；还可以引起轴索变性，导致垂腕。

铅可抑制肠壁碱性磷酸酶和 ATP 酶的活性，使肠壁和小动脉平滑肌痉挛收缩，肠道引起腹绞痛。

铅可影响肾小管上皮线粒体功能，抑制 ATP 酶活性，引起肾小管功能障碍甚至损伤，造成肾小管重吸收功能降低，同时还影响肾小球滤过率。

经口摄入大量铅化合物可致急性铅中毒，多表现为胃肠道症状，如恶心、呕吐、腹绞痛等，少数出现中毒性脑病。工业生产中急性中毒已极罕见。职业性铅中毒基本上为慢性中毒，早期表现为乏力、关节肌肉酸痛、胃肠道症状等，随着病情进展，可出现下列表现：

神经系统主要表现为类神经症、周围神经病，严重者出现中毒性脑病。类神经症是铅中毒早期和常见症状，表现为头昏、头痛、乏力、失眠、多梦、记忆力减退等，属功能性症状。周围神经病分为感觉型、运动型和混合型。感觉型表现为肢端麻木，四肢末端呈手套、袜套样感觉障碍；运动型表现为握力减退，进一步发展为伸肌无力和麻痹，甚至出现"腕下垂"或"足下垂"。严重铅中毒病例可出现中毒性脑病，表现为头痛、恶心、呕吐、高热、烦躁、抽搐、嗜睡、精神障碍、昏迷等症状，在职业性中毒中已极为少见。

消化系统表现为口内金属味、食欲减退、恶心、隐性腹痛、腹胀、腹泻与便秘交替出现等。重者可出现腹绞痛，多为突然发作，部位常在脐周，发作时患者面色苍白、烦躁、冷汗、体位卷曲，一般止痛药不易缓解，发作可持续数分钟以上；检查腹部常平坦柔软，轻度压痛但无固定点，肠鸣减弱，常伴有暂时性血压升高和眼底动脉痉挛；腹绞痛是慢性铅中毒急性发作的典型症状。

血液及造血系统可有轻度贫血，多呈低色素正常细胞型贫血，亦有呈小细胞性贫血；卟啉代谢障碍，点彩红细胞、网织红细胞、碱粒红细胞增多等。

其他口腔卫生不好者，在牙龈与牙齿交界边缘上可出现由硫化铅颗粒沉淀形成的暗蓝色线，即铅线。部分患者肾脏受到损害，表现为近曲小管损伤引起的综合征，伴有氨基酸尿、糖尿和磷酸盐尿；少数较重患者可出现蛋白尿，尿中红细胞、管型及肾功能减退。此外，铅可使男性精子数目减少、活动力减弱和畸形率增加；还可导致女性月经失调、流产、早产、不育等。

B　汞

金属汞主要以蒸气形式经呼吸道进入体内。由于汞蒸气具有脂溶性，可迅速弥散，透过肺泡壁被吸收，吸收率可达70%以上；空气中汞浓度增高时，吸收率也增加。金属汞很难经消化道吸收，但汞盐及有机汞化合物易被消化道吸收。

汞及其化合物进入机体后，最初分布于红细胞及血浆中，以后到达全身很多组织。最初集中在肝，随后转移至肾脏，主要分布在肾皮质，以近曲小管上皮组织内含量最多，导致肾小管重吸收功能障碍；在肾功能尚未出现异常时可观察到尿中某些酶和蛋白的改变，如 N-乙酰-β-氨基葡萄糖苷酶（NAG）和 β2 微球蛋白。汞在体内可诱发生成金属硫蛋白（MT），这是一种低分子富含巯基的蛋白质，主要蓄积在肾脏，对汞在体内的解毒和蓄积以及保护肾脏起一定作用。汞可通过血脑屏障进入脑组织，并在脑中长期蓄积。汞也易通过胎盘进入胎儿体内，影响胎儿发育。

汞主要经肾脏随尿排出，在未产生肾损害时，尿汞的排出量约占总排出量的70%；但尿汞的排出很不规则，且较为缓慢，停止接触后 10 多年，尿汞仍可超过正常值。少量汞可随粪便、呼出气、乳汁、唾液、汗液、毛发等排出。汞在人体内半减期约 60 天。

汞中毒的机制尚不完全清楚。汞进入体内后，在血液内通过过氧化氢酶氧化为二价汞离子（Hg^{2+}）。Hg^{2+} 与蛋白质的巯基（—SH）具有特殊亲和力，而巯基是细胞代谢过程中许多重要酶的活性部分，当汞与这些酶的巯基结合后，可干扰其活性甚至使其失活，如汞离子与 GSH 结合后形成不可逆性复合物而损害其抗氧化功能；与细胞膜表面上酶的巯基结合，可改变酶的结构和功能。汞与体内蛋白结合后可由半抗原成为抗原，引起变态反应，出现肾病综合征，高浓度的汞还可直接引起肾小球免疫损伤。

汞中毒可分为急性汞中毒和慢性汞中毒。

（1）急性中毒。短时间吸入高浓度汞蒸气或摄入可溶性汞盐可致急性中毒，多由于在密闭空间内工作或意外事故造成。一般起病急，有发热、咳嗽、呼吸困难、口腔炎和胃肠道症状，继之可发生化学性肺炎，伴有发绀、气促、肺水肿等。急性汞中毒常出现皮疹，多呈现泛发性红斑、丘疹或斑丘疹，可融合成片。肾损伤表现为开始时多尿，继之出现蛋白尿、少尿及肾衰。急性期恢复后可出现类似慢性中毒的神经系统症状。口服汞盐可引起胃肠道症状，恶心、呕吐、腹泻和腹痛，并可引起肾脏和神经损害。

（2）慢性中毒。慢性汞中毒较常见，其典型临床表现为易兴奋症、震颤和口腔炎。

1）神经系统。初期表现为类神经症，如头昏、乏力、健忘、失眠、多梦、易激动等，部分病例可有心悸、多汗等自主神经系统紊乱现象，病情进一步发展则会发生性格改变，如急躁、易怒、胆怯、害羞、多疑等。震颤是神经毒性的早期症状，开始时表现为手指、舌尖、眼睑的细小震颤，多在休息时发生；进一步发展成前臂、上臂粗大震颤，也可伴有头部震颤和运动失调。震颤特点为意向性，即震颤开始于动作时，在动作过程中加重，动作完成后停止，被别人注意、紧张或欲加以控制时，震颤程度常更明显加重。震颤、步态失调、动作迟缓等症候群类似帕金森病，后期可出现幻觉和痴呆。部分患者出现周围神经病，表现为双下肢沉重、四肢麻木、烧灼感，四肢呈手套、袜套样感觉减退。慢性中毒性脑病以小脑共济失调表现多见，还可表现为中毒性精神病。

2）口腔牙龈炎。早期多有流涎、糜烂、溃痛、牙龈肿胀、酸痛、易出血；继而可发展为牙龈萎缩、牙齿松动，甚至脱落；口腔卫生不良者可在跟缘出现蓝黑色示线。

3）肾脏损害。少数患者可有肾脏损害。早期因肾小管重吸收功能障碍可表现为 NAG 和-MG 和视黄醇结合蛋白（RBP）含量增高；随着病情加重，肾小球的通透性改变，尿中出现高分子蛋白、管型尿甚至血尿，可见水肿。

4）其他。胃肠功能紊乱、脱发、皮炎、免疫功能障碍、生殖功能异常，如月经紊乱、不育、异常生育、性欲减退、精子畸形等。

实验室检查：尿汞反映近期汞接触水平，急性汞中毒时，尿汞往往明显高于生物接触限值（我国正常人尿汞正常参考值为 2.25μmol/mol 肌酐，4μg/g 肌酐）；长期从事汞作业的劳动者，尿汞往往高于其生物接触限值（20μmol/mol 肌酐，35μg/g 肌酐）；尿汞正常者经驱汞试验（用 5%二巯基丙磺酸钠 5mL 一次肌注），尿汞大于 45μg/d，亦提示有过量汞吸收。尿汞测定多推荐用冷原子吸收光谱法。

C 镉

镉可经呼吸道和消化道吸收。经呼吸道吸入的镉尘和镉烟因粒子大小和化学组成不同，约有 10%~40%经肺吸收。消化道吸收一般不超过 10%，但当有铁、蛋白质、钙或锌停缺乏时，镉吸收增加。动物实验研究经皮下或腹腔注射染毒时因镉皮下结节、皮肤、吸收入血液循环的镉大部分与红细胞结合（主要与血红蛋白结合），亦可与金属硫蛋白结合，后者是一种可诱导的低分子蛋白。血浆中的镉主要与血浆蛋白结合。

镉蓄积性强，体内生物半减期长达 8~35 年，主要蓄积于肾脏和肝脏，肾镉含量约占体内总含量的 1/3，而肾皮质镉含量约占全肾的 1/3。镉主要通过肾脏随尿液缓慢排出。

镉及其化合物毒性因其品种不同而异，其急性毒性多属低毒至中等毒性类。如小鼠经口 LD50 值（mg/kg）：氧化镉 72，硫酸镉 88，氯化镉 150，硫化镉 1160。急性吸入毒性比经口摄入毒性大数十倍，死因主要是肺炎和肺水肿，有时可伴有肝、肾等其他脏器损害。

镉具有明显的慢性毒性，可致机体多系统、多器官损害，当前仍然是损害人类健康的重要环境毒物之一。大鼠吸入镉烟尘 15~20mg/h，2h/d，历时 1~6 个月，见血红蛋白和红细胞数下降、白细胞计数增多、血红蛋白下降，出现肺间质性肺炎和局灶性肺气肿。镉可致肾脏的慢性损害，主要发生在近曲小管，呈现具特征性的肾小管重吸收功能障碍，肾小球亦可受累。生殖系统损害也十分明显，小鼠皮下注射氯化镉或乳酸镉，可引起精原上皮细胞、间质的破坏，精子数量减少，活动能力下降。30~60 天氯化镉亚慢性染毒结果显示，大鼠或小鼠均出现了动情周期明显异常，卵泡细胞生长发育出现障碍。镉还被认为是高度可疑的环境内分泌干扰物，低剂量镉可能具有雌激素样作用，而剂量较大时可致雄性实验动物血液睾酮水平下降，雌性动物雌激素、黄体生成素（LH）水平异常等，可抑制卵巢颗粒细胞雌、孕激素的合成。动物实验表明镉有致畸作用，并可致骨质疏松等。

镉可诱导肝脏合成金属硫蛋白，并经血液转移至肾脏，被肾小管吸收蓄积于肾。镉金属硫蛋白的形成可能与解毒和保护细胞免受损伤有关。镉中毒机制目前尚不十分清楚。研究表明，镉与巯基、羟基等配基的结合能力大于锌，因此可干扰以锌为辅基的多种酶类活性（主要是置换酶中的锌），导致机体功能障碍。

例如，镉中毒时，可见肾小管细胞中含锌的亮氨酰基氨肽酶活性受抑制，致使蛋白质分解和重吸收减少，出现肾小管性低分子蛋白尿。实验还显示，锌和硒可防止或抑制镉的某些毒作用。镉对下丘脑-垂体-性腺轴调节功能的影响是其生殖内分泌干扰作用的重要机制之一。

镉中毒分为急性中毒和慢性中毒：

（1）急性中毒，急性吸入高浓度镉烟数小时后，可出现咽喉痛、头痛、肌肉酸痛、恶心、口内有金属味，继而发热、咳嗽、呼吸困难、胸部压迫感、胸骨后疼痛等。严重者可发展为突发性化学性肺炎，伴有肺水肿和肝、肾损害，可因呼吸衰竭死亡。

（2）慢性中毒。低浓度长期接触可发生慢性中毒。最常见的是肾损害。肾小球滤过功能多为正常，而肾小管重吸收功能下降，以尿中低分子蛋白（分子量30000以下）增加为特征，如β2-微球蛋白等。继续接触，可发展成综合征，伴有氨基酸尿、糖尿、高钙和高磷酸盐尿。肾小管功能障碍可引起肾石症和骨软化症，也可引起呼吸系统损伤和肺气肿。慢性接触镉者可出现嗅觉减退及贫血（主因红细胞脆性增加），可致肺部损害，如肺气肿等。流行病学调查表明，接触镉工人中肺癌及前列腺癌发病率增高。含镉工业废水污染环境（如饮用水、稻谷的镉污染），因饮食而致镉摄入量增加后可致骨痛病，日本发生的"痛痛病"事件即属此类。镉污染区育龄妇女生殖状况调查结果显示，其月经异常发生率、流产发生率均高于对照人群。

急性中毒时，根据职业接触史和临床表现不难诊断，而慢性镉中毒的诊断较为困难。慢性中毒所致低分子蛋白尿是早期诊断指征之一。实验室检查包括生物材料中镉含量测定、尿蛋白（特别是低分子蛋白）测定和肾功能检查有助于确定诊断。血镉水平与近期暴露有关，对监测慢性接触意义不大。尿镉一般不超过0.01mg/g 肌酐，尿中低分子蛋白测定（如尿 β2-微球蛋白含量）常是较敏感的指标。肾功检查时可见尿浓缩功能减弱，近曲小管最大吸收能力减弱。

D 铬

所有铬的化合物都有毒性，六价铬毒性比三价铬高 100 倍，六价铬在细胞内被转变成三价铬后，通过和蛋白质及核酸紧密结合发挥毒性作用。铬酸盐可经呼吸道、消化道和皮肤吸收。

急性中毒，接触高浓度铬酸或铬酸盐，可刺激眼、鼻、喉及呼吸道黏膜，引起灼伤、充血、鼻出血等，严重者因肾功能衰竭死亡。慢性中毒的病变部位主要在皮肤和鼻子。皮炎表现为片块状红斑、丘疹。典型的皮肤溃疡称铬疮，为不易愈合的侵蚀性溃疡，多发生在手指、手背易擦伤部位，溃疡边缘隆起而坚硬，中间凹陷，上覆黄褐色结痂，外观呈"鸡眼状"可深达内膜，治愈后留有边界清楚的圆形瘢痕；铬酐、铬酸、铬酸盐及重铬酸盐等六价铬化合物引起以鼻黏膜糜烂、溃疡和鼻中隔穿孔为主的铬鼻病。另外从事铬化合物生产工人肺癌发病率增高。

铬所致皮炎根据职业性接触性皮炎诊断标准（GBZ 20）、铬溃疡根据职业性皮肤溃疡诊断标准（GBZ 62）、铬鼻病根据职业性铬鼻病诊断标准（GBZ 12）、铬酸盐制造业工人肺癌根据职业性肿瘤诊断标准（GBZ 94）进行诊断。

E 锰

锰中毒与锰作业时间、锰烟尘浓度、防护措施有密切关系。锰主要通过呼吸道和胃肠道吸收，皮肤吸收甚微。锰主要以烟尘形式经呼吸道吸收，人血的锰与血浆中的 β 球蛋白结合为转锰素分布于全身，小部分进入红细胞，形成锰卟啉，并迅速从血液中转移到富有线粒体的细胞中，以不溶性磷酸盐的形式蓄积于肝、肾、脑及毛发中，且细胞内的锰 2/3 贮留于线粒体内；少部分经胃肠道吸收的锰入肝，在血浆铜蓝蛋白作用下将 Mn^{2+} 氧化成 Mn^{3+}，再经铁传递蛋白转运至脑毛细血管脉络丛。锰能特异性地蓄积在线粒体中，在有线粒体的神经细胞和神经突触中，抑制线粒体三磷酸腺苷酶和溶酶体中的酸性磷酸酶活力，从而影响神经突触的传导能力。锰还引起多巴胺和 5-羟色胺含量减少。锰又是一种拟胆碱样物质，可影响胆碱酯酶合成，使乙酰胆碱蓄积，此与锰中毒时出现震颤麻痹（帕金森病）有关。后期脑中含锰量甚至可超过肝的蓄积量，多在豆状核和小脑。锰大多经胆囊分泌，随粪便缓慢排出，尿中排出量少，唾液、乳汁、汗腺排出微量。慢性锰中毒的发病机制至今尚未完全阐明，但与神经细胞变性、神经纤维脱髓鞘以及多巴胺合成减少、乙酰胆碱递质系统兴奋作用相对增强等导致精神-神经症状和出现帕金森综合征有关。

锰中毒分为急性中毒和慢性中毒：

（1）急性锰中毒。可因口服高锰酸钾或吸入高浓度氧化锰烟雾引起急性腐蚀性胃肠炎或刺激性支气管炎、肺炎。口服高锰酸钾可引起口腔黏膜糜烂、恶心、呕吐、胃痛，重者胃肠黏膜坏死，剧烈腹痛、呕吐、血便，5 ~ 10g 锰可致死。在通风不良条件下进行电焊，可发生咽痛、咳嗽、气急，并发生寒战和高热（金属烟热）。

（2）慢性锰中毒。主要见于长期吸入锰烟尘的工人。慢性锰中毒一般在接触锰的烟尘 3~5 年或更长时间后发病。早期主要表现为类神经症，继而出现锥体外系神经受损症状，肌张力增高，手指细小震颤，腱反射亢进，并有神经情绪改变，如激动、多汗、欣快、情绪不稳定；后期出现典型的帕金森综合征：说话含糊不清、面部表情减少、动作笨拙、慌张步态、肌张力呈齿轮样增强、双足沉重感、静止性震颤，并于精神紧张时加重，以及不自主哭笑、记忆力显著减退、智能下降、强迫观念和冲动行为等精神症状；可有好发于晚间的肌肉痉挛，以排肠肌阵发性痉挛为多见；体征可见蹲下易于跌倒、闭目难立试验阳性、单足站立不稳、轮替续慢；少数患者可有手套袜子样分布的感觉障碍，浅反射由引出转向迟钝、消失，深反射由正常转向活跃、亢进；此外，还会出现血压、心率、心电图以及肝功能等方面的改变。锰烟尘可引起肺炎、尘肺，尚可发生结膜炎、鼻炎和皮炎。

F　钡

钡化合物应用甚广，如硫酸钡可作白色颜料，医用造影剂，纺织、橡胶、肥皂、水泥、塑料的填充剂；氯化钡用于制造其他坝盐、钢材等；碳酸钡用于陶瓷、搪瓷、玻璃工业。

除难溶的硫酸钡外，所有钡的化合物都有毒。钡剂可以经过消化道、皮肤、呼吸道吸收。钡是一种肌肉毒，钡离子对骨骼肌、平滑肌、心肌等各种肌肉组织产生过度的刺激和兴奋作用。钡中毒时细胞膜上的 Na^+-K^+-ATP 酶继续活动，故细胞外液中的钡不断进入细胞。但钾从细胞内流出的孔道被特异地阻断，因而发生低钾血症。主要表现为胃肠道刺激症状和低钾症候群。早期钡中毒表现为头晕或头痛、咽干、恶心、轻度腹痛和腹泻等神经及消化系统症状；重者胸闷、心悸、肌无力或瘫痪，甚至呼吸肌麻痹，心电图异常及血清低钾，多伴有严重的心律失常、传导阻滞。

钡中毒按职业性急性钡中毒诊断标准（GBZ 63—2002）诊断。钡生产设备密闭化，安装通风除尘设备，佩戴职业病个人防护用品，一旦皮肤污染，立即冲洗，皮肤灼伤者用 1%~5% 硫酸钠彻底冲洗后再按灼伤常规处理，钡化合物粉尘经呼吸道和消化道进入者，漱口后，口服适量的硫酸钠，补充钾盐。

6.4 矿山物理因素引起的职业病

6.4.1 噪声引起的噪声聋

长期接触一定强度的噪声，可以对人体产生不良影响。此影响是全身性的，即除听觉系统外，也可影响非听觉系统。噪声对人体产生不良影响早期多为可逆性、生理性改变，但长期接触强噪声，机体可出现不可逆的、病理性损伤。

6.4.1.1 听觉系统

噪声引起听觉器官的损伤，一般都经历由生理变化到病理改变的过程，即先出现暂时性听阈位移，暂时性听阈位移如不能得到有效恢复，则逐渐发展为永久性听阈位移。

（1）暂时性听阈位移（TT），指人或动物接触噪声后引起听阈水平变化，脱离噪声环境后，经过一段时间听力可以恢复到原来水平。1）听觉适应。短时间暴露在强烈噪声环境中，机体听觉器官敏感性下降，听阈可提高 10~15dB。脱离噪声接触后对外界的声音有"小"或"远"的感觉，离开噪声环境 1min 之内即可恢复，此现象称为听觉适应。听觉适应是机体一种生理性保护现象。2）听觉疲劳。较长时间停留在强噪声环境中，引起听力明显下降，听阈提高超过 15~30dB，离开噪声环境后，需要数小时甚至数 10 小时听力才能恢复，称为听觉疲劳。通常以脱离接触后到第二天上班前的间隔时间（16h）为限，如果在这样一段时间内听力不能恢复，因工作需要而继续接触噪声，即前面噪声暴露引起的听力变化未能完全恢复又再次暴露，听觉疲劳逐渐加重，听力下降出现累积性改变，听力难以恢复，听觉疲劳便可能发展为永久性听阈位移。

（2）永久性听阈位移（PT）。是指由噪声或其他因素引起的不能恢复到正常听阈水平的听阈升高。永久性听阈位移属于不可恢复的改变，其具有内耳病理性基础。常见的病理性改变有听毛倒伏、稀疏、缺失，听毛细胞肿胀、变性或消失等。

除了噪声以外，其他因素，如外力、药物等，均可以引起鼓膜、听神经或听毛细胞等器质性变化，导致听力不能恢复到正常水平。任何原因引起的持久性听阈升高都属于永久性听阈位移，听力测定或临床诊断时要注意鉴别。

永久性听阈位移的大小是评判噪声对听力系统损伤程度的依据，也是诊断职业性噪声聋的依据。国际上对由职业噪声暴露引起的听觉障碍通称为"职业性听力损失"。

噪声引起的永久性听阈位移早期常表现为高频听力下降，听力曲线在 3000 ~ 6000Hz（多在 4000Hz）出现"V"形下陷，又称听谷。此时患者主观无耳聋感觉，交谈和社交活动能够正常进行。随着病损程度加重，除了高频听力继续下降以外，语言频段（500 ~ 2000Hz）的听力也受到影响，出现语言听力障碍。

高频听力下降（特别是在 4000Hz）是噪声性耳聋的早期特征。对其发生的可能原因有几种解释：1）认为耳蜗感受高频声的细胞纤毛较少且集中于基底部，而接受低频声的细胞纤毛较多且分布广泛，初期受损伤的是耳蜗基底部，故表现为高频听力下降；2）认为内耳螺旋板在感受 4000Hz 的部位血循环较差，且血管有一狭窄区，易受淋巴振动的冲击而引起损伤，且 3 个听小骨对高频声波缓冲作用较小，故高频部分首先受损；3）共振学说：外耳道平均长度 2.5cm，根据物理学原理，对于一端封闭的管腔，波长是其 4 倍的声波能引起最佳共振作用，对于人耳，这一长度相当于 10cm，而 3000Hz 声音的波长为 11.40cm，因此，能引起共振的频率介于 3000 ~ 4000Hz。

（3）职业性噪声聋。职业性噪声聋是指劳动者在工作过程中由于长期接触噪声而发生的一种渐进性的感音性听觉损伤，是国家法定职业病。职业性噪声聋也是我国最常见职业病之一。

据我国《职业性噪声聋诊断标准》（GBZ 49），职业性噪声聋的诊断需要有明确的噪声接触职业史（连续噪声作业工龄不低于 3 年；暴露噪声强度超过职业接触限值），有自觉听力损失或耳鸣等其他症状，纯音测听为感音性聋，结合动态职业健康检查资料和现场卫生学调查，排除其他原因所致听力损失（如语频听损大于高频听损；中毒性或外伤性听损），方可进行诊断。

职业性噪声聋分为：

轻度噪声聋 26 ~ 40dB（HL）；

中度噪声聋 41 ~ 55dB（HL）；

重度噪声聋：≥56dB（HL）。

（4）爆震性耳聋。在某些特殊条件下，如进行爆破，由于防护不当或缺乏必要的防护设备，可因强烈爆炸产生的冲击波造成急性听觉系统的外伤，引起听力丧失，称为爆震性耳聋。爆震性耳聋因损伤程度不同，可伴有鼓膜破裂、听骨破坏、内耳组织出血等，还可伴有脑震荡等。患者主诉耳鸣、耳痛、恶心、呕吐、眩晕，听力检查严重障碍或完全丧失。经治疗，轻者听力可以部分或大部分恢复，严重损伤者可致永久性耳聋。

6.4.1.2 非听觉系统

（1）对神经系统影响。听觉器官感受噪声后，神经冲动信号经听神经传入大脑的过程中，在经过脑干网状结构时发生泛化，投射到大脑皮质的有关部位，并作用于下丘脑自主神经中枢，引起一系列神经系统反应。可出现头痛、头晕、睡眠障碍和全身乏力等类神经症，有的表现为记忆力减退和情绪不稳定，如易激怒等。客观检查可见脑电波改变，主要为 α 节律减少及慢波增加。此外，可有视觉运动反应时潜伏期延长、闪烁融合频率降低等。自主神经中枢调节功能障碍主要表现为皮肤划痕试验反应迟钝。

（2）对心血管系统的影响。在噪声作用下，心率可表现为加快或减慢，心电图 ST 段或 T 波出现缺血型改变。血压变化早期表现不稳定，长期接触强的噪声可以引起血压持续性升高。脑血流图呈现波幅降低、流入时间延长等，提示血管紧张度增加、弹性降低。

（3）对内分泌及免疫系统的影响。有研究显示，在中等强度噪声［70～80dB（A）］作用下，机体肾上腺皮质功能增强；而受高强度［100dB（A）］噪声作用，功能则减弱；部分接触噪声工人尿 17-羟固醇或 17-酮固醇含量升高等。接触强噪声的工人或实验动物可出现免疫功能降低，接触噪声时间愈长，变化愈显著。

（4）对消化系统及代谢功能的影响。接触噪声工人可以出现胃肠功能紊乱、食欲减退、胃液分泌减少、胃的紧张度降低、蠕动减慢等变化。有研究提示噪声还可引起人体脂代谢障碍，血胆固醇升高。

（5）对生殖功能及胚胎发育的影响。国内外大量的流行病学调查表明，接触噪声的女工有月经不调现象，表现为月经周期异常、经期延长、经血量增多及痛经等。月经异常以年龄 20～25 岁，工龄 1～5 年的年轻女工多见。接触高强度噪声，特别是 100dB（A）以上强噪声的女工中，妊娠高血压综合征发病率有增高趋势。

（6）对工作效率的影响。噪声对日常谈话、听广播、打电话、阅读、上课等都会产生影响。当噪声达到 65dB（A）以上，即可干扰普通谈话；如果噪声达 90dB（A），大声叫喊也不易听清。打电话在 55dB（A）以下不受干扰，65dB（A）时对话有困难，80dB（A）时就难以听清。

在噪声干扰下，人会感到烦躁，注意力不能集中，反应迟钝，不仅影响工作效率，而且降低工作质量。在车间或矿井等作业场所，由于噪声的影响，掩盖了异常的声音信号，容易发生各种事故，造成人员伤亡及财产损失。

6.4.2　高低温引起的中暑和冻伤

6.4.2.1　中暑

高温作业所致的疾病：高温可导致急性热致疾病（如刺热、痱子和中暑）和慢性热致疾病（慢性热衰竭、高血压、心肌损害、消化系统疾病、皮肤疾病、热带性嗜睡、肾结石、缺水性热衰竭等）。中暑是高温环境下由于热平衡和（或）水盐代谢紊乱等引起的一种以中枢神经系统和（或）心血管系统障碍为主要表现的急性热致疾病。

（1）致病因素。环境温度过高、湿度大、风速小、劳动强度过大、劳动时间过长是中暑的主要致病因素。过度疲劳、未热适应、睡眠不足、年老、体弱、肥胖和抗热休克蛋白抗体都易诱发中暑。

（2）发病机制与临床表现。中暑按发病机制可分为三种类型，即热射病、热痉挛和热衰竭。这种分类是相对的，临床上往往难于区分，常以单一类型出现，亦可多种类型并存，我国职业病名单统称为中暑。

1）热射病。由人体在热环境下，散热途径受阻，体温调节机制失调所致。其临床特点为突然发病，体温升高可达 40℃ 以上，开始时大量出汗，以后出现"无汗"并伴有干热和意识障碍、嗜睡、昏迷等中枢神经系统症状。死亡率甚高。

2）热痉挛。由于大量出汗，体内钠、钾过量丢失所致。主要表现为明显的肌肉痉挛，伴有收缩痛。痉挛以四肢肌肉及腹肌等经常活动的肌肉多见，尤以排肠肌为最。痉挛常呈对称性，时而发作，时而缓解。患者神志清醒，体温多正常。

3）热衰竭。多数认为在高温、高湿环境下，皮肤血流的增加不伴有内脏血管收缩或血容量的相应增加，因此不能足够的代偿，致脑部暂时供血减少而晕厥。一般起病迅速。先有头昏、头痛、心悸、出汗、恶心、呕吐、皮肤湿冷、面色苍白、血压短暂下降，继而晕厥，体温不高或稍高。通常休息片刻即可清醒，一般不引起循环衰竭。

这3种类型的中暑，热射病最为严重，尽管迅速救治，仍有 20%~40% 的病人死亡。

（3）中暑的诊断。根据高温作业人员的职业史及体温升高、肌痉挛或晕厥等主要临床表现，排除其他类似的疾病，可诊断为职业性中暑。中暑按其临床症状的轻重可分为轻症和重症中暑，重症中暑包括热射病、热痉挛、热衰竭。

1）轻症中暑。具备下列情况之一者，诊断为轻症中暑：①头昏、胸闷、心悸、面色潮红、皮肤灼热；②有呼吸与循环衰竭的早期症状，大量出汗、面色苍白、血压下降、脉搏细弱而快；③体温升高达 38.5℃ 以上。

2）重症中暑。凡出现前述热射病、热痉挛或热衰竭的主要临床表现之一者，可诊断为重症中暑。

6.4.2.2 冻伤

作业人员在接触低于 0℃ 的环境或介质（如制冷剂、液态气体等）时，均有发生冻伤的可能。低温作业对机体的影响如下。

（1）体温调节。寒冷刺激皮肤冷感受器发放神经冲动传入到脊髓和下丘脑，反射性引起皮肤血管收缩、寒战、立毛及动员储存的脂肪和糖。血液由于外周血管收缩而转向流入深部组织，热在此不易散失。寒战、脂肪和糖动员也使得代谢产热增加，体温能够维持恒定。人体具有适应寒冷的能力，但有一定的限度。如果在寒冷（-5℃ 以下）环境下工作时间过长，或浸于冷水中（使皮温及中心体温迅速下降），超过适应能力，体温调节发生障碍，则体温降低，甚至出现体温过低，影响机体功能。

（2）中枢神经系统。低温条件下，脑内高能磷酸化合物代谢降低。可出现神经兴奋与传导能力减弱，并与体温有直接的关系：在体温 32.2～35℃ 范围内，可见手脚不灵、运动失调、反应减慢及发音困难。寒冷引起的这些神经效应使低温作业工人易受机械和事故的伤害。

（3）心血管系统。初期，心率加快，心排出量增加；后期则心率减慢，心排出量减少。体温过低并不降低心肌收缩力而是影响心肌的传导系统。房室间的传导障碍表现为进展性心动过缓，进而出现心收缩不全。传导障碍可在心电图上有明显变化。

（4）体温过低。一般将中心体温 35℃ 或以下称为体温过低。体温 35℃ 时，寒战达到最大程度，体温再下降，寒战则停止，且逐渐出现系列临床症状和体征（如血压、脉搏、瞳孔对光反应等消失，甚至出现肺水肿、心室纤颤和死亡）。在寒冷环境中，大量血液由外周流向内脏器官，中心和外周之间形成很大的温度梯度，所以中心体温尚未过低时，易出现四肢或面部的局部冻伤。

6.4.3 高低压引起的减压病和高原病

6.4.3.1 减压病

海平面的大气压力通常为 1 个大气压（101.33kPa），进行水下作业时，潜水员或潜水工具等每下沉 10.3m，压力增加 101.33kPa（1 个大气压），增加部分称为附加压。附加压与水面大气压之和为总压，称为绝对压。当下沉达到一定深度时，所形成的高气压作业环境会危害作业工人的健康。高气压作业相关的职业危害主要有气压伤、高铁血红蛋白症与减压病等，其中减压病是高气压作业的最重要的职业病。减压病为在高气压下工作一定时间后，在转向正常气压时，因减压过速所致的职业病。此时高气压作业时进入人体组织和血液中的氮形成气泡，栓塞小血管致血液循环障碍和组织损伤。

急性减压病大多数在数小时内发病，减压后 1h 内发病占 85%，6h 内 99%，6h 以后到 36h 发病者仅占 1%。一般减压愈快，症状出现愈早，病情也愈重。减压病临床表现主要在以下几个方面：

（1）皮肤。较早较多的症状为奇痒，搔之如隔靴搔痒，并有灼热感、蚁走感和出汗。主要由于气泡对皮下感觉神经末梢直接刺激所致。若皮下血管有气栓，可反射地引起局部血管痉挛与表皮微血管继发性扩张、充血及淤血，可见发绀，呈大理石样斑纹。此外，尚可发生水肿或皮下气肿。

（2）肌肉、关节、骨骼系统。气泡形成于肌肉、关节、骨膜等处，可引起疼痛。关节痛为减压病常见症状，约占病例数的 90%。轻者出现酸痛，重者可呈跳动样、针刺样、撕裂样剧痛，迫使患者关节呈半屈曲状态，称"屈肢症"。骨质内气泡所致远期后果可产生减压性坏死（或称无菌性骨坏死），国外报道有经验的潜水员发病率约为 25%，国内报道为 26%，好发于股骨和股骨上端。减压性骨坏死的病因与机制主要是由于骨骼血管内氮气泡积聚，产生局部缺血；此外，尚有脂肪栓塞、血小板凝聚、气体引起渗透压改变、自体免疫反应等的综合作用。

（3）神经系统。大多发生在供血差的脊髓，可产生截瘫、四肢感觉和运动功能障碍及直肠、膀胱功能麻痹等。若脑部受累，可发生头痛、感觉异常、运动失调、偏瘫。视觉和听觉系统受累，可产生眼球震颤、复视、失明、听力减退及内耳眩晕综合征等。

（4）循环呼吸系统。血液循环中有大量气泡栓塞时可引起心血管功能障碍，如脉搏细数、血压下降、心前区紧压感、皮肤和黏膜发绀、四肢发凉。淋巴系统受累，可产生局部水肿；若有大量气泡在肺小动脉和毛细血管内，可引起肺梗死、肺水肿等，表现为剧咳、咯血、呼吸困难、发绀、胸痛等。

（5）其他。若大网膜、肠系膜和胃血管中有气泡栓塞时，可引起腹痛、恶心和呕吐等。

6.4.3.2　高原病

医学意义上的高原与高山系指海拔在 3000m 以上的地区，海拔越高，氧分压越低。低海拔地区大气压力通常为 101.33kPa，当海拔达到 3000m 时，气压为 70.66kPa，氧分压为 14.67kPa；而当海拔达到 8000m 时，气压降至 35.99kPa，氧分压仅为 7.47kPa，此时肺泡气氧分压和动脉血氧饱和度仅为前者的一半。低气压作业的主要有害因素为缺氧等，在高山与高原作业，还会遇到强烈的紫外线和红外线、昼夜温差大、温湿度低、气候多变等不利条件。

职业性高原病是在高海拔低氧环境下从事职业活动所致的一种疾病。高原低气压性缺氧是导致该病的主要病因，机体缺氧引起的功能失代偿和靶器官受损是病变的基础。

A　低气压对机体的影响

低气压对机体的影响的大小与如下因素有关：上升速度、到达高度和个体易感性（如有无高原病史、有无高原生活经历、劳累程度、年龄、疾病状态，特别是呼吸道感染）。在高海拔低氧环境下，人体为保持正常活动和进行作业，在细胞、组织和器官首先发生功能性的适应，逐渐过渡到稳定的适应称为习服，这一过程约需1~3个月。人对缺氧的适应能力个体差异很大，一般在海拔3000m以内，能较快适应；3000~5330m部分人需较长时间适应，5330m为人的适应临界高度。这些影响也取决于人体对缺氧适应性的大小及其他影响因素，特别是呼吸和循环系统受到影响的程度更为明显。

B　分类

高原病分为急性高原病和慢性高原病两大类，急性高原病包括急性高原反应、高原肺水肿、高原脑水肿；慢性包括高原红细胞增多症和高原性心脏病。

（1）急性高原病。急性高原病包括急性高原反应、高原性肺水肿和高原性脑水肿。

1）急性高原反应AMS的主要症状为头痛、失眠、呼吸困难、食欲缺乏和疲劳，其中头痛是很突出的。这些症状多在抵达高海拔地区24h内发生。与登山中的多尿相反。少尿是AMS的一个特点。潮气量下降，20%~30%受影响个体可闻及啰音。神经系统症状包括记忆减退、眩晕、耳鸣和视听觉障碍。突然暴露于中等海拔高度（3000m）时，约30%的人患AMS，更高海拔（4500m）则达75%。

2）高原性肺水肿。无高原生活经历者快速进入海拔3000~4000m地区易发生HAPE。过度用力和缺乏习服乃此病的诱因。常见症状包括干咳、发绀、多量血性泡沫状痰、呼吸极度困难、胸痛、烦躁不安等。两肺广泛性湿啰音。X线检查见两肺中、下部密度较淡，云絮状边缘不清阴影，尤其右下侧严重。低氧性肺血管收缩、肺动脉高压和肺毛细血管负载失效共同导致HAPE。肺血/气相间的膜很薄（平均为$0.6\mu m$，约1/2的区域只有$0.2~0.4\mu m$），剧烈活动时，肺底部毛细血管内产生的透壁压可达到使血管负载失效的压力（40mmHg）。

3）高原性脑水肿发病急，一般发生于4000m以上，多为未经习服的登山者。发病率低，但病死率高。由于缺氧引起大脑血流和脑脊液压力升高，血管通透性增强，而产生脑水肿；缺氧又可直接损害大脑皮质，如脑细胞变性、灶性坏死等。故患者可出现一系列神经精神症状，如剧烈头痛、兴奋、失眠、恶心和呕吐，颅侧神经麻痹、瘫痪、幻觉、癫痫样发作、木僵和昏迷。

4）视网膜出血。调查发现，39 名处于 3700m 海拔的登山者中，36%的人发生视网膜出血，头痛的人视网膜出血的比例更高。高海拔脑水肿患者 60%的人视网膜出血。视网膜出血并不是由于颅侧压力增高，颅内压力也无明显变化，而是与视网膜血流增加及毛细血管扩张有关。

（2）慢性高原病。慢性高原病 CMS 是指长期生活在高海拔地区的世居者或移居者失去了对高海拔低氧环境的适应而导致的临床综合征，主要有以下几种类型。

1）高原性红细胞增多症。在海拔 3000m 以上高原发病，病程呈慢性经过。主要临床表现有头痛、头晕、气喘、心悸、失眠、乏累、发绀、厌食、眼结膜充血、皮肤紫红等。

2）高原性心脏病。一般在海拔 3000m 以上高原发病。主要临床表现有心悸、胸闷、呼吸困难、咳嗽、乏力、发绀、肺动脉瓣第二心音亢进或分裂等，重症者出现尿少、肝脏肿大、下肢水肿等右心衰竭症状。具有肺动脉高压征象。

6.4.4　振动引起的手臂振动病

适宜的振动有益于身心健康，具有增强肌肉活动能力、解除疲劳、减轻疼痛、促进代谢、改善组织营养、加速伤口恢复等功效。在生产条件下，作业人员接触的振动强度大、时间长，对机体可以产生不良影响，甚至引起疾病。

6.4.4.1　手臂振动病

手臂振动病是长期从事手传振动作业而引起的以手部末梢循环和（或）手臂神经功能障碍为主的疾病，并可引起手、臂骨关节-肌肉的损伤。其典型表现为振动性白指（VWF）。手臂振动病在我国矿山的发病多发工种为凿岩工。

手臂振动病早期表现多为手部症状和类神经症。其中以手麻、手痛、手胀、手僵等较为普遍。类神经症常表现为头痛、头昏、失眠、乏力、记忆力减退等，也可出现自主神经功能紊乱表现。检查可见皮温降低，振动觉、痛觉阈值升高，前臂感觉和运动神传导速度减慢和远端潜伏时延长，肌电图检查可见神经源性损害。

手臂振动病的典型表现是振动性白指（VWF），又称职业性雷诺现象，是诊断本病的重要依据。其发作一般是在受冷后，患指出现麻、胀、痛，并由灰白变苍白，由远端向近端发展，界限分明，可持续数分钟至数十分钟，再逐渐由苍白变潮红，恢复至常色。白指常见的部位是食指、中指和无名指的远端指节，严重者可累及近端指节，以至全手指变白。白指可在双手对称出现，亦可在受振动作用较大的一侧发生。手部受冷尤其使全身受冷时容易发生白指，故冬季早晨上班途中主诉白指较多，春秋季出现白指也往往在气温13℃以下的阴雨或冷风天气。每次发作时间不等，轻者5~10min，重者20~30min。白指在振动作业工龄长者中明显多见，发作次数也随病情加重逐渐增加。严重病例可见指关节变形和手部肌肉萎缩等。

6.4.4.2 影响振动对机体作用的因素

（1）振动的频率。一般认为，低频率（20Hz以下）、大振幅的全身振动主要作用于前臂、内脏器官。振动频率与人体器官固有频率一致时可产生共振，使振动强度加大、作用强度，加重器官损伤。

低频率、大强度的手传振动，主要引起手臂骨-关节系统的障碍，并可伴有神经、肌肉系统的变化。如30~300Hz的振动对外周血管、神经功能的损害明显；300Hz以上的高频振动血管的挛缩作用减弱，神经系统的影响较大；而1000Hz以上的振动，难以被人体主观感受。据调查，许多振动工具产生的振动，其主频段的中心频率多为63Hz、125Hz、250Hz，容易引起外周血管的损伤。频率一定时，振动的强度越大，对人体的危害越大。

（2）接触振动的强度和时间。手臂振动病的患病率和严重程度取决于接触振动的强度和时间。流行病学调查结果（表6-1）表明VWF检出率随接触振动强度增大和接触时间延长而增高，严重程度亦随着接触振动时间延长而加重。

表6-1 振动加速度、接触时间与振动性白指检出率的关系

工种	工具种类	调查人数	白指例数	白指/%	工具$a_{hw(4)}$/m·s^{-2}	日接振时间/h	年接振工作日/d
油锯手	油锯（南方）	358	49	13.69	14.58	2.3	234
	油锯（北方）	232	19	8.19	15.20	2.5	125
清铲工	风铲	361	18	4.99	9.04	1.9	240
凿岩工	凿岩机	379	29	7.65	17.23	2.3	250
铆工	铆钉机	113	6	5.31	6.16	1.2	240
磨工	台式砂轮	232	49	21.12	41.47	2.5	300

（3）环境气温、气湿。环境温度和湿度是影响振动危害的重要因素，低气温、高气湿可以加速手臂振动病的发生和发展，尤其全身受冷是诱发VWF的重要条件。所以手臂振动病多发生在寒冷地区和寒冷季节。值得注意的是我国秦岭淮河流域以南的广大地区1月份平均气温在0℃以上，属亚热带，过去很少报告手臂振动病，但近年也时有发病报道。

（4）操作方式和个体因素。劳动负荷、工作体位、技术熟练程度、加工部件的硬度等均能影响作业时的姿势、用力大小和静态紧张程度。人体对振动的敏

感程度与作业时的体位及姿势有很大关系，如立位时对垂直振动比较敏感，卧位则对水平振动比较敏感。有些振动作业需要采取强迫体位，甚至胸腹部直接接触振动工具或物体，更容易受到振动的危害。静态紧张影响局部血液循环并增加振动的传导，加重振动的不良作用。

常温下女性皮肤温度较低，对寒冷、振动等因素比较敏感。年龄较大的工人更易遭受振动的危害，并且治疗效果较差，较难康复。

6.5　矿山放射因素引起的职业病

6.5.1　职业性放射性疾病

目前已知核素约 2000 种，其中近 300 种为稳定性核素，其余均为不稳定性核素，可自发发出某种射线（α、β、γ、中子等）而变为另一种核素，这种现象称为"放射性"，此过程称为"放射性衰变"或"核衰变"，这些核素也称为"放射性核素""放射性辐射源"或"放射源"。还有一种"非放射辐射源"，是各类由电提供能量的辐射发生器（X 线装置、粒子加速器），可在运行中发生辐射，如 X 射线等，中断电源发射停止。上述不同射线与物质作用后可产生离子，称为"电离辐射"。

放射性疾病是指电离辐射引起的全身或局部性疾病；职业性放射性疾病是指放射性工作人员在职业活动中所得的放射性疾病。

一般来说，职业活动中接受的照射多为低剂量照射，在防护条件尚不完备的情况下，可能受到超年剂量或累积剂量限值照射而引起的局部或全身慢性放射性损伤。有时，由于各种意外因素，放射工作人员还有可能受到超剂量限值照射，而导致局部和全身急性放射损伤（包括内、外放射病）。

度量受照者的损伤效应一般用器官吸收剂量或全身吸收剂量，以戈瑞（Gy）表示。

放射性疾病大部分属于"确定性效应"，亦即"组织反应"，而非"随机性效应"。临床上具有类同表现，其特点是：（1）都有接触电离辐射受照史，并有一定的剂量-效应关系；（2）具有明确的阈限值，在阈限值以下不会发生有害效应；（3）临床表现尽管有其各自特点，但均不具有特异性。而随机性效应则不具有上述特点，主要见于致癌效应和遗传效应。因此，在诊断放射性疾病时，除考虑其不同的临床特点外，还必须根据受照史，特别是受照剂量，在全面分析其剂量-效应关系并排除其他疾病后，方能做出正确诊断。

6.5.1.1　发病机制

电离辐射作用于机体细胞、组织和器官后的损伤机制分为原发和继发作用，两者互为影响，导致细胞、组织和器官损伤。

原发作用有两种方式：（1）直接作用。射线将能量直接传递给生物分子，以电离、激发包括辐射导致 DNA 链断裂、损伤细胞壁，或以其他形式直接与细胞作用，致使分子结构的改变和功能的丧失。（2）间接作用。电离辐射首先作用于水，引起水分子活化和自由基生成，通过自由基再作用于生物分子，导致 DNA 和 BNA 分子链断裂，破坏细胞功能，引起细胞损伤。在电离辐射早期阶段，直接作用占重要位置。但由于机体含大量水分，在吸收辐射能量后，自由基的间接作用更显重要。

继发作用在放射性损伤的进程中机制比较复杂。例如，体液调节失衡、膜通透性改变、微循环障碍、免疫功能低下，甚至破坏、毒血症表现等都会进一步加重放射性损伤，引起严重的组织、器官的病理变化。

6.5.1.2　临床类型及表现

放射性疾病的分类方法较多，如一般可按射线的作用方式和来源分为外照射放射病和内照射放射病；按受照剂量的大小、作用时间的长短和发病急缓分为急性、亚急性和慢性放射病；按受照范围的大小、部位、损伤波及范围分为全身和局部放射损伤；按是否伴有其他致病因素所致损伤分为单纯放射损伤和放射性复合伤；按辐射效应出现的早晚分为早期效应和晚期效应；按发病与职业的关系分为职业性和非职业性放射性疾病等。

（1）电离辐射所致的全身性疾病。外照射急性放射病、外照射亚急性放射病、外照射慢性放射病和内照射放射病。

（2）电离辐射所致的组织和器官损伤。皮肤损伤（急性和慢性放射性皮肤损伤）、甲状腺损伤（放射性甲状腺炎、放射性甲状腺功能减退症、放射性甲状腺良性结节）、眼晶体损伤（放射性白内障）、肺损伤（急性和慢性放射性肺炎）、骨损伤（各类放射性骨损伤）、性腺损伤（放射性性腺损伤）、其他组织器官损伤（放射性脑脊髓损伤、放射性口腔炎、放射性肠炎、放射性膀胱炎等）。

（3）电离辐射诱发的恶性肿瘤。根据国家标准 GB/T 18201—2000 和 GBZ 97—2002，放射性肿瘤包括白血病（除外慢性淋巴细胞白血病）、骨肿瘤、甲状腺癌、肺癌、乳腺癌、皮肤癌、其他恶性肿瘤（包括肝和胆道恶性肿瘤）。

（4）放射复合伤。放烧复合伤、放冲复合伤等。

6.5.2　矿山涉及的外照射慢性放射病

外照射慢性放射病是指放射工作人员在较长时间内连续或间断受到超剂量限值的外照射，达到一定累积剂量后引起的以造血组织损伤为主并伴有其他系统改变的全身性疾病。临床特点：（1）主观症状多，阳性体征少；（2）症状早于外周血象改变，外周血象改变早于骨髓象改变；（3）在早期症状的消长和外周血白细胞总数升降与脱离射线与否密切相关。

引起外照射慢性放射病的累积剂量值为 1.5Gy 以上，年剂量值为 0.15 ~ 0.25Gy；作用靶点为造血组织，根据损伤程度分为Ⅰ度和Ⅱ度，为确定性效应。

6.5.2.1　发病机制

电离辐射长时间低剂量照射，使机体的细胞、组织因电离作用发生损伤，同时伴有修复；当损伤份额大于修复时，则导致以造血组织为主的病理改变。

6.5.2.2　临床表现

（1）症状。外照射慢性放射病的临床特点是症状多、阳性体征少，症状早于外周血象出现改变。主要是疲乏无力、头痛、头晕、记忆力减退、睡眠障碍、易激动、食欲减退、心悸、气短、多汗，尤以无力型神经衰弱症候群为主要表现。据国内统计，59.6%症状出现在工龄 10 年以内，随病情进展，并可出现出血倾向、性功能障碍以及脱发等。

（2）体征。

1）神经系统变化常见为眼睑、舌、手指震颤，脾反射异常，闭目难立征及皮肤划痕征阳性。

2）皮肤营养障碍可见皮肤干燥、脱屑、粗糙、角化过度、无弹性、较裂、汗毛脱失、毛发脱落、皮肤色素沉着等；也有人手部多汗、肢体末端发凉、指纹模糊及指甲改变。

3）全身状况欠佳，体重下降。少数较重患者可见早老现象，由于机体免疫功能降低和造血功能障碍，易发生感冒，有出血倾向，束臂试验阳性，重者皮肤、黏膜呈现出血点。

4）眼晶状体可出现混浊点或白内障。

5）心电图显示低电压、心动过缓等。

6.5.2.3　实验室检查

（1）造血系统。造血系统的变化是慢性放射病最常见的改变，外周血象变化早于骨髓，外周血以白细胞变化最早。接触射线后白细胞数逐渐减少，以后持续低于正常范围的下限；少数病例白细胞总数逐渐增多，以后持续高于正常值上限，有的维持数月或数年。接受剂量较大的病例可看到血小板减少和贫血。

白细胞分类也有改变，可见中性粒细胞比例减少，淋巴细胞相对增多（特别是大、中淋巴细胞）；嗜酸性粒细胞、单核细胞也可增多；白细胞形态亦有异常。

骨髓检查示：早期骨髓象无改变，少数人骨髓增生旺盛；较晚期出现粒细胞成熟障碍，增生不良；晚期粒、红细胞及巨核细胞系统再生低下。慢性放射病有50%以上为增生正常骨髓象，外周血白细胞数处于正常低值或明显减少。有人认为，慢性放射病初期骨髓储存池粒细胞释放障碍，或边缘池粒细胞分布增多，因此表现骨髓象增生过旺或正常，而外周血白细胞减少；病情进一步发展，多能干细胞向粒系祖细胞分化受阻，则出现骨髓增生不良。受长期低剂量射线照射者停止射线接触后 1~3 年骨髓象有所恢复。

染色体分析与淋巴细胞微核分析显示，国人的淋巴细胞染色体畸变率正常范围为 0~2%；无着丝粒断片>2.5% 为异常界限。

双着丝粒或稳定性畸变≥1% 有重要意义；染色体型总畸变率>3% 有参考价值。CB 微核法：微核细胞数和微核率正常下限分别为 14‰和 15.8‰，正常上限为 25‰和 30‰。

（2）内分泌系统。早期内分泌系统无明显改变，较晚期部分病人出现肾上腺皮质和甲状腺功能减低，尿中 17-酮类固醇或 17-起类固醇排出量减少，血清皮质醇含量降低，或对 ACTH 刺激反应减弱；甲状腺 TSH 增高，T3 和 T4 降低，吸碘率及基础代谢率低下。

（3）生殖系统，男性可见精子数量减少，精子活动度减弱，死亡精子和畸形精子增多；女性雌激素水平降低，卵巢功能减退。

（4）免疫系统，细胞及体液免疫功能低下。

（5）淋巴细胞染色体畸变及微核率可作为慢性放射病诊断的参考指标，但不能用其多少来判断慢性放射损伤的严重程度。

6.5.2.4 鉴别诊断

外照射慢性放射病主要临床症状为无力型神经衰弱症候群，应注意与一般神经衰弱、内耳眩晕症、更年期综合征相鉴别。慢性放射病神经系统主要表现为兴奋性低下，如疲乏无力、记忆力减退、嗜睡、心动过缓、性欲减退、月经失调等，且以副交感神经机能增强为主。一般神经衰弱则以兴奋性增高为多见，如性情急躁、易激动、失眠、头痛、心慌或心律不齐、遗精、早泄、阳痿等，以交感神经功能亢进为主。内耳眩晕症则表现为突发性眩晕、恶心、呕吐、眼球震颤，常伴有耳鸣、听力减退。更年期综合征，症状比较顽固，焦虑紧张、忧郁、猜疑等症状日渐明显。结合慢性放射病明确的超剂量照射史、症状的轻重与接触射线剂量有关，实验室检查显示有白细胞数减少，淋巴细胞相对增多且有形态改变，染色体畸变率和微核率可能增高等，均有助于进行鉴别。

慢性放射病的造血系统改变应注意与阵发性睡眠性血红蛋白尿、骨髓增生异常综合征、慢性苯中毒、血小板减少症、缺铁性贫血和营养不良性贫血以及感染（病毒、立克次体）、某些疾病（病毒性肝炎、脾功能亢进等）、某些药物和化学物质引起血液学改变相鉴别。慢性放射病血液学变化的特点是白细胞总数减少、淋巴细胞相对增高，伴有形态改变，骨髓象可能正常或增生不良，并有明显的无力型神经衰弱症候群，尤其是有超剂量照射的职业史，且伴有淋巴细胞染色体畸变率和微核率增高，均是鉴别诊断的重要依据。

6.5.3　职业性放射性肿瘤

职业性放射性肿瘤是指接受电离辐射照射后发生的并与所受照射具有一定程度流行病学病因联系的恶性肿瘤。我国于 2002 年将其列入职业病目录。职业性放射性肿瘤可因工作中意外性受照，也可因医疗或其他情况的意外性受照或职业性照射而发生。职业性照射群体包括早年从事放射线工作的医师和技师、铀矿工、核工业和核试验事故的受照者、表盘描绘工等。在人类所有肿瘤中 0.5% ~ 3.5% 是电离辐射引起的。电离辐射可激活癌基因，引起 DNA 损伤，修复基因表达发生改变，DNA 修复系统不能进行修复或正确修复，导致细胞突变并发生恶性转化。电离辐射中的中子、γ 线及 X 射线等同时具有致癌启动作用和促癌作用，一旦作用于体细胞，即使没有其他促癌因子的作用也可诱发肿瘤。辐射所致肿瘤中，白血病的发生率高，潜伏期短，约为 8 ~ 13a，平均 10a，诱发剂量低，发病率与受照射剂量呈明显的正相关。受照射后 30a，白血病发病几乎不再增加。铀矿工的肺癌发病率明显增高，未分化小细胞癌较多，其中主要是燕麦样细胞癌，潜伏期外照射为 5 ~ 24.9a，内照射为 21 ~ 24a。辐射诱发其他实体瘤发病率较高的有甲状腺癌、乳腺癌、胃癌以及多发性骨髓癌，潜伏期较白血病长。

我国放射性肿瘤病因判断标准（GBZ 97—2009）规定了职业性放射性肿瘤的判断依据：（1）有接受一定剂量电离辐射的照射史和受照剂量的相关资料；（2）受照经一定潜伏期后发生相关胃癌、结肠癌、肺癌等原发性恶性肿瘤并且得到临床确诊；（3）根据患者性别、受照时年龄、发病时年龄和受照剂量按有关规定方法计算所患恶性肿瘤起因于所受照射的病因概率（PC）；（4）按有关规定方法计算 95% 可信限上限的 PC>50% 者可判断为放射性肿瘤。GBZ 97—2009 规定了职业性放射性肿瘤的判断：（1）起因于职业性照射的放射性肿瘤可以诊断为职业性放射性肿瘤；（2）职业照射复合职业性化学致癌暴露，辐射致癌在危险度增加中的相对贡献大于 1/2，合计病因概率 PC-50% 者也诊断为职业性放射性肿瘤。

6.6　职业性肿瘤

职业性肿瘤，又称职业癌，是在工作环境中接触致癌因素，经过较长的潜隐期而患的某种特定肿瘤。能引起职业性肿瘤的因素称为职业性致癌因素。国际癌症研究机构每年发表一些全球性的肿瘤病因研究进展与评审结果，目前，IARC确认与工农业生产有关的人类化学致癌物或生产过程有 40 多种，包括化学因素、物理因素和生物因素，其中最多见的为化学因素。

6.6.1　职业性肿瘤的特征

6.6.1.1　潜伏期

机体自接触职业病危害因素至出现被确诊的健康危害效应（最早临床表现）所需的时间称为潜伏期。而接触已确认的致癌物到确诊该致癌物所致的职业性肿瘤时的间隔时间称为潜隐期。研究证据表明，肿瘤是从 DNA 一个碱基对发生突变的非正常细胞所引发的，但最终是否能发展或何时发展为肿瘤，受一系列因素的综合影响，如肿瘤发生的内外源促进因子、细胞损伤的修复能力以及免疫系统的有效性等。因此，不同的致癌因素有不同的潜伏期。对人类，潜伏期最短的 4~6 个月，如苯致白血病；最长达 40a 以上，如石棉诱发间皮瘤；但大多数职业肿瘤的潜伏期较长，约为 12~25a。由于职业性致癌因素接触程度一般都较强，所以职业肿瘤发病的潜伏期比非职业性同类肿瘤短，这也是确定职业性肿瘤的重要依据之一。如芳香胺引起的泌尿系统癌症，发病年龄以 40~50 岁多见，较非职业性的早 10~15a。

6.6.1.2　阈值

大多数毒物的毒性作用存在阈值或阈剂量，即超过这个剂量时才可引起健康损害，并以此作为制订安全接触剂量的依据。但是对职业性致癌因素来说，是否存在阈值尚有争论。主张致癌物无阈值的理由是：一个单细胞内的 DNA 改变就可能启动肿瘤发生过程，那么这个细胞只要一次小剂量接触致癌物，甚至一个致癌分子就可能导致 DNA 改变，启动肿瘤发生，即"一次击中"学说。因此认为致癌作用不存在安全接触剂量，致癌效应无剂量阈值，人类不应该接触任何致癌物质。

6.6.1.3　剂量-反应关系

虽然致癌物阈值问题有争论，但大量研究证明，大多致癌物都明显存在剂量-反应关系，即在暴露致癌物的人群中，接触剂量大的要比接触剂量小的肿瘤发病率和死亡率都高，与接触总剂量有关（包括非职业接触）。

6.6.1.4　好发部位

职业性肿瘤有比较固定的好发部位或范围，多在致癌因素作用最强烈、最经常接触的部位发生。由于皮肤和肺是职业致癌物进入机体的主要途径和直接作用的器官，故职业性肿瘤多见于呼吸系统和皮肤，并可能累及同一系统的邻近器官，如致肺癌的职业致癌物可引发气管、咽喉、鼻腔或鼻窦的肿瘤；亦可发生在远隔部位，如皮肤接触芳香胺，导致膀胱癌；同一致癌物也可能引起不同部位的肿瘤，如砷可诱发肺癌和皮肤癌。此外，还有少数致癌物引起大范围的肿瘤，如电离辐射可引起白血病、肺癌、皮肤癌、骨肉瘤等。

6.6.1.5　病理类型

职业性致癌因素因种类不同而各具有不同特定的病理类型，例如铀矿工肺癌大部分为未分化小细胞癌；铬多致鳞癌；家具木工和皮革制革工的鼻窦癌大部分为腺癌。接触的强度不同而各具有不同特定的病理类型，一般认为，接触强致癌物以及高浓度接触所致癌多为未分化小细胞癌，反之则多为腺癌。但是上述病理学特点不是绝对的，如苯所致白血病的类型不一，且无一定规律，所以仅供与非职业性肿瘤作鉴别时参考。

另外，职业肿瘤一般恶性程度高，如芳香胺化合物引起的膀胱癌常为多发性，往往累及整个泌尿系统，而且复发率也高；苯所致白血病多为急性，发展较快，病人存活时间很短。其主要与职业性致癌因素种类和接触的强度有关。

6.6.1.6　病因

职业性肿瘤病因明确，都有明确的致癌因素和接触史。如前所述，苯致白血病，石棉、肺、氯甲醚、铬酸盐致肺癌，石棉致间皮瘤和肺癌，焦炉工的肺癌，联苯胺致膀胱癌，氯乙烯致肝血管肉瘤。若除去这些病因，相应肿瘤的发病率就会明显下降或不发生。

职业性肿瘤要在一定条件下才能发病。如金属镍微粒有致癌性，而块状金属镍就没有；苯胺的同分异构体中的自位异构体为强致癌物，而 α 位异构体则为弱致癌物；不溶性的铬盐及镍盐只有经肺吸入方能致癌，而将它们涂抹在皮肤或从口进入都没有致癌作用。还与个人习惯有关，如接触石棉且吸烟者，其肺癌发病率可以增加 40~90 多倍。

6.6.1.7　年龄

职业性肿瘤的发病年龄通常在 40 岁以下，与潜伏期长短有关。不过，由于工业化的发展，职业性致癌因素种类和数量的增加，预防措施的加强，职业性肿瘤的发病年龄有明显提高的趋势。总体来看，职业性肿瘤发病年龄比非职业性发病年龄要早。

6.6.2 常见的职业性肿瘤

随着经济的发展，我国职业危害及由此所致癌症呈严重态势。国家卫生部和劳动保障部于 2002 年 4 月发布了我国的《职业病目录》，目录中规定了 8 种职业性肿瘤：石棉所致肺癌和间皮瘤、焦炉工人肺癌、铬酸盐制造业工人肺癌、联苯胺所致膀胱癌、苯致白血病、氯甲醚所致肺癌、砷致肺癌及皮肤癌、氯乙烯致肝血管肉瘤等。另外还包括职业性放射性疾病中的放射性肿瘤。

2002 年颁布的职业性肿瘤诊断标准（GBZ 94—2002）规定了职业性肿瘤的诊断总则以及各特定职业肿瘤的诊断细则。诊断总则包括两点：首先肿瘤诊断明确，要求必须是原发性肿瘤，肿瘤的发生部位与所接触致癌物的特定靶器官一致且经细胞病理或组织病理检查，或经临床影像检查，或经腔内镜检查等确诊；其次要有明确的职业性致癌物接触史，接触致癌物的年限和肿瘤发病潜隐期符合诊断细则的相关规定，且需结合工作场所有关致癌物接触状况综合判断。

7 矿山职业性有害因素引起
职业病的预防和治疗

‹‹‹

7.1 尘肺病的预防和治疗

7.1.1 尘肺病的预防

三级预防是疾病预防的根本策略。尘肺病是病因明确的外源性疾病，是人类生产活动带来的疾病，预防策略应该是一级预防是根本，只要真正做好一级预防，尘肺病就可不发生。

7.1.1.1 控制尘源，防尘降尘

在做好工程防护、控制防尘的发生、降低粉尘浓度方面，我国已经有了非常成熟的经验，并取得了明确的效果，这就是防尘降尘的"八字方针"——水、风、密、革、护、宣、管、查。"水"即坚持湿式作业，禁止干式作业；"风"即通风除尘，排风除尘；"密"即密闭尘源或密闭、隔离操作；"革"即技术革新和工艺改革，包括使用替代原料和产品；"护"即加强个体防护；"宣"即安全卫生知识教育培训；"管"即防尘设备的维护管理和规章制度的建立，保证设备的正常运转；"查"即监督检查。实践证明，这是行之有效的防尘降尘方法，是一级预防的重要措施。

7.1.1.2 开展健康监护和医学筛检

对从事粉尘作业的人员开展健康监护和定期的医学检查，是早期发现尘肺病病人的主要手段。早期发现病人或高危人群，早期采取干预措施，可预防疾病的进一步发展或延缓疾病的发展，甚至可使高危人群不发展成尘肺病病人。做好健康监护和医学筛检是做好二级预防的重要措施。

7.1.1.3 做好三级预防，延长病人寿命，提高生活质量

对已患尘肺的病人，应该积极地开展三级预防，即预防并发症的发生，包括加强个体保健和适当的体育活动，增强机体的抵抗力；建立良好的生活习惯，不吸烟，预防感冒和发生呼吸系统感染；早期发现治疗并发症。以预防和治疗并发

症、改善临床症状为目的，采取综合治疗是尘肺病病人临床治疗的主要方法。

7.1.2 尘肺病治疗方法

7.1.2.1 抗纤维化治疗研究

A 抗纤维化药物种类

自1937年加拿大Denny首先报道用铝粉预防家兔实验性矽肺的效果后，国内外都在进行寻找抗纤维化治疗的药物。1961年西德Schlipkotter报告PVNO（克矽平，聚-2-乙烯吡啶-氮氧化物）对实验性矽肺有效，以后动物实验先后发现磷酸呱喹（1973年）、汉防己甲素（1975年）、氢氧呱喹（1978）、柠檬酸铝（1973年）、山铝宁（1975年）等有不同程度抑制肺纤维化的作用，并相继应用于临床治疗。

B 抗纤维化药物治疗作用机理

（1）铝制剂吸附于Si表面，阻止Si与体液发生水合作用产生Si—OH。

（2）克矽平的N—O优先与—OH结合，使石英不与巨噬细胞发生成氢键反应，从而保护巨噬细胞，提高巨噬细胞对矽尘毒性的抵抗力；间接增强肺对矽尘的廓清能力；阻断和延缓胶原的形成。

（3）磷酸呱喹间接增强肺的排除矽尘能力；保护细胞膜和溶酶体，防止尘细胞溃解；抑制正常胶原变性成为矽肺胶原；对不溶性的矽肺胶原蛋白可降解为小分子的肽段，对胶原纤维化有逆退作用；降低脂类与糖含量，减少形成矽结节的基质；有类激素及免疫抑制作用。

（4）汉防己甲素抑制胶原合成；影响细胞分泌功能，阻止胶原、粘多糖从细胞内向细胞外分泌，使其不能在细胞外形成胶原纤维；使不溶性的矽肺胶原蛋白降解为小分子的肽段；可与铜离子络合，影响胶原的交联反应；降低脂类与糖含量，减少形成矽结节的基质。

C 药物剂量及方法

磷酸呱喹，口服，每周一次，0.5~0.75g，6个月为一疗程，间隔1~2个月后继续下一疗程。汉防己甲素，口服，每日200~300mg，分3次，3~6月一疗程，间隔1~2个月后继续下一疗程。羟基磷酸呱喹，口服，每周1~2次，每次0.25g，6个月为一疗程，间隔1~2个月后继续下一疗程。柠檬酸铝，肌注每次20mg，每周一次，6个月一疗程，间隔1~2个月后继续下一疗程。克矽平，雾化吸入，每日0.3g，3~6个月一疗程，或静滴，每周一次2g，3~6月为一疗程，间隔1~2个月后继续下一疗程。

D 临床疗效

鉴于临床治疗和疗效研究的难度很大，现有的多数临床研究均难以完全遵循多中心、双盲、随机的原则，疗效的判定也比较可能。多认为抗纤维化治疗能够在一定程度上延缓纤维化的进展，并有一定的长期疗效。

E　副反应

汉甲、磷酸呱喹、羟基磷酸呱喹副反应相似，主要表现为：

（1）胃肠道症状，多发生在开始几次服药后，有口苦、胃纳减退、胃痛、腹泻及腹胀等，可自行缓解。

（2）窦性心动过缓，少数。

（3）肝功能异常，特别 SALT 升高，各疗程均可发生，部分病例可自然恢复，部分病例停药后恢复。

（4）皮肤色素沉着及皮肤痛痒，较普遍，以汉防己甲素为甚，多发生在 1~2 个疗程以后，用药时间越长表现越明显，停药后可自行消失。

7.1.2.2　大容量肺灌洗治疗

1996 年 Ramireg 首先将全肺灌洗术应用于治疗重症进行性肺泡蛋白沉积症，近年来，这一技术曾应用于肺泡蛋白沉积症、支气管哮喘持续状态、肺囊性纤维化、慢性支气管炎等疾患。它有清除呼吸道和肺泡中滞留的物质、缓解气道阻塞、改善呼吸功能、控制感染等作用。1982 年 Mason 对 Ⅰ 例尘肺患者进行肺灌洗治疗后，症状立即得到改善，但肺功能未见明显好转。1986 年国内开展大容量肺灌洗治疗矽肺的实验研究和临床治疗，已积累了近 5000 例的治疗病例。大容量肺灌洗治疗可以排出一定数量的沉积于呼吸道和肺泡中的粉尘及由于粉尘刺激所生成的与纤维化有关的细胞因子，被认为有病因治疗的意义；同时灌洗可使滞留于呼吸道的分泌物排出，有明确改善临床症状的效果。有报道 20 例单纯矽肺病例，采用大容量全肺灌洗治疗，结果显示 2/3 病人治疗后感觉呼吸轻松、胸闷、气急迅速好转，还能适当参加体力劳动，登楼、上坡亦不感吃力，明显优于对照组。X 线胸片显示，治疗组 50% 稳定无变化，进展和明显进展各占 25%，而对照组有 40% 进展、30% 明显进展。支气管肺泡灌洗术可分为单侧全肺灌洗、双侧全肺灌洗，均需在全麻下进行。大容量肺灌洗是风险性较高的操作技术，特别要求麻醉技术，要有一定的条件和有经验的医师，在严格掌握适应症的情况下进行。预防和处理术中及术后并发症是重点，这些包括低氧血症、心律失常、肺不张、支气管痉挛、肺感染等。

7.1.3　综合治疗

7.1.3.1　药物治疗

A　克矽平

1961 年首先由德国 Schlipkoter 报道聚-2-乙烯吡啶-N-氧化物（PVNO，克矽平）对实验性硅肺具有明显抑制病变进展的作用；随后，我国在 1964 年合成了克矽平，1967 年开始试用于临床，1970 年通过鉴定，1977 年收入中华人民共和国药典。经过对 PVNO 的药物合成、实验性疗效、毒性临床等方面深入的研究，证实其能保护巨噬细胞的溶酶体膜免受石英尘的毒性而死亡，还可以抑制肺巨噬细胞分泌致纤维化因子，阻止硅肺纤维化的形成；有促进胶原退逆的作用；增强肺的廓清功能，促使被吸入肺内的石英粉尘的捕出，具有病因学预防作用。在临床试用中，能使胸痛、气短、咳嗽、咳痰等症状有所改善，并有阻止和延缓硅肺病变进展的作用。治疗 8 年，胸片病变的稳定率为 86.7%，对照组为 53.3%；预防给药 5 年，胸片稳定率为 78.25%，有进展趋势的为 15.94%，与对照组比较有显著差异。经长期连续性的使用观察，未见慢性中毒情况。不同分子量与治疗效果和毒性密切相关，临床应用 7 万~10 万分子量的 PVNO 既有疗效，也可减少在体内蓄积性毒性反应。对尘肺结核的治疗用 PVNO 与抗痨药一同使用要比单用抗痨药效果好。PVNO 对石英尘肺效果好，对煤肺和煤硅肺不明显，且其在临床的效果远不如动物实验的效果。

　　B　汉防己甲素

　　汉防己甲素是从防己科千金藤属植物—汉防己中提取的一种生物碱，化学结构属于双苄基异喹啉类。以中国预防医科院卫研所为主的协作组开展了一系列的实验和临床研究，研究得出汉防己甲素可以络合铜离子，能影响胶原的交联反应，抑制胶原合成；抑制 DNA 增生，从而抑制蛋白质合成和胶原合成；能与 γ 球蛋白结合并促使其分解，对胶原蛋白也有此作用，具有影响成纤维细胞分泌功能，使前胶原（procollagen）与精胶多糖（GAG）不能分泌到细胞外，以致不能在细胞外形成胶原纤维。降低肺内类脂与氨基己糖含量，阻止硅肺结节形成；作用于肺血管平滑肌，解除血管痉挛，降低血管阻力，改善组织灌流，加速硅肺病变消散等。其不但对硅肺有明显的预防和治疗作用，而且对已形成的硅肺胶原纤维有一定的逆退作用。

　　汉防己甲素 1977 年开始用于临床，结果显示对患者咳嗽、气急、胸痛等症状有改善，血清铜蓝蛋白降低，尿羟脯氨酸和 IgG 均下降，X 射线胸片好转率为 24.9%，稳定率为 62%，但有肝功异常、皮肤色素沉着等不良反应。临床应用对急性及快速型硅肺疗效较好，可见团块周边雾状阴影消失，团块缩小，部分团块中心密度减低，阴影显得稀疏、浅淡。1982 年汉防己甲素通过国家鉴定。但由于其停药后有肺纤维化迅速进展，"反跳"现象，而影响了在临床的应用。若与羟哌或克矽平联合用药则可提高疗效，降低毒副作用。

　　C　哌喹类药物

　　哌喹类药物包括磷酸哌喹和羟基哌喹，系我国发现的另一种硅肺治疗药物，具有保护肺泡巨噬细胞及抑制胶原纤维形成的作用，可稳定病情，延缓硅肺进展。用量每周口服 1~2 次，每次 0.25g。长期用药有窦性心动过缓和窦性心律不齐，个别病例出现 I 度房室传导阻滞，皮肤可出现色素沉着，停药后上述副作用可消失好转。

D　矽肺宁

矽肺宁是国家医药总局委托杭州胡庆余堂制药厂、浙江省医学科学院、浙江医科大学合作研制的复方中药，来源为民间验方。1987 年通过专家鉴定，1989年由国家医药总局批准生产。

矽肺宁具有活血散结、止咳平喘的功效；既能拮抗硅肺毒性，又能保护细胞膜，具有一定的抗溶血作用；保护肺泡巨噬细胞膜，提高肺泡巨噬细胞 ATP 含量，可使肺泡巨噬细胞免受粉尘破坏，有缓解硅肺病变进展的作用，该药还有抗炎、抗感染作用，能增强机体的免疫功能。

经 400 多例临床观察显示，矽肺宁能改善临床症状，改善肺功能，增加肺活量，X 射线胸片好转率为 11%~20%，稳定率为 80%，血清铜蓝蛋白和黏蛋白含量明显下降。在病例的选择上突破了单纯硅肺的概念，可扩大至有心肺合并症者，长期服用无副作用。对尘肺具有一定的治疗价值。

E　黄根片

黄根为茜草科三角瓣花属植物，用 60% 乙醇提取液，其中含铝 3%~4.5%，主要作用成分为以有机铝为主的多种金属元素形成的聚合物。

作用机理为铝在二氧化硅表面形成难溶性的硅酸铝，使之对巨噬细胞丧失毒性作用，从而起拮抗石英细胞毒效应，保护巨噬细胞，抑制石英致纤维化作用。

黄根是治疗肝硬化、贫血的中草药。1972 年广西合山矿务局疗养院开始用于治疗硅肺。治疗 6 个月，咳嗽好转率为 53.3%，胸闷好转率为 73%，气短好转率为 51.6%。胸片显示病变稳定率为 73%，治疗 3 年，铜蓝蛋白、尿羟脯氨酸、血清 IgG、IgA 明显降低，X 射线胸片稳定率为 95.2%。广西壮族自治区用其治疗煤工尘肺，黄根组病情稳定率为 73%，与对照组有明显差异，经动态观察，在应用黄根治疗煤工尘肺的 11 年间，与对照组相比，累计稳定率的下降趋势明显延缓，与前 15 年比，每一年度的累计稳定率都有明显提高，治疗组的存活率明显高于对照组，且用药时间越长，存活率越高，长期服用无副作用。该药 1985年通过鉴定。

F　千金藤素片

千金藤素片属双苄基异喹啉类药物，是从防己科千金藤属、地不容等植物中提取的生物碱。其药理作用有生白细胞、抗肿瘤、抗炎及治疗皮肤病的作用，还具有调节免疫功能作用。其治疗硅肺的研究代号为抗尘-80。1987 年通过贵州省级鉴定，1993 年卫生部正式批准生产。临床观察，每年用 72g 治疗煤工尘肺组的有效率为 69.1%~88.5%，以 2 年疗程的有效率为高；每年用 62g 治疗硅肺的有效率为 71.8%～94.1%，疗程以 3 年为宜。两组间疗效无显著性差异。治疗后 X 射线胸片结果表明，治疗组和对照组经 2 年治疗后，X 射线胸片稳定率，硅肺分别为 70.1%、36.3%；煤工尘肺分别为 60.0%、45.7%；进展率，硅肺分别为 l2.3%、63.7%，煤工尘肺分别为 8.6%、54.3%，两者统计学有显著性差异。治疗后铜蓝蛋白和尿羟脯氨酸下降，用药 3 年未发现严重不良反应。千金藤素片是一种疗效较好、安全性较高的抗硅肺药物。

G 矽宁（量酸替络欧）

矽宁是乙胺芴酮类衍生物。矽宁的研究也是我国"八五"国家科技攻关课题。1983 年发现在化学合成的十几种乙胺芴酮类衍生物中，矽宁（量酸替络欧）对实验性硅肺具有明显抑制肺纤维病变进展的作用，而且毒副作用小。1992 年开始进行 II 期临床试验。研究显示，矽宁具有保护肺巨噬细胞，抑制其分泌超氧离子、过氧化氢、白细胞介素-1，从而抑制纤维化的作用；还可诱生干扰素，具有非特异性抗炎作用。用矽宁治疗后，患者咳嗽、咳痰、呼吸困难等症状明显好转，感冒和支气管肺部感染频度比对照组明显降低，通气功能也较对照组明显改善。在血清铜蓝蛋白对比实验中，治疗组的血清铜蓝蛋白活性明显降低，说明该药可能具有延缓硅肺纤维化的作用。

对该药进行为期 2 年的临床疗效观察结果显示，矽宁治疗 4 个疗程已显示出其疗效，若在 4 个疗程的基础上再加 2 个疗程，可巩固和提高矽宁的疗效。在停药 8 个月后病情比较稳定，似行进一步好转的迹象，未发现严重的不良反应。

H 矽复康

矽复康是以莨菪药为主加上活血化瘀的复方片剂。1989 年通过专家鉴定。该药具有活血化瘀、疏通微循环、松弛支气管平滑肌、增强肺廓清能力、保护巨噬细胞、调整免疫功能等作用。经临床治疗后的患者，症状改善、肺活量增加，部分患者胸片清晰度增高，结节阴影密度降低，融合块影不同程度缩小。

I 克矽风药酒

克矽风药酒是广西桂林大东亚制药厂生产的有批准文号的保健药酒。1993 年通过专家评审。由 73 种中药组方，含有丰富的微量元素，可以保护巨噬细胞免受石英粉尘的毒害，提高机体超氧化物歧化酶（SOD）水平，抑制和减慢肺组织纤维化进程。临床应用硅肺病情稳定率占 89%，胸片好转率占 9.6%，对咳嗽、平喘、胸痛、易感冒的有效率为 83.82%～95.24%，对风湿病的有效率为 97%，既能改善硅肺病临床症状又能防治风湿病，且服用安全、方便。

7.1.3.2 尘肺病氧气疗法

所谓氧疗，就是通过各种手段增加吸入氧的浓度，从而提高肺泡内氧分压，提高动脉血氧分压和血氧饱和度，增加可利用氧的方法。通过氧疗，能纠正尘肺肺心病患者的低氧血症，延缓肺功能恶化，减轻缺氧性肺血管收缩，降低肺动脉高压，延缓肺心病进展，延长患者寿命。尘肺肺心病患者呼吸道的解剖结构发生了巨大改变，因此呼吸系统通气功能、换气功能发生严重障碍，甚至通气血流比例失调，造成缺氧。

A　氧疗的作用

氧疗的作用显而易见，它对因缺氧给人体造成的所有危害都有治疗作用。如对各组织器官因缺氧导致的代谢紊乱、功能障碍、细胞损害等都有作用。

（1）对呼吸系统的作用。急性缺氧时氧疗可以改善缺氧对主动脉体、颈动脉体化学感受器的刺激，减慢呼吸；纠正呼吸中枢抑制的作用，改变周期性呼吸状态，可以缓解支气管痉挛状态，缓解肺血管收缩导致的肺动脉高压，延缓右心室肥厚和肺心病的发生进程。对于尘肺患者来讲其作用尤为明显。

（2）对中枢系统的影响。脑组织对缺氧特别敏感，耐受性差。及时氧疗可以改善因脑缺氧所致的疲劳、表情忧郁、淡漠、嗜睡等症状，使脑组织免遭不可逆损害，避免脑水肿和脑细胞的死亡。

（3）对心血管系统的影响。心肌的耗氧量最大，对缺氧也很敏感。氧疗可以缓解中度缺氧所致的心律增快、血压升高，重度缺氧所致的心律减慢、血压下降、排血量降低；可以缓解心脏传导系统因缺氧所致的心律失常，甚至心脏骤停。

（4）对肝肾功能的影响。氧疗可以缓解急性严重缺氧引起的肝细胞水肿、变性、坏死。可以减缓慢性缺氧导致的肝脏纤维化功能障碍。氧疗可以缓解缺氧所致的肾血管收缩、肾血流减少，甚至肾功能的损害。

B　氧疗的适应症

理论上讲低氧血症均为氧疗的适应症，$PaO_2 < 60mmHg$，$SaO_2 < 80\%$，均需氧疗，但是对于不同疾病引起的低氧血症，氧疗的效果也不一样。

（1）换气障碍。主要病变为弥散障碍，早期只有缺氧，无二氧化碳的潴留，$PaO_2 < 60mmHg$，$PaCO_2 \leqslant 35 \sim 45mmHg$，可通过提高吸入氧浓度来纠正缺氧，而且不会引起氧疗后二氧化碳的进一步升高，氧疗效果好。

（2）通气障碍。主要由肺泡通气量减少所致，不仅有缺氧，而且有二氧化碳的潴留，$PaO_2 < 60mmHg$，$PaCO_2 > 50mmHg$，其治疗必须在改善通气功能，排出二氧化碳的前提下给予低浓度氧。单纯吸入高浓度氧反而导致二氧化碳进一步潴留。这类病人平时氧分压较低，呼吸中枢主要靠缺氧来刺激，若单纯吸入高浓度氧，氧分压提高后肺通气量反而减少，使二氧化碳分压进一步升高。

（3）耗氧量增加。见于合并发热、代谢量增加、严重甲状腺功能亢进、高度脑力劳动等情况。

（4）非低氧血症引起的组织缺氧。氧分压在正常生理范围时，氧饱和度接近100%，吸氧不能再提高氧饱和度，但能增加物理溶解状态的血氧含量，从而增加血液向组织送氧的能力，使组织缺氧有一定程度的改善。有些疾病虽然氧分压在正常范围内，但组织有缺氧的情况，这时可给予吸氧。

（5）长期低流量吸氧的适应症。对于慢性阻塞性肺部疾病人，长期低流量吸氧可以改善智力、记忆力、运动协调能力，改善高血红蛋白血症及缺氧性肺血管收缩，从而使肺动脉压下降，提高生存质量，延长生存时间，降低病死率。这类病人 $PaO_2<55mmHg$，应接受长时间低流量吸氧，即使 $PaO_2>55mmHg$，当存在以下情况时，也应当长期低流量氧疗：1）肺动脉高压；2）肺心病；3）运动时发生严重低氧血症；4）因缺氧被限制运动，吸氧后改善；5）继发性血红蛋白增高症。长期氧疗（LTOT）是指慢性低氧血症患者每日吸氧。并待续较长时间，一般指24h持续吸氧。但是患者由于各种原因不能实现24h吸氧，有学者认为把每日吸氧18h以上就可称为持续吸氧。

7.1.3.3　尘肺病雾化吸入疗法

尘肺病患者因为受到粉尘长期的刺激，呼吸道黏膜遭到破坏，使其防御能力明显减弱；同时尘肺病是因肺部广泛纤维化使细支气管扭曲、变形、狭窄或痉挛，造成支气管引流不畅，加之其免疫机能变化，尘肺病患者呼吸道感染机会较普通人群多，而且发病后症状重，持续时间长，仅用一般的抗感染治疗，临床疗效不理想，如果同时采用既直接、方便，又安全的雾化吸入疗法，保持患者呼吸道通畅，往往有事半功倍的作用。雾化吸入的具体方法就是用雾化吸入装置将相关的药物分散成微小的雾滴或微粒，使其悬浮于气体中，并进入呼吸道及肺内，达到洁净气道、湿化气道以及使用治疗药物达到治疗的目的。

A　雾化吸入的作用

a　病理生理基础

为了保持呼吸道黏膜的湿润，为了维持呼吸道黏液—纤毛系统的生理功能，呼吸道内必须保持恒定的温度及湿度。室温下的空气进入鼻腔后，其温度增高到34℃，相对湿度达到80%~90%，当达到气管隆突时，温度可达到37℃，湿度可达到95%以上。

尘肺患者的呼吸道解剖结构遭到严重破坏，上呼吸道的加温、保湿功能严重下降或丧失，下呼吸道接受的吸入气体又凉又干燥，使正常情况下的呼吸道分泌物水分丢失。尘肺患者下呼吸道本身的完整结构也遭到严重破坏，加之感染等因素致使呼吸道的分泌物较普通患者明显增多，这样就大大加重了呼吸道分泌物水分的丢失，正常成年人通过呼吸及皮肤排出水分每24h约1L，其中支气管占约250mL，遇到特殊情况时会有双倍水分的呼吸道丢失，如过度通气、季节寒冷干燥、吸入干燥气体、高热等。如果以上情况合并存在时，呼吸道的水分将大量丢失，此时分泌物黏稠。痰液黏稠发生后，会引起通气障碍等一系列变化。

　　b　阻塞性通气功能障碍

　　（1）粉尘的长期刺激使支气管管腔扭曲、变形、狭窄或痉挛。煤工尘肺病变越重，这些改变越严重，有时候管腔可闭塞成不规则的缝隙状；同时气道受到气管外的压迫而闭合，这些均使空气吸入明显受限。

　　（2）尘肺患者气管壁黏液腺增生肥大，黏液分泌亢进，大量的黏液结合大量尘细胞的堆积，往往使管腔阻塞，空气吸入受限。

　　（3）随着病情的不断发展，慢性支气管炎和肺气肿的产生，气体呼出较吸入困难，肺泡内残气量增多，降低了吸入气体的氧饱和浓度，氧分压进一步降低，患者用加大呼吸来代偿，使通气增加。

　　（4）肺泡受损后，肺泡壁结构遭到破坏，形成肺大泡，膨胀的肺大泡挤压邻近的正常肺泡，使吸入的空气不能充分灌入，造成空气在肺内分布不均，也是通气不均的一种表现。以上这些原因导致阻塞性通气功能的障碍。

　　c　限制性通气功能障碍

　　由于尘肺造成的肺组织广泛纤维化，胸膜的广泛增厚粘连，使胸廓活动受限，引起肺活量、残气量、肺总量均减少，导致肺泡的通气受限，进出肺泡的气量减少，表现为限制性的通气功能障碍。往往多数尘肺患者既有阻塞性又有限制性的通气功能障碍，表现为混合性的通气功能障碍，更进一步加重了低氧血症的发生。

　　同时，痰液黏稠发生后可削弱纤毛的运动。在正常情况下呼吸道的纤毛运动可在 20~30min 内将气管隆突部位的分泌物送到声带。当气道内气体水分低于体温饱和的 70% 时，即可出现纤毛运动的障碍，干燥的气体可使上述纤毛输送分泌物时间延长 3~5h，直接吸入干燥气体，也可以使气管黏膜干燥、充血，痰液变黏，引起以上一系列变化，或加重以上变化。

　　B　作用机理

　　雾化吸入是基于以上病理变化，将药液分散为极小的颗粒，使其悬浮于气体相中，除了少数固体粉末状雾化剂以外，大多数雾化剂是溶于水中的。如何保持水滴的稳定性是雾化治疗的前提。决定水滴稳定性的因素有以下几个：

　　（1）水滴颗粒的体积和性质。颗粒直径 0.2~0.7μm，颗粒浓度为 100~1000 个/L 时，是水滴最稳定的条件。一般雾化器产生的颗粒直径多数在 0.5~3μm 之间，外形为球形，属于比较稳定的颗粒。雾化滴形成以后一般以三种形式沉积在各级支气管上，沉积方式分以下几种：

　　1）撞击沉积。主要是由于雾滴粒子形成时的惯性碰撞而形成沉积，一般雾滴的直径最小在 3μm 以上，多见于上呼吸道壁。

　　2）重力沉积。主要是由于重力作用沉积在气道壁上，颗粒直径在 1~5μm

之间，多见于下呼吸道壁。直径在 $0.5\sim1.0\mu m$ 之间的颗粒也多以此种形式沉积在下呼吸道壁上。

3）弥散沉积。主要以布朗运动的形式沉积在气道壁上，颗粒直径多在 $0.2\mu m$ 以下。一般来说直径为 $0.4\mu m$ 的颗粒在肺泡内沉积得最少，多于或少于此体积的颗粒均可沉积在肺泡内，可以在肺泡内沉积的最大颗粒为 $1.2\mu m$，沉积率最高的是 $0.25\sim0.5\mu m$ 的颗粒，最小的为 $0.25\sim0.5\mu m$ 的颗粒。可见雾化吸入治疗过程中产生直径为 $1\sim5\mu m$ 的雾滴最为合适，对下呼吸道的治疗最为直接，最为有效。

（2）水滴颗粒的浓度。水滴颗粒的浓度与空气中水蒸气的含量和空气的湿度也有关系，温度越低，水滴颗粒的浓度越低，所以保持湿度对尘肺患者来讲至关重要，直接影响到呼吸道分泌物的黏稠程度和易咳出程度。

（3）空气的温度。空气中的水蒸气含量与温度有密切的关系，温度越低，水蒸气浓度也越低。当室温为 $10℃$ 时，大气含水量不到呼气的 $1/4$，也就是说机体呼气含水量超过吸气含水量的 3 倍，因此水分可从呼吸道丢失。

（4）雾化吸入颗粒的温度。雾化吸入雾滴的温度也是这种疗法起作用的主要因素之一，当浓度较低的气体被吸入后，由于与下呼吸道的温差较大，吸入的气体受热膨胀，颗粒密度降低，使雾化颗粒到达下呼吸道的数量减少，达不到治疗的目的；当雾化颗粒气温过高，在通过管路输送的过程中，温度逐渐降低，容易使雾化颗粒凝结在输送管路途中，使雾化颗粒到达下呼吸道的数量下降，也达不到治疗的目的。所以在应用装置时应该使用近乎人体温度的恒温装置。并且尽可能减少输出管的长度，以便增加雾化颗粒的浓度，更好地达到治疗目的。

7.1.3.4　机械通气法

机械通气法就是使用人工方法或机械装置的通气以代替、控制或改变自发呼吸，达到增加通气量、改善换气功能、减轻呼吸功消耗等目的。

机械通气治疗的使用指征包括以下几种情况：（1）通气不足，依靠呼吸机提供部分或全部通气；（2）减少呼吸功耗，减轻心肺功能上和体力上的负担，缓解呼吸困难状况；（3）纠正通气/血流比例失调。以上机械通气对呼吸生理过程的影响，是决定是否采用机械通气治疗的重要依据。但是在开始机械通气之前，应充分估计患者的病情是否可逆，有无撤机的可能，以减少无意义的马拉松式的人力、物力消耗。

7.1.3.5　肺灌洗方法

大容量肺灌洗技术最先用于治疗肺泡蛋白沉着症。1983 年南京胸科医院首先将其用于治疗尘肺病，收到了较好的近期疗效，以后中国煤矿工人北戴河疗养院等引进了此项技术，开展大批量煤工尘肺、硅肺及其他无机粉尘所致尘肺病的治疗研究。经过 20 余年的探索及改进，此项技术不断完善，从单侧分期整洗到双肺同期大容量灌洗。截至目前已治疗尘肺病人 2220 余例，均未发生意外。越南、俄罗斯等国的患者也来我国接受灌洗疗法，取得了较好的近期效果。其作用机理为消除肺内部分粉尘、吞噬细胞和有害因子，从而改善症状和肺功能。对有接触史和可疑尘肺工人进行灌洗可能防止其发病。

大容量全肺灌洗（WLL）的治疗机理是针对病人始终存在于肺部的粉尘和炎性细胞而采取的治疗措施，不但能消除肺泡内的粉尘、巨噬细胞及致炎症、致纤维化因子等，而且还可改善症状，改善肺功能，是一种祛除病因的疗法，为其他方法所不能代替的。

大容量肺灌洗治疗尘肺及其他肺部疾病的适应症为：（1）各种无机尘肺，包括硅肺、煤工尘肺、水泥尘肺、电焊工尘肺等，且无合并活动性肺结核、肺大泡、严重肺气肿、支气管畸形及严重心脏病、高血压、血液病等，年龄一般 60 岁以下；（2）重症和难治性下呼吸道感染，如难治的喘息性支气管炎、支气管扩张症；（3）肺泡蛋白沉积症；（4）慢性哮喘持续状态；（5）吸入放射性粉尘的消除。

双肺同期大容量灌洗治疗尘肺的方法介绍如下。患者在全身麻醉下采用双腔气管插管。插管到位后，将气管导管套囊充气膨胀至完全封闭气道，左右侧完全隔开，使一侧肺通气，另一侧肺灌洗。灌洗前以 100% 纯氧通气至少 20min，以充分冲洗肺内氮气，提高氧储备；然后将患者置于患侧卧位，使通气肺在上，灌洗肺在下，用血管钳阻断灌洗肺的通气，观察单侧肺通气情况，调节呼吸参数，使脉搏搏容积血氧饱和度（SPO_2）达到 90% 以上。将三通管一端连接于双腔气管插管的灌洗侧肺的接口上，一端连于 1000mL 装的灌洗瓶，另一端与负压引流瓶相连，灌瓶高度距离手术床 100cm 左右。以 100mL/min 左右的速度向肺内注入加温至 37℃ 的生理量水，每次灌洗量为 500mL，采用 80～100mmHg（1mmHg = 0.133kPa）负压吸引，观察回收液的颜色，反复灌洗直至回收液颜色完全变清，记录回收量，总量可达 20～40L。

灌洗过程中监测患者的心电图、血压、SPO_2 及通气侧肺的呼吸音。由于受重力影响，通气侧肺的血流激注减少，注入灌洗液后，灌洗侧内压增加，可使通气侧的血流灌注增加，从而改善通气血流比，可使 SPO_2 略有上升。若术中发现通气侧肺出现湿啰音，或术中一旦 SPO_2 下降至 90% 以下，需考虑是否有气管套囊渗漏或出现肺水肿，应立即停止灌洗，改双肺通气，静注速尿（呋塞米），待情况稳定后再予灌洗。出现上述情况的病例，灌洗结束后应在术后复苏室继续机械通气约 1h，再拔除双腔管。若经处理 SPO_2 仍不能维持在 90% 以上，应换单腔气管导管，送监护病房，予以机械通气，并监测动脉血气，电解质，复查胸片，

12h 后拔管。在灌洗结束后，继续间断负压吸引，以尽可能减少灌洗液残留在肺内；灌洗后继续机械通气约 1h，若术中给予 20mg 速尿静注，可大大减少术后发生肺水肿的可能，使灌洗侧肺在短时间内恢复通气。患者可于灌洗后 48h 内症状和生理指标得到改善，但对病情的控制尚难以定论。大容量同期双肺灌洗所需技术条件较高，具有一定危险性，其主要并发症为：（1）肺内分流增加，影响气体交换；（2）灌入的生理盐水流入对侧肺；（3）低血压；（4）液气胸；（5）支气管痉挛；（6）肺不张；（7）肺炎等。

7.2 职业中毒的预防和治疗

职业中毒的治疗可分为病因治疗、对症治疗和支持疗法三类。病因治疗的目的是尽可能消除或减少致病的物质基础，并针对毒物致病的机制进行处理。及时合理的对症处理是缓解毒物引起的主要症状，促进机体功能恢复的重要措施。支持疗法可改善患者的全身状况，促进康复。

（1）急性职业中毒：

1）现场急救。脱离中毒环境，立即将患者移至上风向或空气新鲜的场所，注意保持呼吸道通畅。若患者衣服、皮肤被毒物污染，应立即脱去污染的衣物，并用清水彻底冲洗皮肤（冬天宜用温水）；对遇水可发生化学反应的物质，应先用干布抹去污染物，再用水冲洗。现场救治时应注意对心、肺、脑、眼等重要脏器的保护。对重症患者应严密注意其意识状态、瞳孔、呼吸、脉搏、血压的变化；若发现呼吸、循环障碍时应及时对症处理，具体措施与内科急救原则相同。对严重中毒需转送医院者，应根据症状采取相应的转院前救治措施。

2）阻止毒物继续吸收。患者到达医院后，如发现现场紧急清洗不够彻底，则应进一步清洗。对气体或蒸气吸入中毒者可给予吸氧；经口中毒者应立即催吐、洗胃或导泻。

3）解毒和排毒。应尽早使用解毒排毒药物，解除或减轻毒物对机体的损害。必要时，可用透析疗法或换血疗法清除体内的毒物。常用的特效解毒剂有：①金属络合剂。主要有依地酸二纳钙（$CaNa_2EDTA$）、二乙三胺五乙酸三钠钙（DTPA）、二巯丙醇（BAL）、二巯丁二酸钠（NaDMS）、二巯基丁二酸等，可用于治疗铅、汞、砷、锰等金属和类金属中毒。②高铁血红蛋白还原剂。常用的有美蓝（亚甲蓝），可用于治疗苯胺、硝基苯类等高铁血红蛋白形成剂所致的急性中毒。③氧化物中毒解毒剂。如亚硝酸钠—硫代硫酸钠疗法，主要用于救治氧化物、丙烯腈等含"CN^-"化学物所致的急性中毒。④有机磷农药中毒解毒剂。主要有氯解磷定、解磷定、阿托品等。⑤氟乙酰胺中毒解毒剂。常用的有乙酰胺（解氟灵）等。

4）对症治疗。由于针对病因的特效解毒剂种类有限，因而对症治疗在职业中毒的救治中极为重要，主要目的在于保护体内重要器官的功能，缓解病痛，促使患者早日康复；有时可挽救患者的生命。其治疗原则与内科处理类同。

（2）慢性职业中毒。早期常为轻度可逆的功能性改变，继续接触则可演变成严重的器质性病变，故应及早诊断和处理。

中毒患者应脱离毒物接触，及早使用有关的特效解毒剂，如 NaDMS、CaNa2EDTA 等金属络合剂；但目前此类特效解毒剂为数不多，应针对慢性中毒的常见症状，如类神经症、精神症状、周围神经病变、白细胞降低、接触性皮炎，慢性肝、肾病变等，对患者进行及时合理的对症治疗，并注意适当的营养和休息，促进康复。慢性中毒患者经治疗后，应对其进行劳动能力鉴定，并安排合适的工作或休息。

7.2.1　刺激性气体中毒的预防和治疗

7.2.1.1　刺激性气体中毒的预防

刺激气体对人群的危害是突发性事故造成的群体性中毒和死亡，因此，预防控制的重点是消除刺激性气体中毒事故隐患，早期发现和预防重度中毒，加强现场急救，预防控制并发症。

（1）消除事故隐患，控制接触水平：

1）加强对可能产生的刺激性气体、输送管道、储槽或钢瓶等的维修及灌注、储存和运送通道的安全防范，做好防爆、防火、防漏。

2）生产和使用刺激性气体的设备和过程实行密闭化、自动化及局部吸出式通风，做好废气的回收和利用。

3）定期进行环境检测，及时发现刺激性气体超过最高容许浓度的原因，提出改进措施。

4）提高作业人员素质与自我保健意识。加强职工上岗前安全培训，自觉执行安全操作规程，穿戴防护衣帽和防毒口罩。

（2）提高现场急救水平，控制毒物吸收：

1）对有潜在事故隐患作业，配置急救设备，如防毒面具、冲洗设备等，开展急救训练，并定期对急救设备和防毒面具进行维修和有效性检验。

2）尽快使染毒者脱离接触，进入空气新鲜地带，迅速脱去污染衣服。皮肤、眼染毒即刻进行清洗或中和解毒，视吸入或接触气体为酸性或碱性，分别以 3%～5% 碳酸氢钠或 3%～5% 硼酸、柠檬酸冲洗，或湿敷，或呼吸道雾化吸入。

7.2.1.2 刺激性气体中毒的治疗

A 现场急救

迅速疏散可能接触者脱离有毒作业场所并对病情作出初步估计和诊断。患者应迅速移至通风良好的地方，脱去被污染的衣裤，注意保暖。处理灼伤及预防肺水肿：用水彻底冲洗污染处及双眼，吸氧、静卧、保持安静。对于出现肺水肿、呼吸困难或呼吸停止的患者，应尽快给氧，进行人工呼吸，心脏骤停者可给予心脏挤压，有条件的可给予支气管扩张剂与激素。凡中毒严重者采取了上述抢救措施后，应及时送往医院抢救。保护和控制现场、消除中毒因素。按规定进行事故报告，组织事故调查。对健康工人进行预防健康筛检。

B 治疗原则

(1) 刺激性气道或肺部炎症，主要给以止咳、化痰、解痉药物，适当给以抗菌治疗。急性酸或碱性气体吸入后，应及时吸入不同的中和剂，如酸吸入后，应给予4%碳酸氢钠气雾吸入；而碱吸入后，应给予2%硼酸或醋酸雾化吸入。

(2) 中毒性肺水肿与 ARDS，迅速纠正缺氧，合理氧疗。早期轻症患者可用鼻导管或鼻塞给氧，氧浓度为50%；肺水肿或 ARDS 出现严重缺氧时，机械通气治疗是纠正缺氧的主要措施。常用的通气模式为呼气末正压（PEEP），该种方法由于呼气时肺泡仍能维持正压，可防止肺泡萎陷、改善肺内气体分布、增加氧弥散、促进 CO_2 排出、纠正通气/血流失调、改善换气功能，从而减少病死率。

(3) 降低肺毛细血管通透性，改善微循环：应尽早、足量、短期应用肾上腺皮质激素，常用大剂量地塞米松，以减轻肺部炎症反应，减少或阻止胶体、电解质及细胞液等向细胞外排出，维持气道通畅；提高机体的应激能力。同时合理限制静脉补液量，ARDS 应严格控制输入液体量，保持体液负平衡。为减轻肺水肿，可酌情使用少量利尿剂等。

(4) 保持呼吸道通畅，改善和维持通气功能：可吸入去泡沫剂二甲硅酮，以降低肺内泡沫的表面张力，清除呼吸道中水泡，增加氧的吸入量和肺泡间隔的接触面积，改善弥散功能；还可适当加入支气管解痉药氢溴酸东莨菪碱，以松弛平滑肌，减少黏液分泌，改善微循环，可根据毒物的种类不同，尽早雾化吸入弱碱（4%碳酸氢钠）或弱酸（2%硼酸或醋酸），以中和毒物；必要时施行气管切开、吸痰。

(5) 积极预防与治疗并发症：根据病情可采取相应的治疗方法，并给予良好的护理及营养支持等，如继发性感染、酸中毒、气胸及内脏损伤等。

C 解毒治疗

由于多数职业性毒物并无特殊解毒药物，故对症支持治疗实际上是职业中毒的主要治疗措施，是维持生命、争取抢救时间的重要保障，更是修复机体功能、促进机体康复的必要基础。

解毒治疗属于病因治疗的重要组成部分，其又可分为非特异性和特异性解毒两大类。

（1）非特异性解毒治疗。

1）加速转化解毒。如葡萄糖醛酸内酯，也称"肝泰乐"水解后生成的葡萄糖醛酸可在肝内与多种有机化合物结合，生成低毒物质由尿排出。口服片剂（50mg）和注射剂（100mg）市场均有供应。

如还原型谷胱甘肽，因含有丰富的巯基，故可保护体内含巯基的酶类，并能有效清除自由基，抑制脂质过氧化反应，是用途十分广泛的非特异性解毒剂。常用其注射剂，每日600~1200mg肌内或静脉注射。

如乙酰半胱氨酸，进入体内可用以合成谷胱甘肽，用途与谷胱甘肽相同；此外，它还是醋氨酚的特殊解毒剂及化痰药。市场有片剂或胶囊供应，剂量均为每片200mg。

2）阻止毒物吸收。如葡萄糖酸钙，可与氟化物生成氟化钙，与乙二醇、乙二酸的代谢产物草酸生成不溶性草酸钙，达到解毒的目的。可用以洗胃、口服（0.2g，3次/天）、静脉注射（10% 10mL，1~2次/天）。

如硫酸钠，可与钡离子迅速结合成不溶性硫酸钡，达到解毒的目的。可用以吸胃（1%溶液）、口服（5% 200mL，2次/天）、静脉注射（20% 20~40mL，1~2次/天）。

如普鲁士蓝，也称中国蓝，化学结构式为$KFe[Fe(CN)_6]$，属化学试剂。主要用于抢救误服铠、铊（Cs）等，其结构中的与上述元素置换形成不溶性化合物从粪便排出。常以15g溶于20%甘露醇250mL中，分6次口服或经胃管灌入。

如褐藻酸钠，系由褐藻中提取，不被胃肠道吸收，对锶（Sr）等金属有特殊亲和力，可预防和治疗锑中毒；用法为2%溶液600mL。

3）阻遏毒性发挥。如硫代硫酸钠，为供硫体，并可与氧离子、金属元素形成低毒化合物排出，属广谱解毒剂；用法为10%溶液10~20mL静注，1次/天。

乙醇可与甲醇、乙二醇在体内竞争醇脱氢酶，阻止上述二物在体内生成毒性较强的甲酸、草酸，达到阻遏其毒性发挥的效果；常用剂量为50%乙醇30mL口服，每4~6小时一次。

维生素B_6（$VitB_6$）可抑制肼类化合物（肼、甲基肼、二甲基肼、异烟肼等）的毒性；因该类化合物可与吡哆醛形成复合物而对磷酸吡哆醛激酶产生明显抑制，使吡哆醛不能转化为有活性的$VitB_6$，从而影响脑内抑制性神经递质γ-氨基丁酸（GABA）生成，引起惊厥发生；大剂量$VitB_6$有助于消除上述不良后果，控制惊厥；一般可用$VitB_6$ 1g加入葡萄糖溶液静脉滴注，直至症状消失。

维生素K1（VitK1）可抑制某些杀鼠剂（如茚满二酮类、双香豆素类）抗凝血毒性，因这些化合物化学结构与 VitK 相似，故在体内与 VitK 发生竞争，导致机体凝血功能障碍。补充 VitK 可有效对抗上述杀鼠药的毒性，常用剂量为 50mg 静注后，再改为 10~20mg 肌注，1~4 次/天。

4）清除自由基。研究表明，许多理化因素的损伤机制与自由基和脂质过氧化反应有关，使用自由基清除剂是职业病领域近年的重要进展之一。常用的自由基清除剂（也称抗氧化剂）除谷酰甘肽外，还有：①维生素 E（VitE），是自由基链式反应的终止剂，常用剂量为 100~200mg/次。②维生素 C（VitC），与 VitE 有协同作用，本身亦可清除超氧阴离子、羟基阴离子，常用量为 600~1200mg/d，口服或静注。③R—胡萝卡素，具有很强的抗氧化能力，常用剂量为 6~12mg/d。④辅酶 Q10，也是体内重要的抗氧化剂，可口服、肌注或静注，5~10mg/次。⑤糖皮质激素，用量需大，且应早期、短程使用。

（2）特异性解毒治疗。特异性解毒治疗主要是金属络合剂。其对各种金属均具一定的亲和力，对有害金属的亲和性更强，故在临床常用于金属中毒治疗。常用的络合剂有两大类：疏基络合剂和氨羧络合剂。1）疏基络合剂，如二疏丙醇、二疏丙磺钠、二疏丁二酸（DMSA）、青霉胺（PCA）、疏乙胺（MEA）等。2）氨羧络合剂，常见的有：依地酸钙钠（也称乙二胺四乙酸二钠钙，喷替酸钙钠，也称二乙胺五乙酸三钠钙，或促排灵）、喷替酸锌钠（也称二乙胺五乙酸三钠钙，或新促排灵）等。3）其他络合剂，如金精三羧酸（ATA）、喹氨酸（也称鳌核羧酚）、羟乙基乙二胺三乙酸、去铁胺（DF，DFM，DFOM，也称去铁敏）、乙烯胺基丙烯二磷酸钙钠（也称 S186）、对氨基水杨酸（PAS-Na）、二硫代氨基甲酸酯类等。

使用络合剂治疗需严格控制剂量，对于儿童尤需谨慎使用，因该类药的选择性不强，可能会同时排出大量其他微量元素如锌、铜、钙、镁等，产生"过络合综合症"，必要时可补充微量元素。

D 其他处理

一般情况下，轻、中度中毒治愈后，可恢复原工作。重度中毒治愈后，原则上应调离刺激性气体作业（参见 GBZ 72—2009）。急性中毒后如有后遗症，结合实际情况，妥善处理。

7.2.2 窒息性气体中毒和治疗

7.2.2.1 窒息性气体中毒的预防

窒息性气体事故的主要原因是：设备缺陷和使用中发生跑、冒、滴、漏；缺乏安全作业规程或违章操作。

中毒死亡多发生在现场或送院途中。现场死亡除窒息性气体浓度高外，主要由于施救者不明发生窒息事故的原因，缺乏急救的安全措施，施救过程不作通风或通风不良而致救者也窒息死亡；缺乏有效的防护面具；劳动组合不善，在窒息性气体环境单独操作而得不到及时发现与抢救，或窒息昏倒于水中溺死。据此，预防窒息性气体中毒的重点在于：

（1）严格管理制度，制订并严格执行安全操作规程。

（2）定期设备检修，防止跑、冒、滴、漏。

（3）窒息性气体环境设置警示标识，装置自动报警设备，如一氧化碳报警器等。

（4）加强卫生宣教，做好上岗前安全与健康教育，普及急救互救知识和技能训练。

（5）添置有效防护面具，并定期维修与效果检测。

（6）高浓度或通风不良的窒息性气体环境作业或抢救，应先进行有效的通风换气，通风量不少于环境容量的3倍，佩戴防护面具，并有人保护。

7.2.2.2　窒息性气体中毒的治疗

A　治疗原则

窒息性气体中毒病情危急，应分秒必争进行抢救。包括有效的解毒剂治疗，及时纠正脑缺氧和积极防治脑水肿，是治疗窒息性气体中毒的关键。

B　处理原则

积极防治肺水肿和ARDS是抢救刺激性气体中毒的关键。

C　现场急救

窒息性气体中毒的抢救关键在及时，重在现场。窒息性气体中毒存在明显剂量效应关系，特别强调迅速阻止毒物继续吸收，尽快解除体内毒物毒性。（1）尽快脱离中毒现场，立即吸入新鲜空气。入院病人已脱离现场仍应彻底清洗被污染的皮肤。（2）严密观察生命体征。危重者易发生中枢性呼吸循环衰竭；一旦发生，应立即进行心肺复苏；呼吸停止者，立即人工呼吸，给予呼吸兴奋剂。（3）并发肺水肿者，给予足量、短程糖皮质激素。

D　氧疗法

氧疗法是急性窒息性气体中毒急救的主要常规措施之一。应采用各种方法给予较高浓度（40%~60%）的氧，以提高动脉血氧分压，增加组织细胞对氧的摄取能力，激活受抑制的细胞呼吸酶，改善脑组织缺氧，阻断脑水肿恶性循环，加速窒息性气体排出。

E　尽快给予解毒剂

（1）急性氧化物中毒。可采用亚硝酸钠-硫代硫酸钠联合解毒疗法进行驱排。近年来有人采用高铁血红蛋白（MtHb）形成剂 10%的（4-二甲基氨基苯酮、4-DMAP）效果良好，作用快，血压下降等副作用小；重症者可同时静注 15%硫代硫酸钠 50mL，以加强解毒效果；也可用美蓝-硫代硫酸钠疗法，即采用美蓝代替亚硝酸钠，但剂量应加大。或用对氨基苯丙酮（PAPP）治疗。

（2）硫化氢中毒。可应用小剂量美蓝（20~120mg）。理论上也可给予氰化氢解毒剂，但硫化氢在体内转化速率甚快，且上述措施会生成相当量高铁血红蛋白（MtHb）而降低血液携氧能力，故除非在中毒后立即使用，否则可能弊大于利。

（3）一氧化碳中毒。无特殊解毒药物；但高浓度氧吸入，可加速 HbCO 解离，可视为"解毒"措施。

（4）苯的氨基或硝基化合物中毒。可致高铁血红蛋白血症，目前以小剂量美蓝还原仍不失为最佳解毒治疗。

（5）单纯窒息性气体中毒。无特殊解毒剂；但二氧化碳中毒可给予呼吸兴奋剂，严重者用机械过度通气，以促进二氧化碳排出，也可视作"解毒"措施。

F　积极防治脑水肿

脑水肿是缺氧引起的最严重后果，也是窒息性气体中毒死亡的最重要原因。因此，防治脑水肿是急性窒息性气体中毒抢救成败的关键；要点是早期防治、力求脑水肿不发生或程度较轻。

除了防治缺氧性脑水肿的基础措施外，还应采取如下措施：（1）给予脑代谢复活剂，如 ATP、细胞色素 C、辅酶 A，或能量合剂同时应用肌酐、谷氨酸钠、γ-氨络酸、乙酰谷氨酰胺、胞二磷胆碱、二磷酸果糖、脑活素等；（2）利尿脱水，常用药物为 20%甘露醇或 25%山梨醇，也可与利尿药交替使用；（3）糖皮质激素的应用，对急性中毒性脑水肿有一定效果，常用地塞米松，宜尽早使用，首日应用较大的冲击剂量。

G　对症支持疗法

（1）谷胱甘肽。作为辅助解毒剂，加强细胞抗氧化作用，加速解毒。

（2）低温与冬眠疗法。可减少脑氧耗量，降低神经细胞膜通透性，并有降温作用，以保护脑细胞，减轻缺氧所致脑损害。

（3）二联抗生素。预防感染。

（4）抗氧化剂。对活性氧包括氧自由基及其损伤作用具有明显抵御清除效果。用维生素 E、大剂量维生素 C、β-胡萝卜素及小剂量微量元素硒等拮抗氧自由基。

（5）纳洛酮。是一种特异性阿片受体拮抗剂、卓越的神经无保护剂，对一氧化碳中毒患者可起到有效的治疗作用，并有可能抑制一氧化碳中毒后的大脑后脱髓销和细胞变性，减少一氧化碳中毒后迟发性脑病的发生率。

（6）苏醒药。常用的有克脑迷（抗利痛）、氯酯醒（遗尿丁）、胞二磷胆碱、脑复康等，配合其他脑代谢复活药物，常可收到较好效果。

（7）钙通道阻滞剂。可阻止 Ca^{2+} 向细胞内转移，并可直接阻断血栓素的损伤作用，广泛用于各种缺血缺氧性疾患。常用药物有心可定、导博定、硝苯吡啶。

（8）缺氧性损伤的细胞干预措施。缺氧性损伤的分子机制主要有两个，即活性氧生成及细胞内钙超载，故目前的细胞干预措施主要针对这两点，目的在于将损伤阻遏于亚细胞层面，不使其进展为细胞及组织损伤。

（9）改善脑组织灌流。主要措施为：1）维持充足的脑灌注压。要点是使血压维持于正常或稍高水平，故应及时纠正任何原因的低血压，但也应防止血压突然增加过多，以免颅内压骤增。紧急情况下可用 4～10℃ 生理盐水或低分子右旋糖酐（300～500mL/0.5h）经颈动脉直接快速灌注，以达降温、再通微循环目的。2）纠正颅内"盗血"。可采用中度机械过度换气法进行纠正。因 $PaCO_2$ 降低后可使受缺氧影响较小的区域血管反射性收缩，血液得以重新向严重缺氧区灌注，达到改善脑内分流、纠正"盗血"的目的。一般将 $PaCO_2$ 维持在 4kPa（30mmHg）即可，$PaCO_2$ 过低可能导致脑血管过度收缩，反有加重脑缺氧之虞。3）改善微循环状况。可使用低分子（MW 2 万～4 万）右旋糖酐，有助于提高血浆胶体渗透压、回收细胞外水分、降低血液黏稠度、预防和消除微血栓，且可很快经肾小球排出而具利尿作用；一般可在 24h 内投用 1000～1500mL。

（10）控制并发症。1）预防硫化氢中毒性肺水肿的发生发展，早期、足量、短程应用激素。2）预防一氧化碳中毒迟发性神经精神后发症，应用高压氧治疗或面罩加压给氧。

（11）其他对症处理。如对角膜溃烂等进行处理。

7.2.3　金属中毒的预防和治疗

7.2.3.1　铅

A　铅中毒的预防

定期对工人进行体检，有铅吸收的工人应早期进行驱铅治疗，妊娠及哺乳期女工应暂时调离铅作业，有贫血、卟啉病、多发性周围神经病的人员禁止从事铅作业。

B　铅中毒的治疗

（1）观察对象可继续原工作，3～6 个月复查一次或进行驱铅试验明确是否为轻度铅中毒。

（2）轻度、中度中毒治愈后可恢复原工作，不必调离铅作业。

（3）重度中毒必须调离铅作业，并根据病情给予治疗和休息。如需劳动能力鉴定者按 GB/T 16180 处理。

（4）治疗方法包括以下几种：

1）驱铅疗法。常用金属络合剂驱铅，一般 3~4 日为一疗程，间隔 3~4 日，根据病情使用 3~5 个疗程，剂量及疗程应根据患者具体情况结合药物的品种、剂量而定。首选依地酸二钠钙（CaNa$_2$-EDTA），每日 1.0g 静脉注射或加于 25% 葡萄糖液静脉滴注。CaNa$_2$-EDTA 可与体内的钙、铁等形成稳定的络合物而排出，可能导致血钙降低及其他元素排出过多，故长期用药可出现"过络合综合症"，患者自觉疲劳、乏力、食欲减退等，应注意观察。二巯基丁二酸钠（Na-DMS）每日 1.0g，用生理盐水或 5% 葡萄糖液配成 5%~10% 浓度静脉注射。二巯基丁二酸胶囊（DMSA）副作用小，可口服，剂量为 0.5g，每日 3 次。

2）对症疗法。根据病情给予支持疗法，如适当休息、合理营养等；如有类神经症者给以镇静剂，腹绞痛发作时可静脉注射葡萄糖酸钙或皮下注射阿托品。

3）一般治疗。适当休息，合理营养，补充维生素等。

7.2.3.2 汞

A 汞中毒的预防

汞作业工人每年应坚持健康体检，查出汞中毒的病人应调离汞作业并进行驱汞治疗。坚持就业前体检，患有明显肝、肾和胃肠道器质性疾患，口腔疾病，精神神经性疾病等应列为职业禁忌症，均不宜从事汞作业。妊娠和哺乳期女工应暂时脱离汞作业。

B 汞中毒的治疗

（1）急性中毒治疗原则：迅速脱离现场，脱去污染衣服，静卧，保暖；驱汞治疗，用二巯基丙磺酸钠或二巯丁二钠治疗；对症处理与内科相同；但需要注意口服汞盐患者不应该洗胃，应尽快口服蛋清、牛奶或豆浆等，以使汞与蛋白质结合，保护被腐蚀的胃壁；也可用 0.2%~0.5% 的活性炭洗胃，同时用 50% 硫酸锑导泻。

（2）慢性中毒治疗原则：应调离汞作业及其他有害作业；驱汞治疗用二巯基丙磺酸钠或二巯丁二钠、二巯基丁二酸治疗；对症处理和内科相同。

驱汞治疗应尽早尽快。急性中毒时，可用二巯基丙磺酸钠 125~250mg，肌内注射，每 4~6 小时 1 次，2 天后 125mg，每日 1 次，疗程视病情而定；慢性中毒时，可用二巯基丙磺酸钠 125~250mg，肌内注射，每日 1 次，连续 3 天，停 4 天为一疗程。一般用药 3~4 个疗程，疗程中需进行尿汞监测。当汞中毒肾损害时，尿量在约 400mL/d 以下者不宜使用二巯基丙磺酸镉、二巯丁二钠、二巯基丁二酸。

其他处理观察对象应加强医学监护，可进行药物驱汞；急性和慢性轻度汞中毒者治愈后可从事正常工作；急性和慢性中毒及重度汞中毒者治疗后不宜再从事接触汞及其他有害物质的作业；如需劳动能力鉴定，按 GB/T 16180—2006 处理。

7.2.3.3　镉中毒的治疗

A　镉中毒的预防

在焊接和切割含镉金属以及产生氧化镉烟的场所，要加强密闭、局部通风和个人防护。开展生物监测和定期体检，尤应注意尿蛋白、尿糖的早期监测。要重视生殖系统周期损害的检测，重视非职业性镉接触的危害。

B　镉中毒的治疗

急性吸入氧化镉烟者常应入院观察，应注意急性肺损伤，加强对症治疗。早期可短期、小剂量使用肾上腺皮质激素治疗，有利于防止肺水肿。严重者可用 EDTA 等络合剂治疗，但应严密监视肾功能，因络合剂可增加肾毒性损害。禁用二巯丙醇。

慢性中毒者，包括肾损伤、肺气肿及骨病等，应脱离进一步接触，加强对症处理，积极治疗。出现生殖系统损害时，应该避免继续接触，积极促进康复。

7.2.3.4　锰中毒的预防与治疗

急性口服高锰酸钾中毒应立即用温水洗胃，口服牛奶和氢氧化铝凝胺。锰烟雾引起的"金属烟热"可对症处理。

驱锰治疗，早期可用金属络合剂依地酸钙钠、促排灵或二巯丁二钠治疗，近年来用对氨基水杨酸钠（PSA-Na）治疗锰中毒，对氨基水杨酸钠有明显的驱锰作用，改善病人症状和体征并且副作用小而少，但目前在临床尚未广泛应用。出现震颤性麻痹综合症可用左旋多巴和安坦（盐酸苯海索）治疗。

凡诊断为锰中毒者，包括已治愈的病人，不得继续从事锰作业；轻度中毒者治愈后可安排其他工作；重度中毒者需长期休息。神经系统器质性疾病、明显的神经症、各种精神病、明显的内分泌疾病均属于职业禁忌症。

7.3　矿山物理因素引起职业病的预防和治疗

7.3.1　中暑和冻伤的预防和治疗

7.3.1.1　中暑的预防和治疗

A　中暑的预防

对高温作业工人应进行就业前和入暑前体格检查。凡有心血管系统器质性疾病、血管舒缩调节功能不全、持久性高血压、溃疡病、活动性肺结核、肺气肿、肝、肾疾病，明显的内分泌疾病（如甲状腺功能亢进）、中枢神经系统器质性疾病、过敏性皮肤瘢痕患者、重病后恢复期及体弱者，均不宜从事高温作业。

B　中暑的治疗

中暑的治疗主要依据其发病机制和临床症状进行对症治疗，体温升高者应迅速降低体温。

（1）轻症中暑。应使患者迅速离开高温作业环境，到通风良好的阴凉处安静休息，给予含盐清凉饮料，必要时给予葡萄糖生理盐水静脉滴注。

（2）重症中暑。1）热射病：迅速采取降低体温、维持循环呼吸功能的措施，必要时应纠正水、电解质平衡紊乱。2）热痉挛：及时口服含盐清凉饮料，必要时给予葡萄糖生理盐水静脉滴注。3）热衰竭：使患者平卧，移至阴凉通风处，口服含盐清凉饮料，对症处理。静脉给予盐水虽可促进恢复，但通常无必要，升压药不必应用，尤其对心血管疾病患者慎用，避免增加心脏负荷，诱发心衰。

对中暑患者及时进行对症处理，一般可很快恢复。不必调离原作业。若因体弱不宜从事高温作业，或有其他就业禁忌症者，应调换工种。

7.3.1.2　冻伤的预防和治疗

A　冻伤的预防

环境温度低于−1℃，尚未出现中心体温过低时，表浅或深部组织即可冻伤，因此手、脚和头部的御寒很重要。低温作业人员的御寒服装其面料应具有导热性小、吸湿和透气性强的特性。在潮湿环境下劳动，应发给橡胶工作服、围裙、长靴等防湿用品。工作时若衣服浸湿，应及时更换并烘干。教育、告之工人体温过低的危险性和预防措施：肢端疼痛和寒战（提示体温可能降至35℃）是低温的危险信号，当寒战十分明显时，应终止作业。劳动强度不可过高，防止过度出汗。禁止饮酒，酒精除影响注意和判断力外，还由于使血管扩张，减少寒战，增加身体散热而诱发体温过低。

人体皮肤在长期和反复寒冷作用下，会使表皮增厚，御寒能力增强而适应寒冷。故经常冷水浴或冷水擦身或较短时间的寒冷刺激结合体育锻炼，均可提高对寒冷的适应。此外，应适当增加富含脂肪、蛋白质和维生素的食物。

B　冻伤的治疗

（1）皮损初起未破溃者。10%樟脑醑、10%樟脑软膏、冻疮膏或蜂蜜猪油软膏（含70%蜂蜜和30%猪油），选其中1~2种外用，每日2~3次。温热水浸泡局部后再搽，并反复揉擦患处。

（2）已破溃者。除上述药膏外，可加雷夫奴尔糊膏、1%红霉素软膏、0.5%

新霉素软膏或 10%鱼石脂软膏等，每日 1 次外用。

（3）中医验方。宜温阳散寒、活血通络，方用当归四逆汤及验方桂枝红花汤加麻黄 3~6 克煎服。冻疮溃疡可用紫云膏（紫草 30 克、胡麻油 100mL、黄蜡 150 克）外敷。

7.3.2　减压病和高原病的预防和治疗

7.3.2.1　减压病的预防和治疗

A　减压病的预防

凡患神经、精神、循环、呼吸、泌尿、血液、运动、内分泌、消化系统的器质性疾病和明显的功能性疾病者；患眼、耳、鼻、喉及前庭器官的器质性疾病者；此外，凡年龄超过 50 岁者、各种传染病患者、过敏体质者等也不宜从事此项工作。

B　减压病的治疗

对减压病的唯一根治手段是及时加压治疗以消除气泡。将患者送入特制的加压舱内，升高舱内气压到作业时的程度，停留一段时间，待患者症状消失后，再按规定逐渐减至常压，然后出舱。出舱后，应观察 6~24h。及时正确运用加压舱，急性减压病的治愈率可达 90%以上，对减压性骨坏死也有一定疗效。此外，尚需辅以其他综合疗法如吸氧等。按减压病的病因学，在加压前即应给予补液和电解质以补充丧失的血浆，有助于微循环功能的恢复。皮质类固醇能减轻减压病对脑和脊髓的损伤和水肿，可用于中枢神经系统病例。

7.3.2.2　高原病的预防和治疗

A　高原病的预防

职业禁忌证：凡有明显的心、肺、肝、肾等疾病，高血压 II 期、各种血液病、红细胞增多症者等不宜进入高原地区。

B　高原病的治疗

（1）急性高原病。早期发现、早期诊断、休息并就地给予对症治疗；大流量给氧、高压氧、糖皮质激素、钙通道拮抗剂等治疗或转移至低海拔地区，现代直升机可将病员从 6000m 高海拔地区运出。

（2）慢性高原病。转移至低海拔地区，一般不宜再返回高原地区工作。

7.3.3　噪声聋的预防和治疗

7.3.3.1　噪声聋的预防

定期对接触噪声工人进行健康检查，特别是听力检查，观察听力变化情况，以便早期发现听力损伤，及时采取有效的防护措施。从事噪声作业的工人应进行就业前体检，取得听力的基础资料，便于以后的观察、比较。凡有听觉器官疾患、中枢神经系统和心血管系统器质性疾患或自主神经功能失调者，不宜从事强噪声作业。在对噪声作业工人定期进行体检时，发现高频听力下降者应注意观察。对于上岗前听力正常，接触噪声 1 年便出现高频段听力改变，即在 3000Hz、4000Hz、6000Hz 任一频率任一耳听阈达 65dB（HL）者，应调离噪声作业岗位。对于诊断为轻度以上噪声聋者，更应尽早调离噪声作业，并定期进行健康检查。噪声作业应避免加班或连续工作时间过长，否则容易加重听觉疲劳。有条件的可适当安排工间休息，休息时应离开噪声环境，使听觉疲劳得以恢复。噪声作业人员要合理安排工作以外的时间，在休息时间内尽量减少或避免接触较强的噪声，包括音乐，同时保证充足的睡眠。

7.3.3.2 噪声聋的治疗

A 治疗原则

（1）对观察对象、听力损伤及噪声聋者，应加强个人听力防护，其他症状者可进行对症治疗。

（2）对重度听力损伤及噪声聋者，应佩戴助听器。

B 治疗措施

噪声性听力损伤和噪声聋，尚无特效疗法，主要采取对症及支持营养治疗。如用烟酸、阿托品、654-2、维生素 A、维生素 B、溴化纳、丹参制剂等营养、调节神经、扩张血管、促进细胞代谢和活血化瘀的药物。也有用高压氧舱合并药物治疗者。人类毛细胞是否能再生尚在研究中。对爆震性耳聋，应及时给予促进内耳血液循环和改善营养及代谢的药物，有鼓膜、中耳、内耳外伤的应防止感染，并及时对症治疗。经治疗后，轻者可部分或大部分恢复，严重者可致永久性耳聋。

经过治疗处理后，按照相关要求进行劳动能力鉴定：（1）对观察对象和轻度听力损伤者，应加强防护措施，一般不需要调离噪声作业环境；对中度听力损伤者，可考虑安排对听力要求不高的工作；对重度听力损伤及噪声聋者应调离噪声环境。（2）对噪声敏感者（即在噪声环境下作业 1 年内）观察对象达Ⅲ级及Ⅲ级以上者应该考虑调离噪声作业环境。

7.3.4 手臂振动病的预防和治疗

7.3.4.1 手臂振动病的预防

依法对振动作业工人进行就业前和定期健康体检，早期发现，及时处理患病个体。加强健康管理和宣传教育，提高劳动者保健意识。定期监测振动工具的振动强度，结合卫生标准，科学地安排作业时间。长期从事振动作业的工人，尤其是手臂振动病患者应加强日常卫生保健：生活应有规律，坚持适度的体育锻炼；坚持温水（40℃）浴，既可使精神紧张得以松弛，又能促进全身血液循环；应尽可能避免着凉，雨季或寒潮期间多饮姜汤热萘胺；烟气中含尼古丁，可使血管收缩；吸烟者血液中一氧化碳浓度增高，可影响组织中氧的供应和利用从而诱发VWF，因此，应力求戒烟。

7.3.4.2　手臂振动病的治疗

对手臂振动病的治疗目前尚无特效疗法，基本原则是根据病情进行综合性治疗。应用扩张血管及营养神经类药物，改善末梢循环；也可采用活血化瘀、舒筋活络类的中药治疗并结合物理疗法、运程疗法等，促使病情缓解。必要时进行外科治疗。患者应加强个人防护，注意手部和全身保暖。减少白指的发作。

观察对象一般不需调离振动作业，但应每年复查一次，密切观察病情变化。轻度手臂振动病调离接触手传振动的作业，进行适当治疗，并根据情况安排其他工作；中度手臂振动病和重度手臂振动病必须调离振动作业，积极进行治疗。一般认为，手臂振动病的预后取决于病情。经脱离振动作业，注意保暖，适当治疗，多数轻症可逐渐好转和痊愈。忽视振动作业工人健康管理，延误治疗等是影响振动病预后的主要因素。因此，加强振动作业工人健康管理应予以重视。

7.4　放射因素引起职业病的预防和治疗

7.4.1　放射因素引起职业病的预防

（1）加强放射源的管理。

（2）配备防护设备。

（3）规范操作规程。

（4）定期对放射性工作人员进行有关法律法规和防护知识的培训。

（5）定期对放射性工作人员进行职业健康检查，以利于早诊断早治疗。

（6）定期进行个人和环境剂量监测，建立个人健康档案并加强管理。

7.4.2　放射因素引起职业病的治疗

（1）及时进行正确的现场抢救，特别是对危及生命的损伤；全力抢救生命，尽快使受照者脱离放射源，洗消放射性沾染，并采取阻滞放射性核素吸收的措施。

（2）尽快收集现场可能得到的用于测定或评估受照人员剂量的资料，如场所监测数据、可用于推断受照者受照剂量的物品和可作为生物剂量计估算剂量的生物样品。

（3）及时采取可能有效的对症治疗和支持疗法，提高受照者的机体免疫力。

（4）综合分析受照情况和利用各方面收集到的剂量数据，评估受照者的具体剂量，确定病情，以采取有力的综合救治措施。

（5）及时做好受照者和家属的解释工作，以减轻其心理效应。

7.5 职业性肿瘤的预防

7.5.1 职业性肿瘤的预防原则

职业性肿瘤是一类人为的疾病，应按三级预防原则加以预防和控制，以保护职业人群的健康。第一级预防又称病因预防，职业性肿瘤由于致癌因素比较清楚，可以采取相应的措施加以预防，或将其危险度控制在最低水平；第二级预防又称发病预防，定期体检、早期发现、及时诊断治疗是已被证明行之有效的措施，应作为职业性致癌因素接触者的确定预防制度；第三级预防是在患病以后，合理康复治疗，促进功能恢复。

免疫监视系统具有识别肿瘤细胞 DNA 的功能，免疫功能下降，其识别肿瘤细胞 DNA 的能力也降低；内分泌失调、神经功能紊乱、遗传性易感、营养缺乏及蛋白质摄入量不足等均有利于肿瘤的发展。饮食中充足的蛋白质、维生素 A、维生素 B、维生素 C、维生素 E 等，都可不同程度地抑制癌症的发展。职业性肿瘤的预防应做到：

（1）发现病因。通过流行病学调查研究，积累资料，提供线索，获得证据。对化学物质加强登记管理制度，建立筛检化学物致癌性的体系，在化学物进入生产流通领域前预测其安全性。

（2）控制病因。对已明确的致癌因子应尽可能予以消除、取代。对不能立即消除，也无法取代者应从工艺改革着手，提高机械化、密闭化、管道化程度，杜绝跑、冒、滴、漏，防止污染环境；并辅以个人防护，减少接触。积极推广和应用有利于职业病防治的新技术、新工艺、新材料，采用先进适用技术改造和提升传统产业，提倡采用无毒代替有毒，低毒代替高毒，限制使用或淘汰危害劳动者健康的落后技术、工艺和材料，严禁使用未经毒性鉴定的有毒化学品。

对致癌物采取严格管理措施，建立致癌物的管理登记制度，对致癌物严格管理。有些国家将致癌物分为两大类：一类为可避免接触的，应停止生产和使用，如不生产和使用联苯胺、β-萘胺、亚硝胺；另一类为目前不能改变工艺路线或无法替代又仍需使用的致癌物，如铬、镍、镉、铍等有用金属的提炼与应用，应依据目前现有的资料，提出暂行技术标准，严格控制作业者的接触水平和生产条件。或双管齐下，取消其大部分，严格控制无法取代的一小部分，如发达国家已基本不用石棉，而代之以矿化棉及各种塑制材料。新化学物质，应作致癌性筛选，发现致癌性强者，应停止生产和使用。

病因控制还应重视对职业性致癌因子中最主要的协同致癌因子即吸烟的控制，新作业者进入企业前就应大力倡导戒烟。

（3）定期监测。对环境中致癌物浓度进行经常性定期监测，使其浓度或强度控制在国家规定的阈限以下，并尽最大可能使之降低到最低量；防止致癌物污染厂外环境；降低和规定产品中致癌杂质含量；已经肯定的人职业性致癌因素，还要作定量危害的评定，推测其对社会与人群的危害程度，以作利弊权衡，决定对策。加强对生产企业的监督管理，对职业病危害严重的、不具备基本防护条件的，要限期整改，经整改仍不合格的，应坚决予以关闭。

7.5.2　建立健全健康监护制度

健康监护是通过作业环境评价和医学监护（健康检查）、分析和评价有害因素对接触者健康的影响及其程度，掌握作业者的健康状况和发现健康损害征象，以便采取相应的预防措施，防止有害因素所致疾患的发生和发展。早期发现、早期诊断、早期治疗是获得理想防治效果的前提，健康监护是提高"三早"的有效手段，属于二级预防。职业性健康监护结合生产环境监测和流行病学分析，有利于研究职业危害在人群中发生、发展的规律，了解接触效应（反应）关系，评价防护措施的效果，为制定、修订作业环境卫生标准以及采取相应的控制措施提供科学的依据。医学监护是指以健康体检为主要手段，检出新病例、鉴定疾病和限制接触等健康信息的收集、分析和使用，包括临床数据和筛选结果。其基本内容包括健康体检、健康档案的建立和应用、健康状况分析及劳动能力鉴定。定期进行职业性体格检查，皮肤、肺和膀胱是重点和全面检查的部位；医学监护通常用于补充环境控制措施之不足。如监护对象的选择，即癌症高危人群的确定，是监护成功的重要一步，除了职业暴露的条件外，年龄、性别、吸烟状况等也要考虑。

对职业性肿瘤高危人群医学监护只有在下列情况下才有效：

（1）建立快速致癌性早期筛检方法，且易行、敏感。目前已建立若干快速的致癌性筛检试验方法回复突变、DNA 合成修复、细胞转化、染色体畸变、姐妹染色单体互换、果蝇伴性隐性致死试验、枯草杆菌重组试验、精子/精细胞致死突变。这些试验对于快速发现致癌物，预测某些化学物对人的致癌作用等均有重要意义。但目前的快速致癌性筛检方法还不够理想，尚需研究更好的方法。

（2）能消除肿瘤前期的异常改变或在早期阶段的肿瘤。职业性肿瘤中除膀胱癌可用尿沉渣中脱落细胞涂片检查对早期诊断有一定的意义外，其他职业性肿瘤都未能建立起有效的监护指标。因此，应加强医学监护工作效率和效能的研究，特别是利用分子生物学的方法寻找新的生物标志是当前工作的热点和重点，也是最有发展前景的医学监控手段。

（3）健全体格检查制度。就业体检，发现就业禁忌和保存基础资料。肿瘤有明显的种族、家族与个体差异性，部分是由于遗传决定的代谢活化/解毒酶系的多态性，与国外相比我国人群肝癌高发而膀胱癌低发，前者可能与谷胱甘肽S-转移酶（GSTs）的缺陷（或低下）有关，后者可能与氮-乙酰化酶（NAT）的慢型比例高有关。就业前体检筛出多态缺陷型易感者，避免接触，是当前可以推行的一项医疗监护措施。

7.5.3 加强宣传教育，保持身心健康

加强职业健康教育，努力普及职业卫生知识，以提高劳动者对职业病危害的认识，增强劳动者的自我保护意识和能力。

（1）努力减少接触各种致癌因素，处理致癌物时，应严防污染企业外环境。

（2）工作服应集中清洗以去除污染，禁止穿戴回家。

（3）许多致癌物与吸烟有协同作用，应在接触人群中广泛开展戒烟的宣传。

（4）加强劳动保护，提高作业者的自我保健意识。加强职业健康促进教育，教育作业者认识与其行为方式密切相关的制约因素，如操作规范、卫生习惯、个人防护用品的正确使用、健康检查的重要性等。注意防止感染容易诱发肿瘤的疾病，如乙型肝炎、丙型肝炎、某些寄生虫病以及某些慢性炎症；熟悉某些癌前病变，以利于早期发现、早期治疗。

（5）合理的膳食。多吃低脂肪、高蛋白的食物，包括新鲜蔬菜，避免吃烟熏或霉烂的食物。选择富含维生素A、C的食物，如蛋黄、肝、牛奶、胡萝卜、葡萄等，同时多食香菇等菌菇食品，提高人体的抗癌能力和循环系统的生理功能，消除和减少致癌作用。

美国国立癌症研究所提出每天5种有益于健康的食品方案：1）每天吃5份水果和蔬菜；2）每天至少吃1种富含维生素A的食物；3）每天至少吃1种富含维生素C的食物；4）每天至少吃1种高纤维食物；5）每周吃几次卷心菜科（十字花科）的蔬菜。

（6）保持心境开朗，加强锻炼身体，提高自身免疫力，增强抗病能力。

7.5.4 建立致癌危险性预测制度

致癌危险性预测，对加强预防为主，有效管理致癌因素，为制定法规提供依据，均有重要意义。危险性预测与流行病学调查和动物实验密切相关。

在进行流行病学监护时，必须注意前面提到的流行病学调查的局限性，例如

"假阳性"、难以确立接触水平-反应关系、选组困难、因潜伏期长需要长期追踪观察，以及缺乏敏感指标等。因此，在做出流行病学结论前必须充分考虑和仔细分析上述可能情况。

用动物实验作致癌性鉴定时，要注意局限性，在重视其阳性结果时，也要考虑到因种属差异在动物实验中出现的阴性结果，如苯、砷等致癌物在动物实验中显阴性。一些快速筛检致癌性的和有重要应用价值的体外试验方法，可作为进行动物实验前的预筛。

在流行病学监护和动物实验的密切配合下，危险度评定可提供重要的定性和定量作用。

7.5.5　搞好肿瘤化学预防

肿瘤化学预防是指用化学药物预防肿瘤发生，或诱导肿瘤细胞分化逆转、凋亡，从而达到预防恶性肿瘤的目的。目前公认的肿瘤化学预防最好的方法是抑制癌前病变演变成肿瘤或使其逆转成正常细胞。由于癌前病变演变是一个相当缓慢的过程，故为化学预防提供了良好的机会。因此，未来人类肿瘤预防最有希望取得突破的领域是肿瘤化学预防、改善膳食与营养、控制职业致癌、停止吸烟，其中肿瘤化学预防是肿瘤防治中最有前途的崭新领域。目前已选出维生素 A、C、E，硒和钼类化合物；天然产物中的胡萝卜素、异硫氰酸脂类、黏类化合物、酚类抗氧化剂等 54 种化合物为确切有效的化学预防物，并应用于实际进行观察研究。

总之，掌握致癌物的化学性质、毒理和发病机制，采取相应的措施，职业性肿瘤是可以预防的。

参 考 文 献

[1] 王洪胜,徐晓虹. 金属矿地下开采职业危害防控技术 [M]. 北京:冶金工业出版社,2020.

[2] 王洪胜. 矿山安全与防灾 [M]. 北京:冶金工业出版社,2011.

[3] 李珏,王洪胜. 矿山粉尘及职业危害防控技术 [M] 北京:冶金工业出版社,2017.

[4] 陈国山,王洪胜. 矿井通风与防尘 [M]. 北京:冶金工业出版社,2010.

[5] 李珏,牛东升. 用人单位职业卫生管理工作基础与务实 [M] 北京:人民卫生出版社,2020.

[6] 赵金垣. 临床职业病学 [M]. 北京:北京大学医学出版社,2010.

[7] 陈国山. 金属矿地下开采 [M]. 北京:冶金工业出版社,2012.

[8] 蒋仲安. 矿山环境工程 [M]. 北京:冶金工业出版社,2009.

[9] 李德鸿. 尘肺病 [M]. 北京:化学工业出版社,2011.

[10] 金泰廙. 职业卫生与职业医学 [M]. 北京:人民卫生出版社,2003.

[11] 王世强,张斌. 噪声作业听力保护手册 [M]. 北京:人民军医出版社,2015.

[12] 张斌,胡伟江. 工业企业噪声危害控制及听力保护 [M]. 北京:化学工业出版社,2015.

[13] 陈青松,唐仕川. 卫生工程手册职业环境、健康和安全 [M]. 北京:中国环境出版社,2017.

[14] 陈金元,唐搏. 核安全专业实务 [M]. 北京:中国环境科学出版社,2009.

[15] 金龙哲,李晋平,孙玉福,等. 矿井粉尘防治理论 [M]. 北京:科学出版社,2010.

[16] 张世雄,蒋国安. 固体矿物资源开发工程 [M]. 湖北:武汉理工大学出版社,2005.

[17] 郝吉明,马广大,王书肖,等. 大气污染控制工程 [M]. 北京:高等教育出版社,2010.

[18] 奚旦立,孙裕生. 环境监测 [M]. 北京:高等教育出版社,2012.

[19] 傅贵,等. 矿尘防治 [M]. 北京:中国矿业大学出版,2002.

[20] 陈卫红,邢景才,史延明,等. 粉尘的危害与控制 [M]. 北京:化学工业出版社,2005.

[21] 蒋仲安,杜翠凤,牛伟. 工业通风与除尘 [M]. 北京:冶金工业出版社,2010.

[22] 浑宝炬,郭立稳. 矿井粉尘检测与防治技术 [M]. 北京:化学工业出版社,2005.

[23] 费雷德. N. 基赛尔. 采矿粉尘控制手册 [M]. 张敏,译. 北京:中国科学技术出版社,2014.

[24] 孙贵范. 职业卫生与职业医学(第7版) [M]. 北京:人民卫生出版社,2016.

[25] 孙文武,马金良. 金属矿山环境保护与安全 [M]. 北京:冶金工业出版社,2012.

[26] 国强. 职业健康监督管理指南(第2版) [M]. 西安:西安交通大学出版社,2013.

[27] 李云初. 粉尘防治与尘肺病研究 [M]. 太原:山西科学技术出版社,1992.